最終警告!
たけしの本当は怖い家庭の医学

ブラックホスピタルにようこそ

病気の原因は無限にある。無限にあるんだけれど、「体で感じる痛み」とか「体調の変化」っていうのは、相当な危険信号なんだろうね。もちろん、何も感じないまま、病気が進行している場合もある。でも、それとは違って、この二つは体に対する警告なんだ。

例えば、「頭痛なんて」とか「肩こりなんか」とか、折角、体が警報を発してくれているのに、たいしたことないと思って見過ごしている場合も多い。そう考えると、人間は相当な綱渡りをやってるってことだよな。毎日、迷路に入って、無意識のうちに出てきているだけ。本当は、どこかでつまずいているかもしれないのに、単に気がつかないだけなんだよね。ひょっとしたら、周り中、落とし穴だらけなのかもしれないのに。

中には落とし穴に落ちてるのに気づかなかったり、片足がはまっているのに「落ちてない」って言ったり、医師に「それは病気ですね」って言われても「何がですか？　まだまだ大丈夫でしょう！」って勘違いしている人もいるけど……。

だから、「体の痛み」や「体調の変化」は貴重な警告。それに気がついて養生して治るか、気づかずに病気になるかの判断基準になる。

でも、現代社会では、医療システムが限りなく発達してきた結果、ちょっとした兆候ですら、人間自身が判断したり、分析したりできなくなってしまった。たいしたこともないのに「大変だ！お医者さんに聞いてみよう」ということになっちゃう。

あまりに物事が人間にとって都合良くなってしまったから、病気には一つの兆候があって、それがどこに繋がっているかっていうことを考えなくて済む時代になっちゃった。昔の人は、もう少し動物的で、その辺りの感覚が鋭かったんじゃないかな。

ただ、自分の体を大切にしたいなら、ある程度、病気に関することは知っておくべきだし、悪い方向にいかないように注意するべき。でも、他人に対して、強制的には何もできない。これだけは個人が選ぶ問題だから。

ブラックホスピタルに来院する患者が、この本によって、病気に関心をもち、その早期発見や治療などに役立ててほしいと思っている。

ビートたけし

目次

第二章　体調の変化に潜む罠　131

装丁・デザイン／白金正之（Zapp!）

第一章　痛みに隠された悲劇

あなたは……
頭痛に悩まされていませんか？
虫歯を放ったままにしていませんか？
肩がこっていませんか？

そのまま放っておくと大変なことになりますよ。

症例１

本当は怖い

虫歯

あなたは虫歯を放ったままにしていませんか?
歯茎から血が出ていませんか?
そして、長引く発熱はありませんか?

そのまま放っておくと大変なことになりますよ。

忙しさの代償

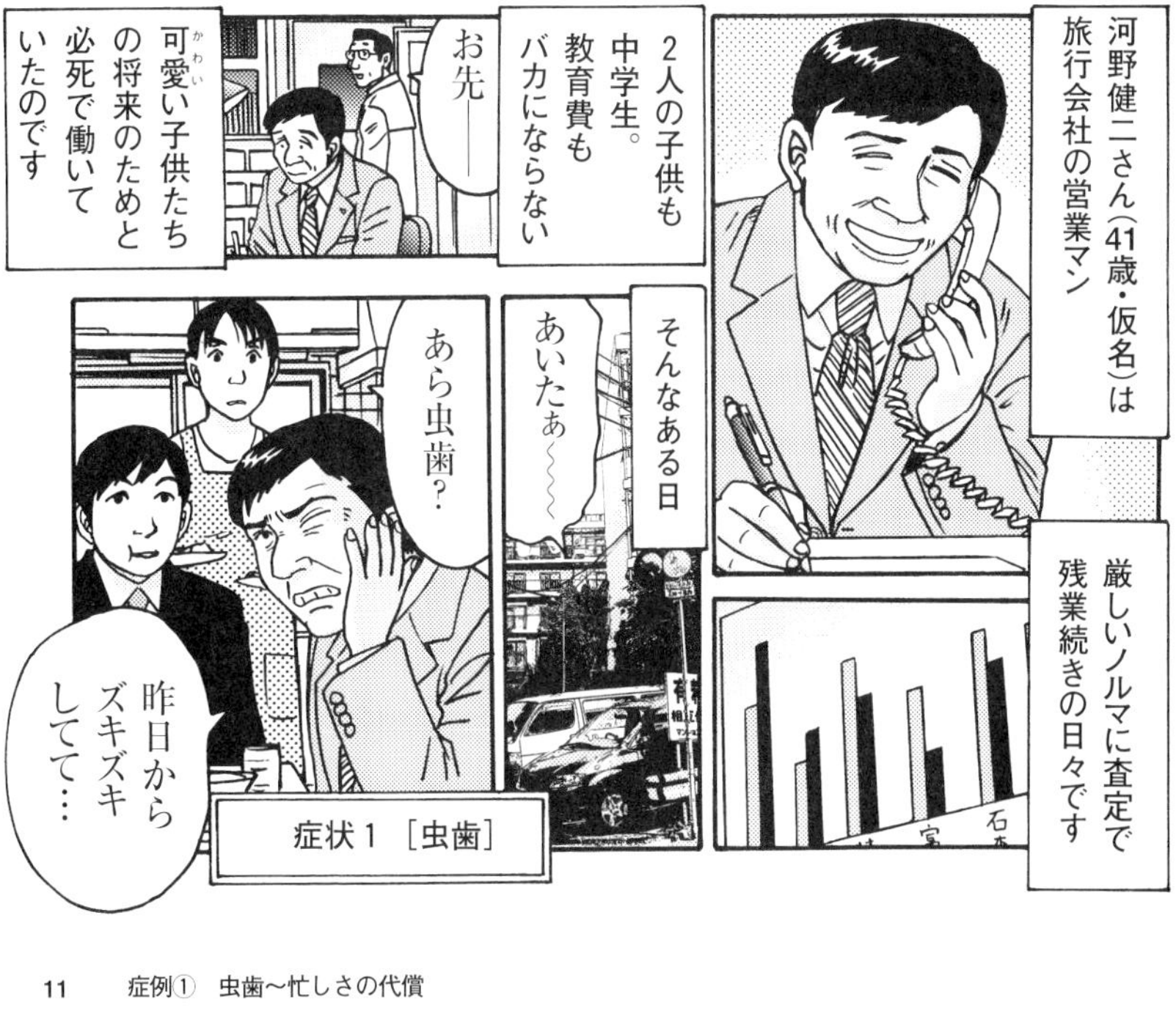

河野健二さん(41歳・仮名)は旅行会社の営業マン
厳しいノルマに査定で残業続きの日々です
2人の子供も中学生。教育費もバカにならない
お先――
可愛《かわい》い子供たちの将来のためと必死で働いていたのです
そんなある日
あいたぁ~~~
あら虫歯?
昨日からズキズキしてて…
症状1［虫歯］

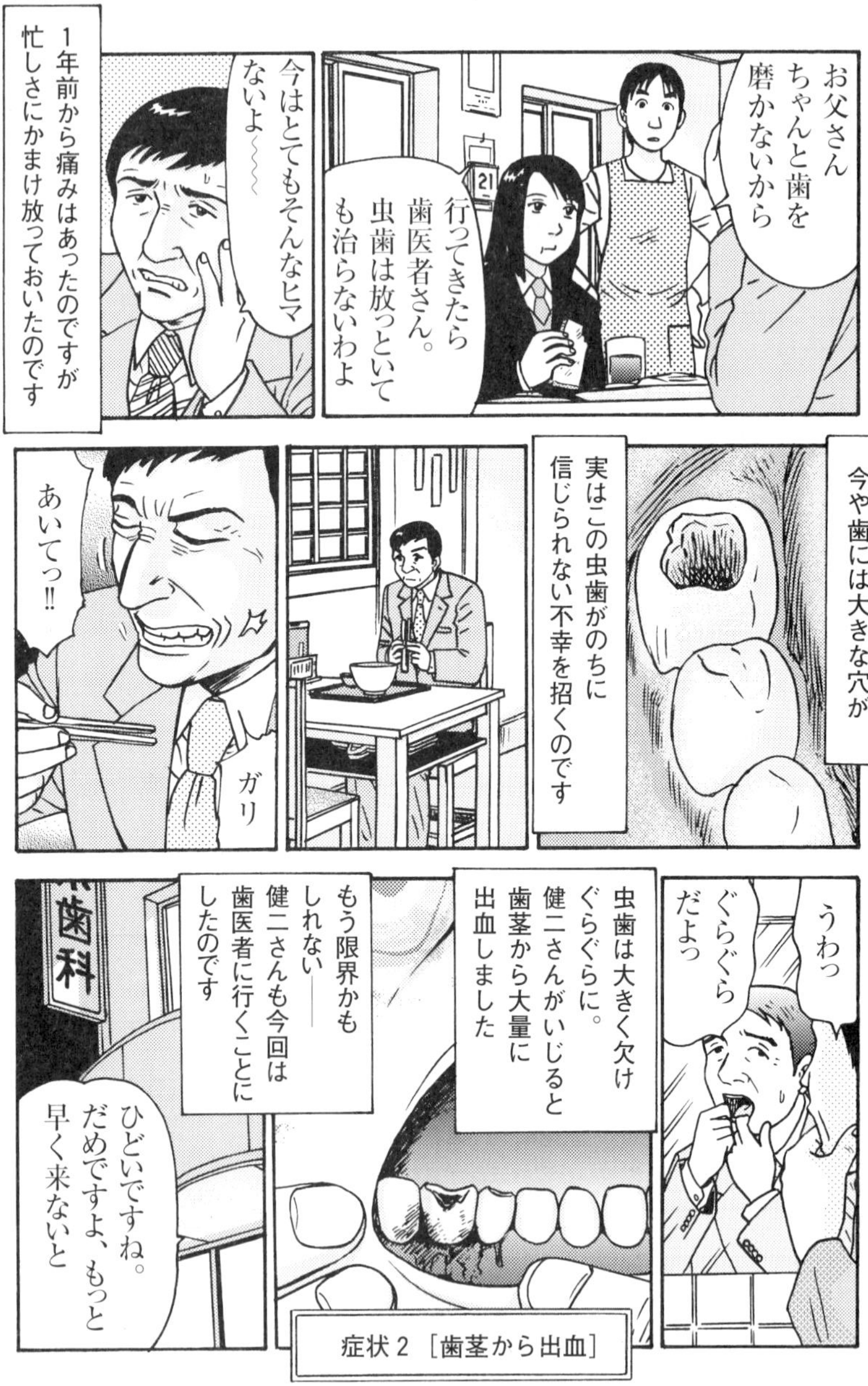
お父さん
ちゃんと歯を
磨かないから
行ってきたら
歯医者さん。
虫歯は放っといて
も治らないわよ
今はとてもそんなヒマ
ないよ〜〜〜
1年前から痛みはあったのですが
忙しさにかまけ放っておいたのです
今や歯には大きな穴が
実はこの虫歯がのちに
信じられない不幸を招くのです
ガリ
あいてっ!!
うわっ
ぐらぐら
だよっ
虫歯は大きく欠け
ぐらぐらに。
健二さんがいじると
歯茎から大量に
出血しました
症状2［歯茎から出血］
もう限界かも
しれない——
健二さんも今回は
歯医者に行くことに
したのです
歯科
ひどいですね。
だめですよ、もっと
早く来ないと

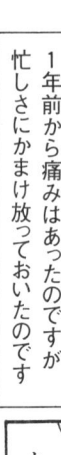

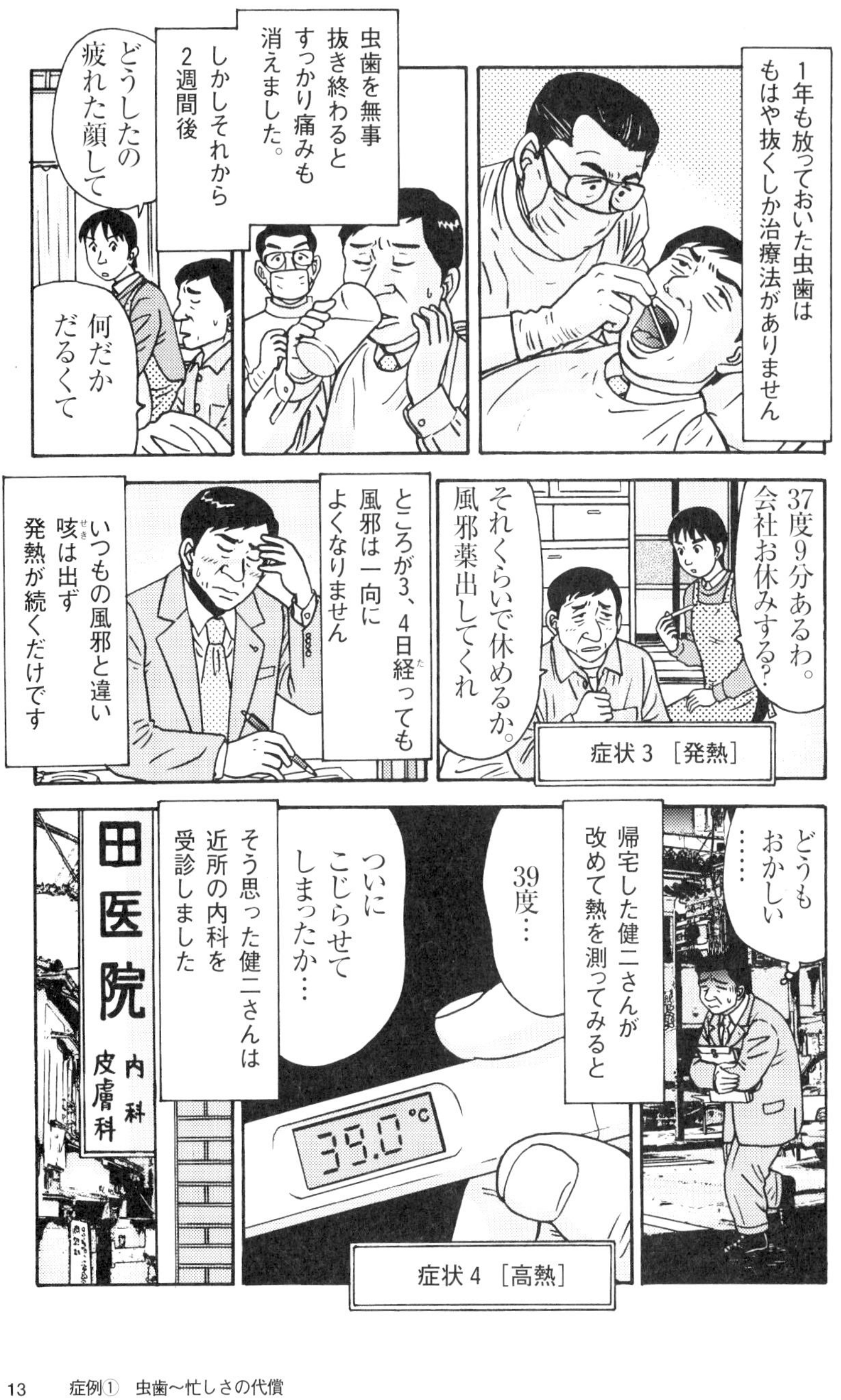

1年も放っておいた虫歯はもはや抜くしか治療法がありません
虫歯を無事抜き終わるとすっかり痛みも消えました。
しかしそれから2週間後
どうしたの疲れた顔して
何だかだるくて
37度9分あるわ。会社お休みする?
それくらいで休めるか。風邪薬出してくれ
症状3［発熱］
ところが3、4日経《た》っても風邪は一向によくなりません
いつもの風邪と違い咳《せき》は出ず発熱が続くだけです
どうもおかしい……
帰宅した健二さんが改めて熱を測ってみると
39度…
39.0℃
症状4［高熱］
ついにこじらせてしまったか…
そう思った健二さんは近所の内科を受診しました
田医院
内科
皮膚科

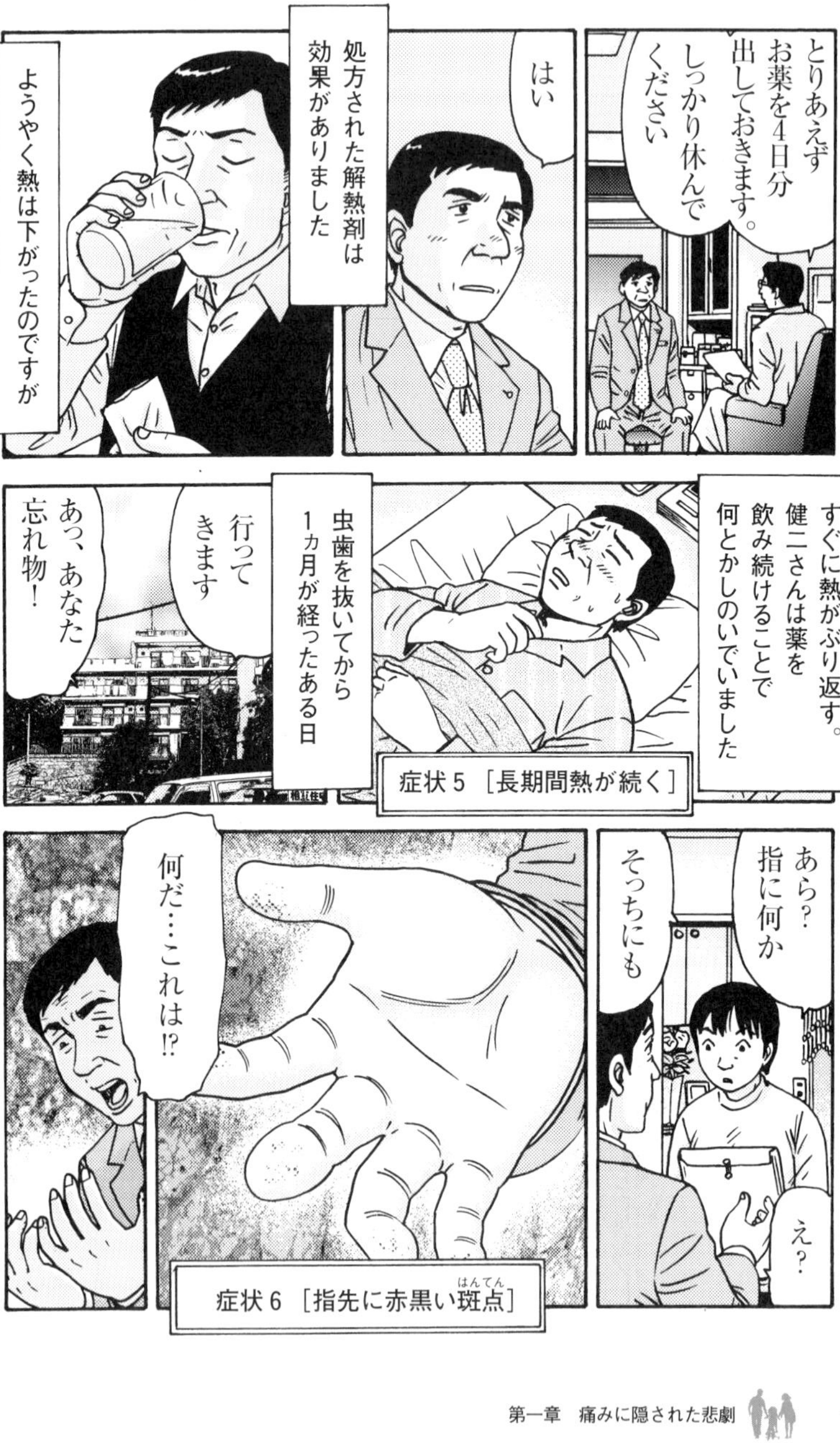
とりあえずお薬を4日分出しておきます。
しっかり休んでください
はい
処方された解熱剤は効果がありました
ようやく熱は下がったのですが
すぐに熱がぶり返す。健二さんは薬を飲み続けることで何とかしのいでいました
症状5［長期間熱が続く］
虫歯を抜いてから1ヵ月が経ったある日
行ってきます
あっ、あなた忘れ物！
あら？指に何か
そっちにも
え？
何だ…これは!?
症状6［指先に赤黒い斑点《はんてん》］

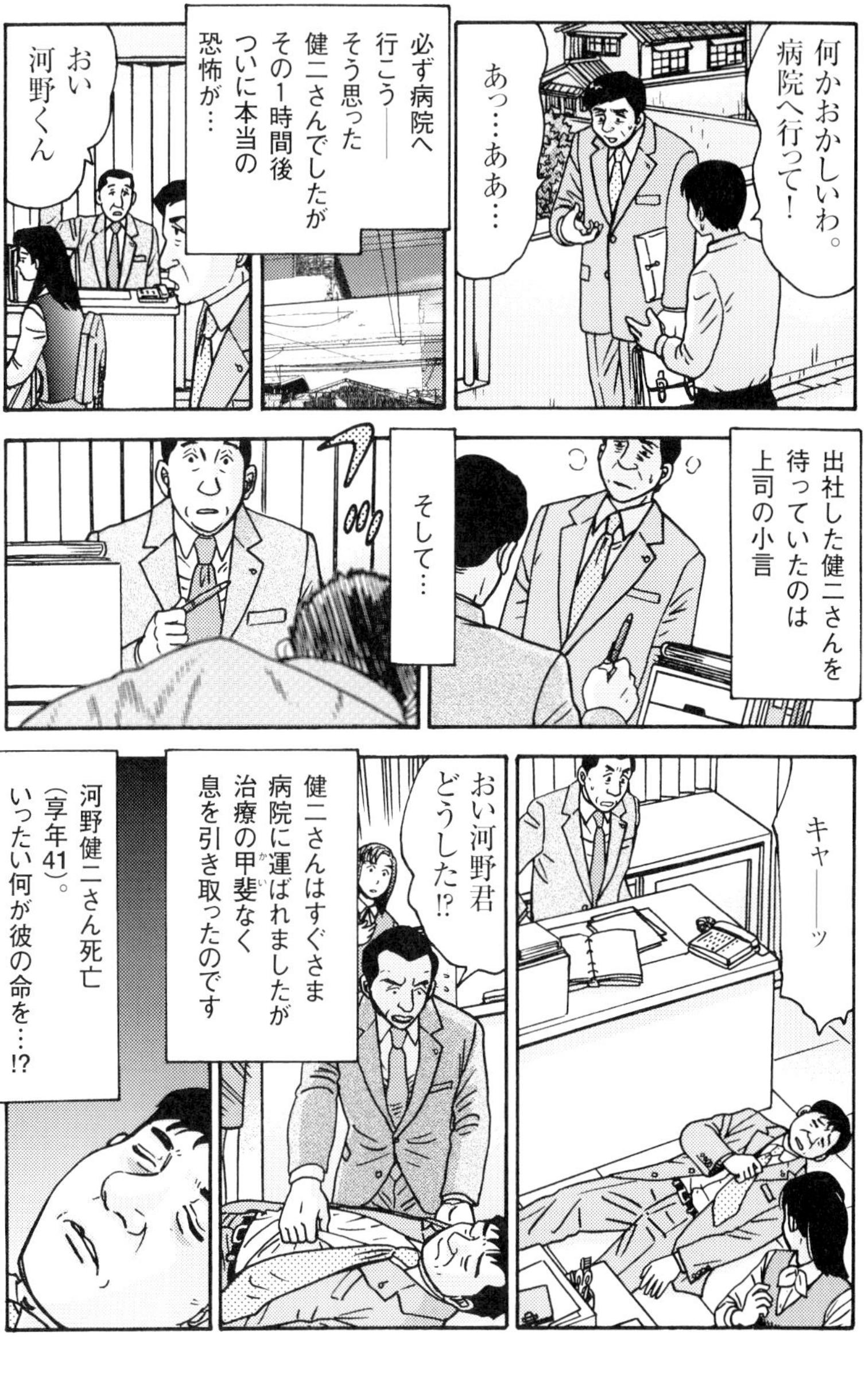
何かおかしいわ。病院へ行って！
あっ…ああ…
必ず病院へ行こう——そう思った健二さんでしたがその1時間後ついに本当の恐怖が…
おい河野くん
出社した健二さんを待っていたのは上司の小言
そして…
キャ——ッ
おい河野君どうした!?
健二さんはすぐさま病院に運ばれましたが治療の甲斐《かい》なく息を引き取ったのです
河野健二さん死亡（享年41）。いったい何が彼の命を…!?

症例① 虫歯 ◀◀◀

感染性心内膜炎

（かんせんせいしんないまくえん）

【担当医】
赤石 誠
（あかいし・まこと）
北里研究所病院・内科部長

「感染性心内膜炎」とは、心臓の内部に細菌が侵入し、心臓の一部を腐らせてしまうという恐ろしい病気です。そして、そのすべての原因は、あの虫歯にあったのです。

健二さんは1年半もの間、虫歯を放置していました。悪化した虫歯が抜け落ち、その窪んだ箇所から出血したときに、ある細菌に狙われてしまったのです。それは緑色連鎖球菌（図1）でした。実はこの菌は、誰の口の中にも存在する、ごくありふれた菌です。この菌が、健二さんの歯茎の傷口から血液中に侵入したのです。

健康な人であれば、緑色連鎖球菌が血液中に入った場合、白血球がなんなく退治してくれます。しかし健二さんの場合、日頃の激務とストレスの蓄積によって体力が低下し、免疫力が大幅にダウンしていました。そのため、緑色連鎖球菌は健二さんの血管の中を一気に進み、心臓に到達し、そして左房と左室の間にある僧帽弁に取りついたのです。

何日も続いた健二さんの謎の発熱。これは、細菌に冒された心臓が炎症を引き起こしたからでした。そして、咳《せき》が出ないこと以外は風邪と症状が似ているため、心臓の異常とは気づかれないことが多いのです。

さらに熱が出るたびに解熱剤を飲んだことも、落とし穴でした。解熱剤で確かに熱は下がりました。しかし、それは薬による一時的なもので、実はこの間も心臓の僧帽弁に巣くった細菌はどんどん増殖していました。そして、ついに病巣はイボ状に成長してしまったのです。

図2は、正常な心臓の内部を映し出したエコー画像です。大動脈へ血液を送り出す僧帽弁が映っています。正常な僧帽弁は規則正しく動き、血液を順調に送り出しています。しかし、細

①41歳、働き盛り。残業続きの日々だった。

⇩

②1年前から虫歯が痛んだが、時間がなく放置。

⇩

③半年後、虫歯がぐらつき、歯茎から大量に出血。

⇩

④歯医者で虫歯を抜くと、痛みも消えて安心した。

⇩

⑤2週間後、37度9分の熱。風邪薬を服用して放置。

⇩

⑥咳は出ず、発熱だけの風邪が続く。

⇩

⑦39度の高熱。近所の内科を受診。解熱剤服用。

⇩

⑧熱は下がるが、ぶり返す。発熱が長期間持続。

⇩

⑨検査から1カ月後、指先に赤黒い斑点が現れる。

⇩

⑩1時間後、会社で倒れて緊急入院し、死亡。

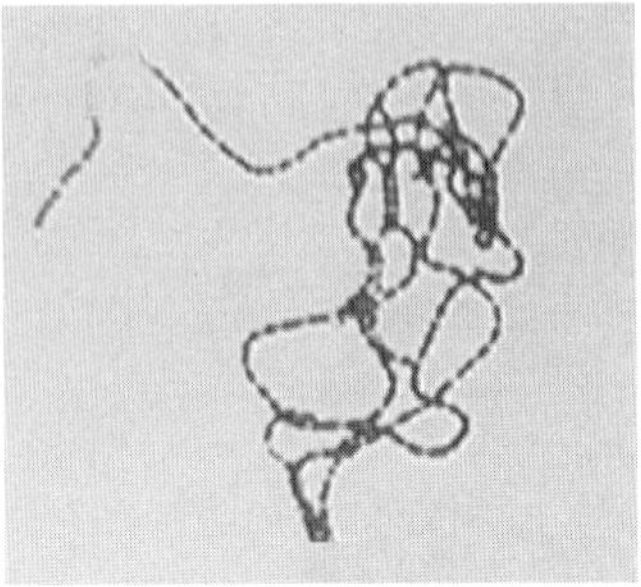

図1　緑色連鎖球菌

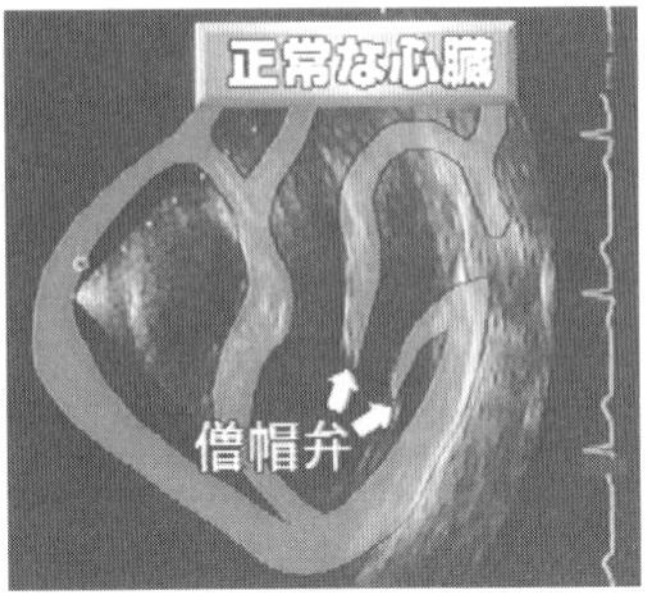

図2

菌の増殖で僧帽弁が腐ってしまうと、イボが成長し、弁が肥大していきます。

そこまで来ると、感染性心内膜炎のさらなる症状が健二さんに襲いかかります。

腐ったイボから小さな欠片《かけら》が離れ、血流に乗って全身へ運ばれました。その結果現れたのが、指先の赤黒い斑点《はんてん》です。指の末梢《まっしょう》血管にイボの欠片が詰まったことが原因でした。

ついに健二さんに最後の瞬間が訪れました。僧帽弁から最も大きなイボ状の病巣が剥《は》がれたのです。そして、動脈内を猛スピードで移動しました。そして、腐ったイボの欠片が行き着いた先が脳だったのです。

脳の血管は、この大きなイボの欠片によって完全に塞《ふさ》がれ、健二さんは脳梗塞《のうこうそく》を起こしたのです。

ただの虫歯とたかをくくり、そのまま放っておいてしまったがために起こった悲劇でした。

あなたの危険度と予防法

生活状態

①年齢は？
②心臓病の持病がありますか？
③虫歯を放置していませんか？　そして、歯茎から出血していませんか？
④毎日が忙しくストレスが溜まっていませんか？

感染性心内膜炎の罹患《りかん》率は、10万人に対して５人くらいです。高齢者は20～30代の10倍の発症率です。

子供に心臓病の持病がある場合は、風邪や虫歯などに対する注意が特に必要です。

感染性心内膜炎の80％は、もともと心臓病がある人に起きますが、残りの20％は心臓病のない人にも起きるので、安心できません。

歯周病や歯茎の出血がある場合は、病原性微生物に感染しやすくなります。酒やタバコ、ストレスなどで免疫力が低下している場合も同様です。

口内常在菌と日和見感染

鼻、口、腸、膣や皮膚表面などには、無数の微生物が常時付着している。これを常在菌といい、健康であれば自然な抵抗力により、これらの微生物に感染することはない。

ところが、免疫力が低下すると、普段は異常をもたらさないような弱毒の微生物が異常繁殖して感染することがある。これを日和見感染と呼んでいる。特に、口の中には300種以上の雑菌がいる。この雑菌が血液の中に入り込み、心臓弁脈に付着する。

兆候・症状

⑤咳が出ない風邪をひいていませんか？

⑥発熱が続き、解熱剤でいったん下がるが、またぶり返すような状態が続いていませんか？

⑦指先に赤い斑点が現れていませんか？

感染性心内膜炎の症状は、連日の発熱、食欲低下、吐き気、疲労、脱力感、倦怠《けんたい》感、頭痛、腹痛、発汗、寝汗などの他、爪の下に暗色線が現れることがあります。また、心雑音、脾腫《ひしゅ》（脾臓が腫《は》れる）、網膜の点状出血、掌《てのひら》や足裏の発疹《ほっしん》、血尿、貧血、体重減少、筋肉痛、息切れ、足の腫れや関節痛が見られます。

予防は、虫歯や歯周病から菌が血液に入ることが多いので、普段から歯磨きを積極的に行い、口内を清潔に保つよう心がけてください。また、抜歯や虫歯の治療、ピアスの穴あけなど、出血を伴うものは注意が必要です。歯科治療や外科的処置を受ける場合は、事前に抗生物質を内服して予防した方が良い場合があります。

抜歯時だけでなく、他に扁桃《へんとう》摘出手術、胆管・腸管手術、前立腺《ぜんりつせん》・膀胱《ぼうこう》・尿道の検査や手術時も、口常在菌の感染に注意しなければなりません。

治療は、病原体を駆除するための長期間にわたる点滴による抗生物質の投与です。

感染性心内膜炎は、早期発見・早期治療を行えば治ります。ただし、診断と治療が遅れると最悪の場合、死亡することもあります。

本当は怖い

肩こり

症例②

あなたは肩がこっていませんか？
微熱が続いていませんか？
手や足に紫色の斑点《はんてん》が出ていませんか？

そのまま放っておくと大変なことになりますよ。

忍び寄る悪魔

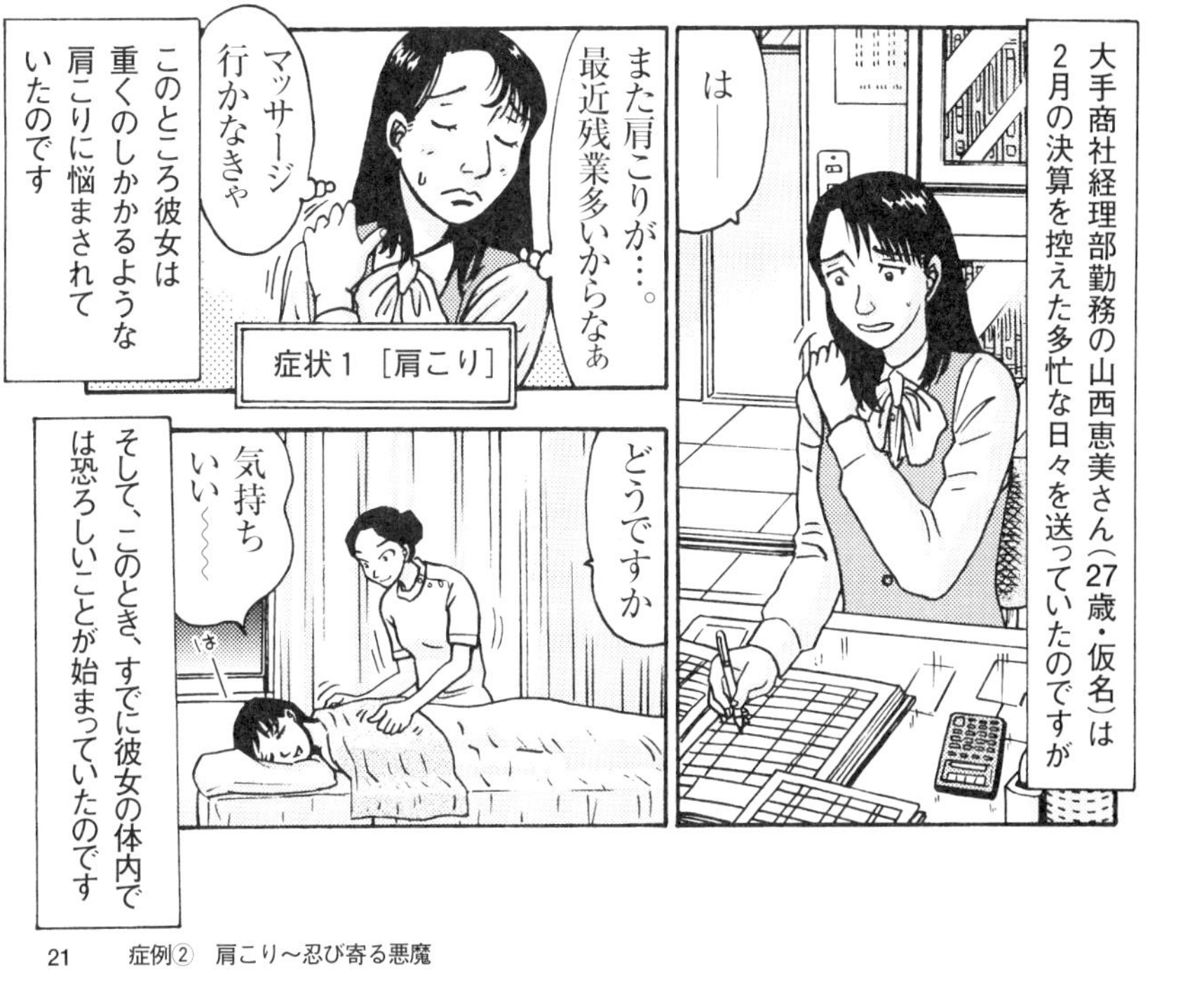

大手商社経理部勤務の山西恵美さん（27歳・仮名）は2月の決算を控えた多忙な日々を送っていたのですが
は――
また肩こりが…。最近残業多いからなぁ
マッサージ行かなきゃ
症状1 ［肩こり］
このところ彼女は重くのしかかるような肩こりに悩まされていたのです
どうですか
気持ちいい～～～
そして、このとき、すでに彼女の体内では恐ろしいことが始まっていたのです

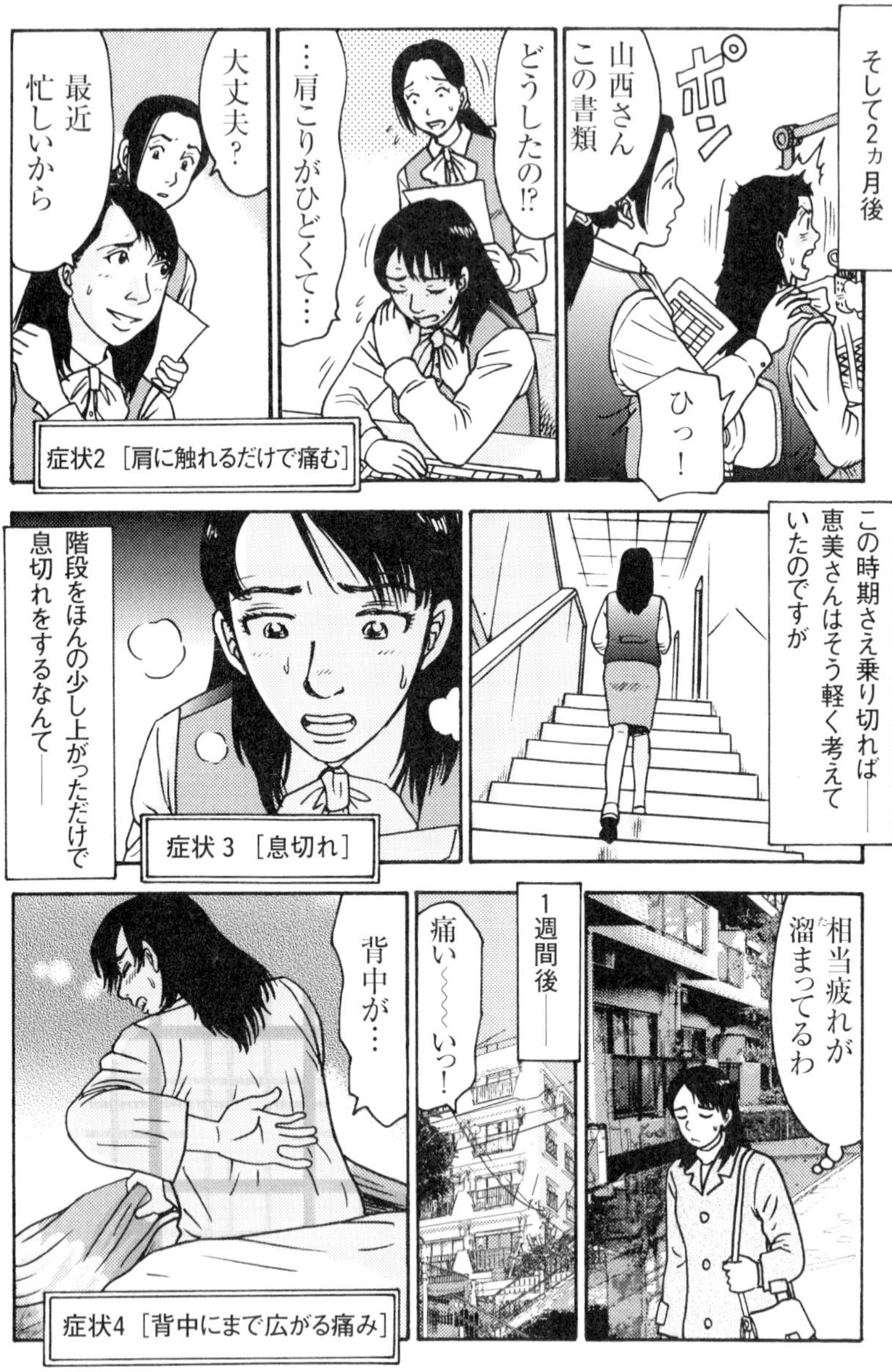
そして2ヵ月後
ポン
山西さん この書類
ひっ!
どうしたの!?
…肩こりがひどくて…
大丈夫?
最近忙しいから
症状2［肩に触れるだけで痛む］
この時期さえ乗り切れば—— 恵美さんはそう軽く考えていたのですが
階段をほんの少し上がっただけで息切れをするなんて——
症状3［息切れ］
相当疲れが溜《た》まってるわ
1週間後——
痛い〜〜〜いっ!
背中が…
症状4［背中にまで広がる痛み］

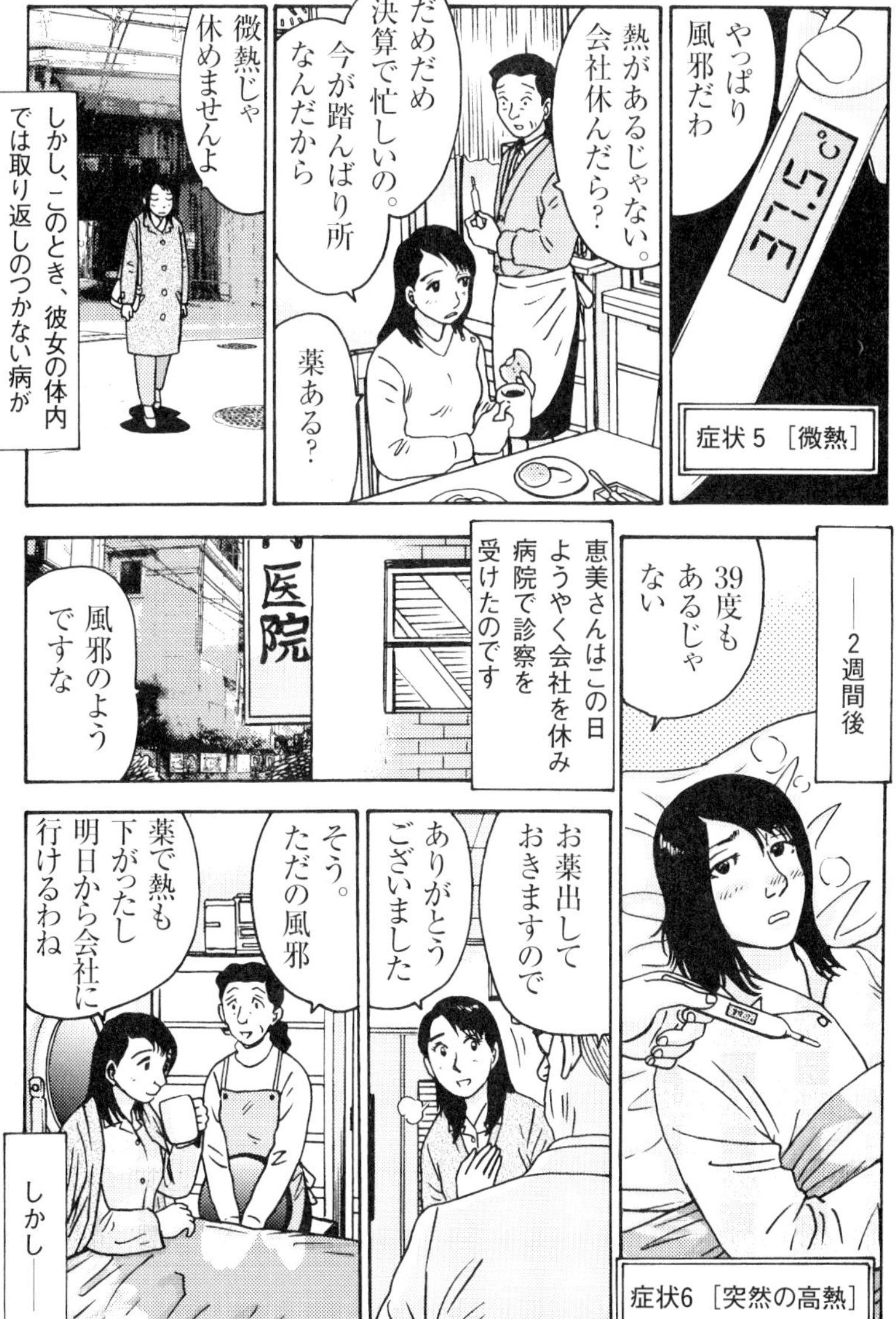

37.5℃
やっぱり風邪だわ
症状5［微熱］
熱があるじゃない。会社休んだら？
だめだめ決算で忙しいの。今が踏んばり所なんだから
薬ある？
微熱じゃ休めませんよ
しかし、このとき、彼女の体内では取り返しのつかない病が進行していたのです
2週間後
39度もあるじゃない
症状6［突然の高熱］
恵美さんはこの日ようやく会社を休み病院で診察を受けたのです
医院
風邪のようですな
お薬出しておきますので
ありがとうございました
そう。ただの風邪
薬で熱も下がったし明日から会社に行けるわね
しかし——

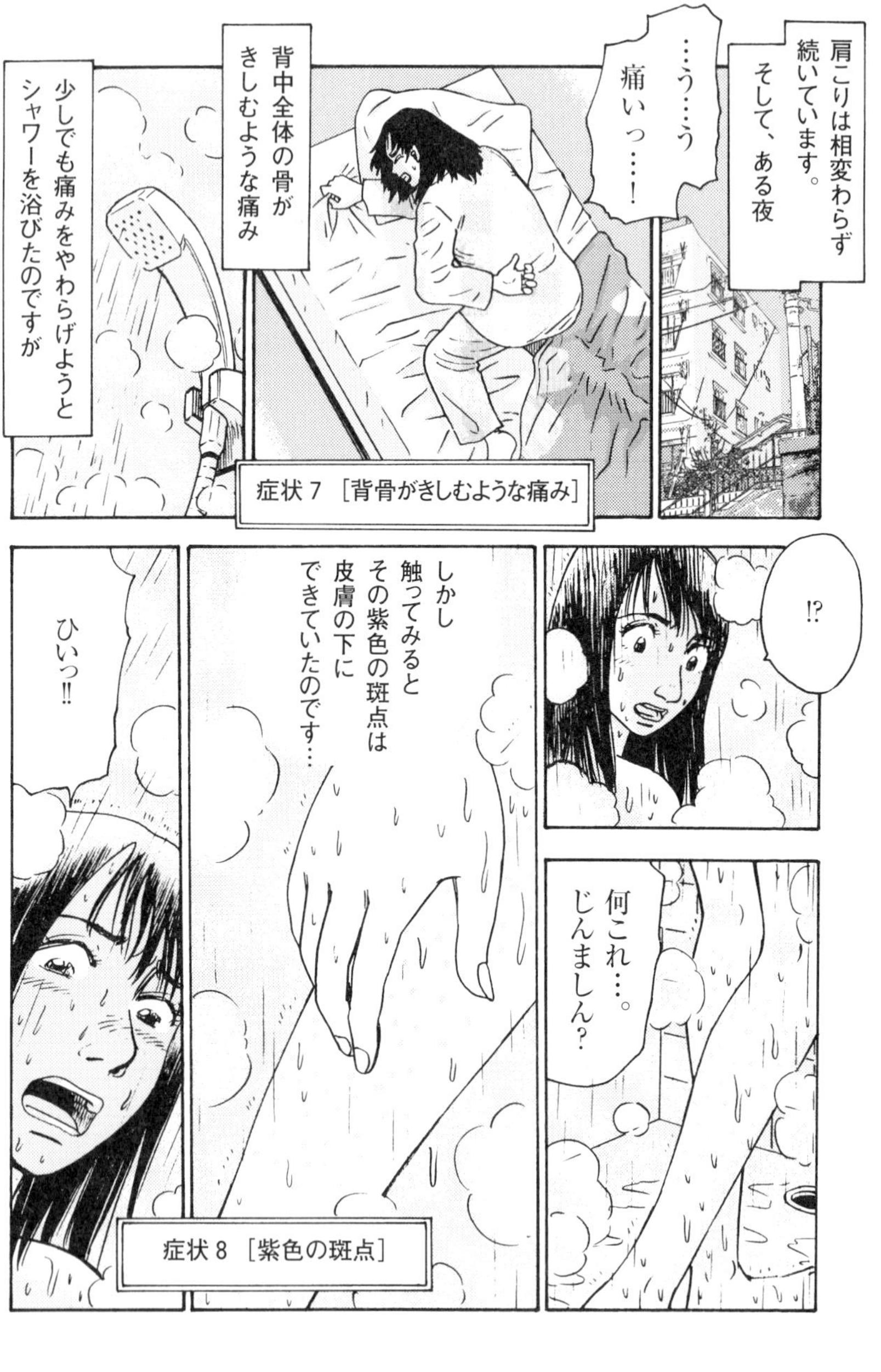
肩こりは相変わらず続いています。そして、ある夜
…う…う 痛いっ…！
背中全体の骨がきしむような痛み
少しでも痛みをやわらげようとシャワーを浴びたのですが
症状7［背骨がきしむような痛み］
!?
何これ…。じんましん？
しかし触ってみるとその紫色の斑点は皮膚の下にできていたのです…
症状8［紫色の斑点］
ひいっ!!

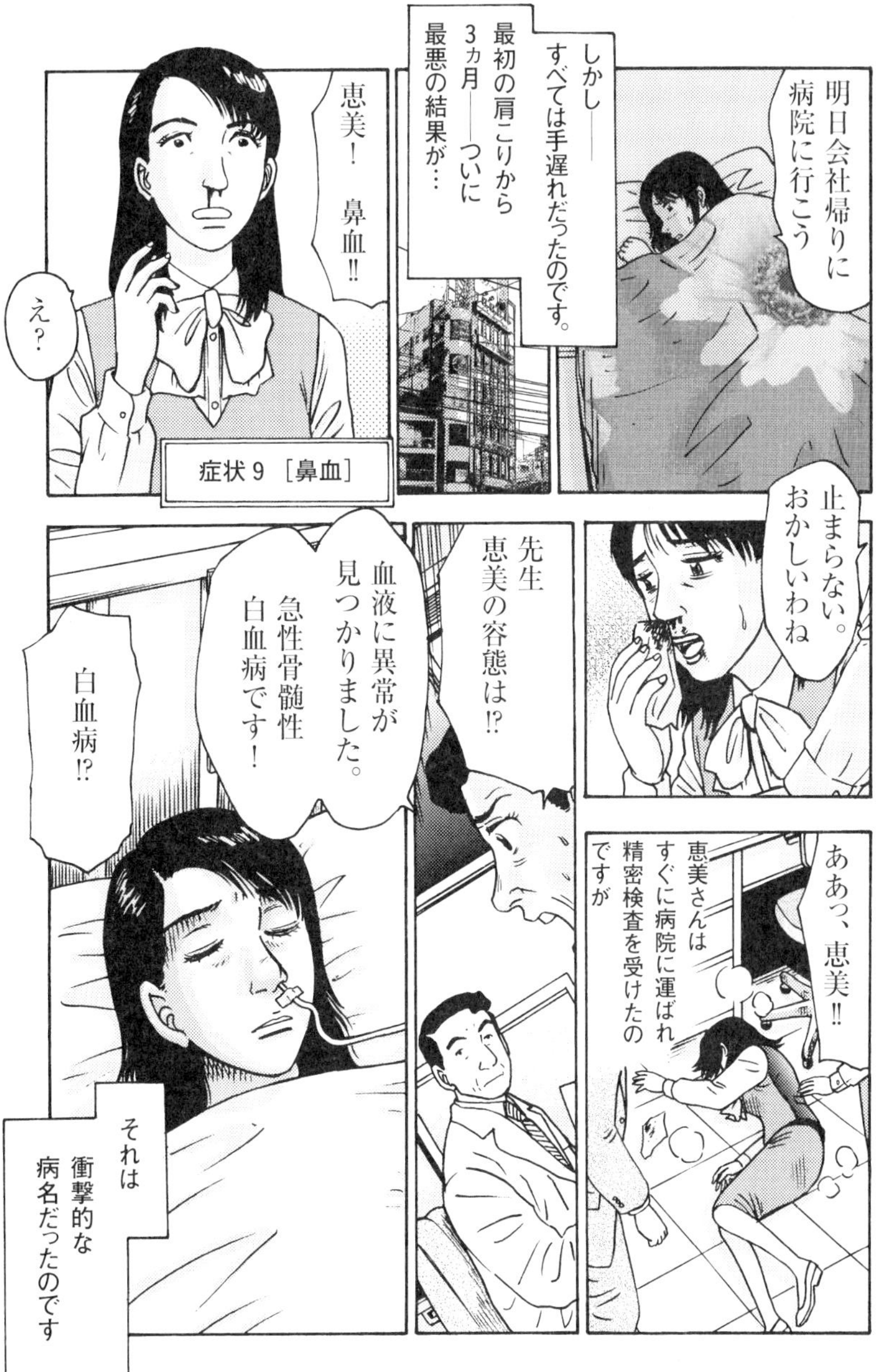

明日会社帰りに病院に行こう
しかし——すべては手遅れだったのです。最初の肩こりから3カ月——ついに最悪の結果が…
恵美！　鼻血‼
え？
症状9［鼻血］
止まらない。おかしいわね
ああっ、恵美‼
恵美さんはすぐに病院に運ばれ精密検査を受けたのですが
先生 恵美の容態は⁉
血液に異常が見つかりました。急性骨髄性白血病です！
白血病⁉
それは衝撃的な病名だったのです

症例② 肩こり

急性骨髄性白血病

（きゅうせいこつずいせいはっけつびょう）

【担当医】
小林正之
（こばやし・まさゆき）
東京慈恵会医科大学附属柏病院
血液・腫瘍内科教授

白血病は「血液のガン」とも言われ、最悪の場合は死に至ることもある恐ろしい病気です。ただの肩こりだとばかり思っていたのに、恵美さんの場合の肩こりは、いったい白血病とどのような関係があったのでしょうか？

そもそも人間の血液は、骨の中の骨髄という部分で作られています。骨髄では造血細胞が血液の主成分である3種類の血球を作っています（次ページの「血液の役割」参照）。酸素を全身に運ぶ赤血球、細菌やウイルスを退治する白血球、そして、出血したときに血液を凝固させて止血したり、門番のように血管をブロックする血小板。通常は、この3つの血球がバランスよく作られ、血液は正常な状態にコントロールされているのです。

白血病とは、この造血細胞が異常をきたす病気です。異常な（ガン化した）白血球が大量に作られて、その分、正常な赤血球や血小板が減少してしまうのです。

血液の役割

血液は、全身の細胞に酸素と栄養素を送り届ける役割を果たしています。

酸素は、血液が肺の中を通過するときに供給され、栄養素は、肝臓を通るときに供給されます。この酸素と栄養素の豊富な血液が「動脈血」として心臓から全身に送り出されます。体中の細胞は、流れてくる動脈血から酸素と栄養素を受け取り、活動源としています。

一方、細胞が酸素と栄養素を利用したあとには、炭酸ガスや尿素窒素などの老廃物が出ます。血液はこの老廃物を吸収し、炭酸ガスは肺へ、尿素窒素は腎臓へというように、それぞれの排泄器官へ運びます。

血液は、血球と血漿《けっしょう》と呼ばれる液体成分から成り立っています。ここでは血球の主な成分を取り上げます。

●赤血球：酸素を体中に届け、二酸化炭素を運び去る

赤血球は、胸骨や脊椎《せきつい》、骨盤の中にある骨髄（造血器）で作られます。赤血球の寿命は１２０日前後で、古くなった赤血球は脾臓《ひぞう》で破壊され、肝臓で胆汁を作る材料となります。

赤血球が正常値（１㎣中、男性４５０万～５５０万個、女性４００万～４５０万個）より少なくなるのが貧血です。逆に多くなるのが多血症で、稀《まれ》ですが血管が目詰まりを起こすことがあります。

●白血球：人体に侵入した異物を排除する

細菌などの病原性微生物や異物が体内に侵入すると、白血球は自身の中に取り込んで消化したり、抗体（異物をキャッチするもの）を作り、体の外に排除しようとします。その際に炎症が起こります。

●血小板：血管の傷口を塞《ふさ》ぎ出血を止める

血小板は、血管が破れて出血すると、固まって血栓を作り、その部位を塞いで出血を止める働きをしています。

血小板が少なくなると、小さな傷や採血などでも血が止まらなくなったり、体の中でも出血を起こすことがあります。鼻血や歯肉出血、皮膚に紫斑《しはん》ができやすくなります。

その結果で起こった一つの症状が、肩こりでした。

通常は、赤血球が酸素を全身に行き渡らせ、肩に溜《た》まった疲労物質を取り除いてくれます。しかし、恵美さんの場合は赤血球が減少していたため、肩に溜まった疲労物質を取り除くことができなくなってしまったのです。これがあの肩こりの原因でした。

そして、全身に酸素が行き渡らないため、ちょっとした運動でも息切れを起こしてしまいました。

さらに、彼女が風邪だと錯覚してしまった39度の高熱ですが、あの発熱の原因は、恵美さんの骨髄で作られた異常な白血球に発熱物質が含まれていたからでした。

しかし、この異常な白血球は3〜4日周期で増えたり減ったりを繰り返します。そのため、白血球が減ったときに、一時的に熱が下がりました。

足にできた紫色の斑点は、血小板の減少が原因でした。毛細血管の内側で門番の役目を果たしていた血小板が減ったことによって、血管の外側に血液がにじみ出てしまったのです。特に、心臓から遠く血液の滞りやすい手や足などで紫色の斑点となって現れるのです。

鼻血が出たり、止まらなかったりしたのも、血小板の減少が原因でした。

このまま白血病が進行すれば、異常な白血球がさらに増え、体の抵抗力が下がり続けます。

すると、肺炎などの合併症を起こし、命を落とす場合もあるのです。

幸いにして恵美さんは一命を取りとめ、現在は無菌室の中で治療を続けています。再発を防ぐため、３０００人に１人しか一致しないという骨髄移植を受ける日を待っているのです。

白血病の治療で最も重要なのは、早期発見です。肩こりや発熱などのサインを見逃さずに検査を受けて早期に発見されれば、完治する可能性が高くなります。

①しつこい肩こりに悩まされ、マッサージに通う。

⇩

②2カ月後さらにひどくなり、肩に触れただけで痛む。

⇩

③階段を上がると息切れがする。疲れやすい。

⇩

④1週間後、肩こりは背中にまで広がっている。

⇩

⑤もしやと思い、熱を測ると37度5分の微熱。

⇩

⑥会社が忙しくて休めず、風邪薬を服用し放置。

⇩

⑦2週間後、突然の高熱で受診。解熱剤を服用。

⇩

⑧熱は下がったが、背骨全体がきしむように痛む。

⇩

⑨足の皮膚に1㎜ほどの紫色の斑点が広がる。

⇩

⑩鼻血が出て止まらず、貧血で倒れ、救急車で入院。

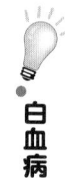

白血病

白血病は、血液のガンです。

この病気は、19世紀後半にドイツの病理学者が発見しました。当時は治療法もなく、白血病細胞がどんどん増え続け血液が白くなったために、白い血の病「白血病」と名付けられました。

広島や長崎の原爆投下後、またチェルノブイリ原発事故直後は、白血病の患者が多く出ました。

白血病の原因は、血液細胞の遺伝子に傷がつき、その結果、血液細胞が死なずに増殖し続ける白血病細胞になると考えられていますが、いまだにはっきりしておらず、したがって効果的な予防法というものもありません。

白血病の原因には遺伝子が関係していますが、遺伝性はなく、伝染もしません。

白血病には「急性白血病」と「慢性白血病」があります。恵美さんの「急性骨髄性白血病」は、骨髄での造血がうまくできず、機能しない異常な白血球ばかりができてしまうものです。

日本での白血病発生率は、年々増加傾向にあります。１９９９年の場合だと、人口10万人当たりで5・3人が発病、６１００人が死亡しています。

小児から青年層では、最も発生頻度の高いガンです。子どもや若者、働き盛りの世代にも発生するため、実数がそれほど多くないのに高齢者の病気である他のガンよりも注目される傾向があります。青年層の死因としては、事故死に次いで第2位です。

症状としては、疲れやすくなり、動悸《どうき》、息切れ、貧血の他、発熱、寝汗があります。また、出血しやすくなり、鼻血、歯肉出血、皮下出血が見られます。また、骨や関節が痛んだり、脾臓《ひぞう》や肝臓が腫《は》れたりすることもあります。

白血病の治療は、体内の白血病細胞を絶滅させ、正常な細胞を殖やすことです。抗ガン剤などによる化学療法、放射線療法、骨髄移植が行われます。

一度治っても再発することもあります。また、抗ガン剤治療では、薬の副作用もあります。

あなたの 危険度 と 予防法

体質・性格

①肥満体質ですか？
②ストレスが強い毎日ですか？
③血液検査の結果で異常がありましたか？

血液検査で、赤血球、白血球、血小板の量を調べると、白血病になる危険度がわかります。

血液は全身をくまなく循環しているので、体のどこかに異常があれば、血液中の成分にもその影響が現れるため、尿検査と並び、最も基本となる検査の一つに位置づけられています。

血液検査には、採取した血液をそのまま調べる血沈《けつちん》と、血球や血漿などの各成分に分離してから調べる方法があります。

この検査から、白血病以外にもいろいろな病気の危険度がわかります。例えば、赤血球が多くなる（「血液がドロドロ」の状態になる）と、心筋梗塞や脳梗塞の危険がある兆候です。赤血球が多くなる原因の一つに、肥満があります。それと、ストレスです。

また、ＨＤＬコレステロール（善玉コレステロール）の値が高い人は、「長寿症候群」といって動脈硬化をきたしにくい体質です。

兆候・症状

④いつも肩こりがしていませんか？
⑤骨や関節に痛みがありませんか？
⑥息切れや動悸がしますか？　疲れやすくなっていませんか？
⑦原因のわからない発熱がありませんか？
⑧歯肉出血などがありませんか？
⑨高熱が出たり、下がったりを繰り返していませんか？
⑩手や足などの皮膚に紫色の斑点が出ていませんか？
⑪鼻血が出て止まりにくいことがありませんか？

上記の症状は、本文解説にあるように、すべて白血病の危険な兆候です。風邪や体の不調という自己判断をせず、すぐに病院で血液検査を受けましょう。

白血病は、早期に治療をすれば根治する可能性が高いので、早期発見が望ましいのですが、初期の症状が風邪や他の病気にも共通の、だるさや微熱などであるため、早期発見が困難なのが現実です。

抗ガン剤や放射線治療でも治らない場合は、骨髄移植を行います。これは、白血球の型が完全に一致した健康な人の骨髄を移植し置き換えるものです。一致する確率は兄弟姉妹で４人に１人、それ以外では数百人から数万人に1人と稀なため、骨髄移植を受けられない患者さんが少なくありません。日本では、1991年から多くの人に骨髄提供を呼びかける「骨髄バンク事業」が 開始されています。

本当は怖い

痛風

症例③

ビールを大量に飲んでいませんか?
最近、尿酸値は高くありませんか?
痛風発作を起こしたことはありませんか?

そのまま放っておくと大変なことになりますよ。

常識に潜む罠

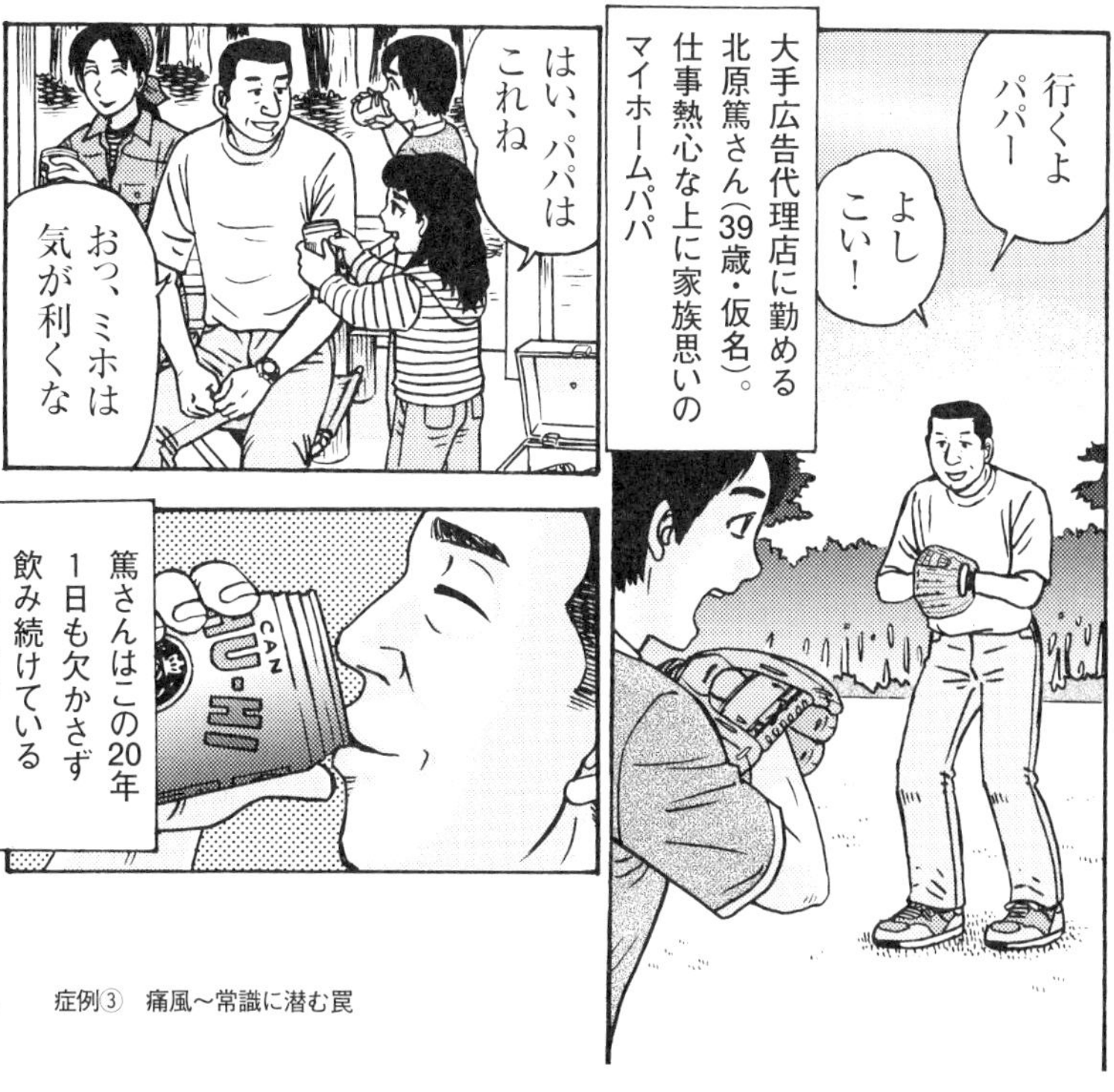
行くよ パパー
よし こい!
大手広告代理店に勤める北原篤さん(39歳・仮名)。仕事熱心な上に家族思いのマイホームパパ
はい、パパはこれね
おっ、ミホは気が利くな
篤さんはこの20年 1日も欠かさず飲み続けている大のお酒好き

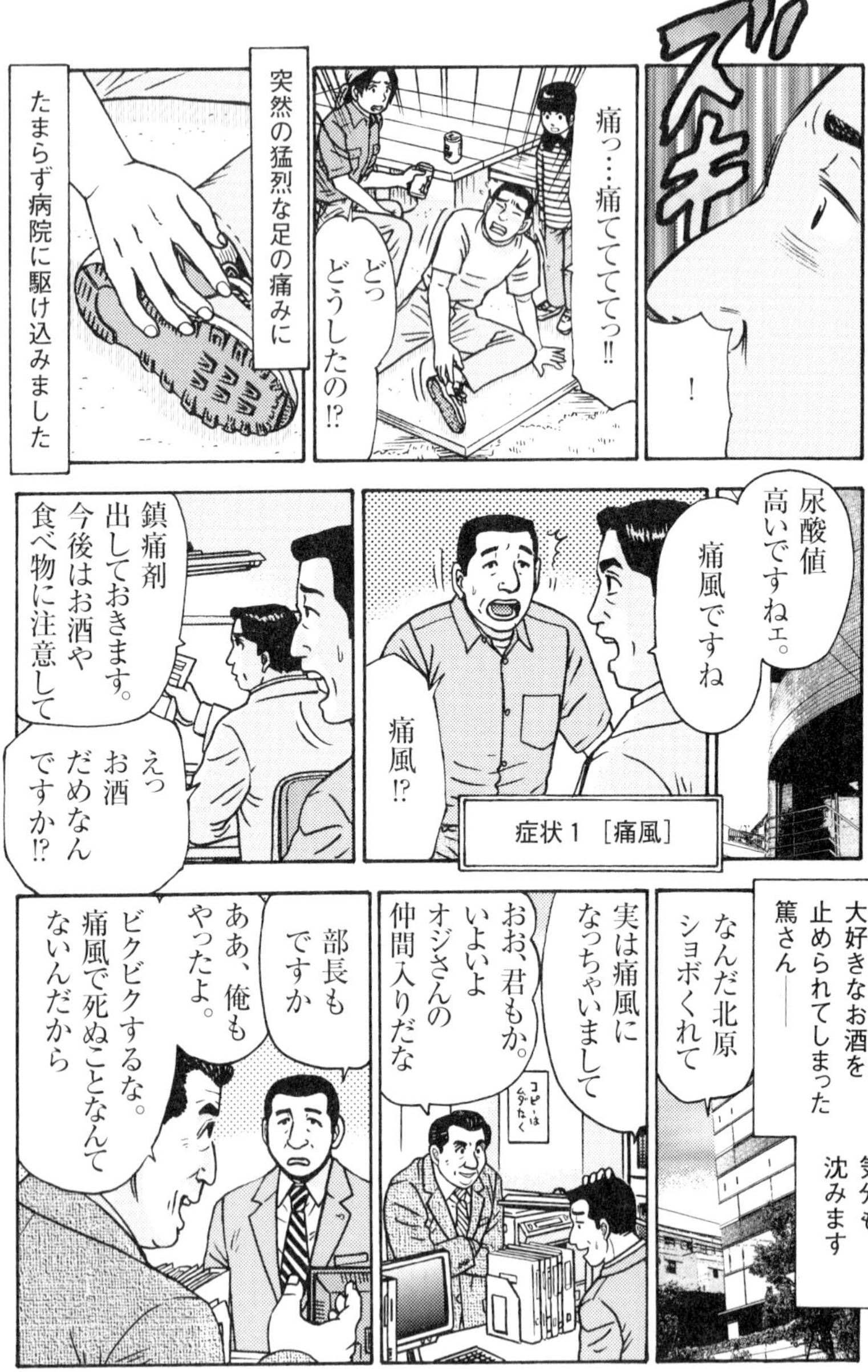
ズキ
!
痛っ…痛てててっ!!
どっ どうしたの!?
突然の猛烈な足の痛みに
たまらず病院に駆け込みました
尿酸値高いですねェ。
痛風ですね
痛風!?
症状1［痛風］
鎮痛剤出しておきます。今後はお酒や食べ物に注意して
えっ お酒だめなんですか!?
大好きなお酒を止められてしまった篤さん——
気分も沈みます
なんだ北原ショボくれて
実は痛風になっちゃいまして
おお、君もか。いよいよオジさんの仲間入りだな
コピーは少なく
部長もですか
ああ、俺もやったよ。
ビクビクするな。痛風で死ぬことなんてないんだから

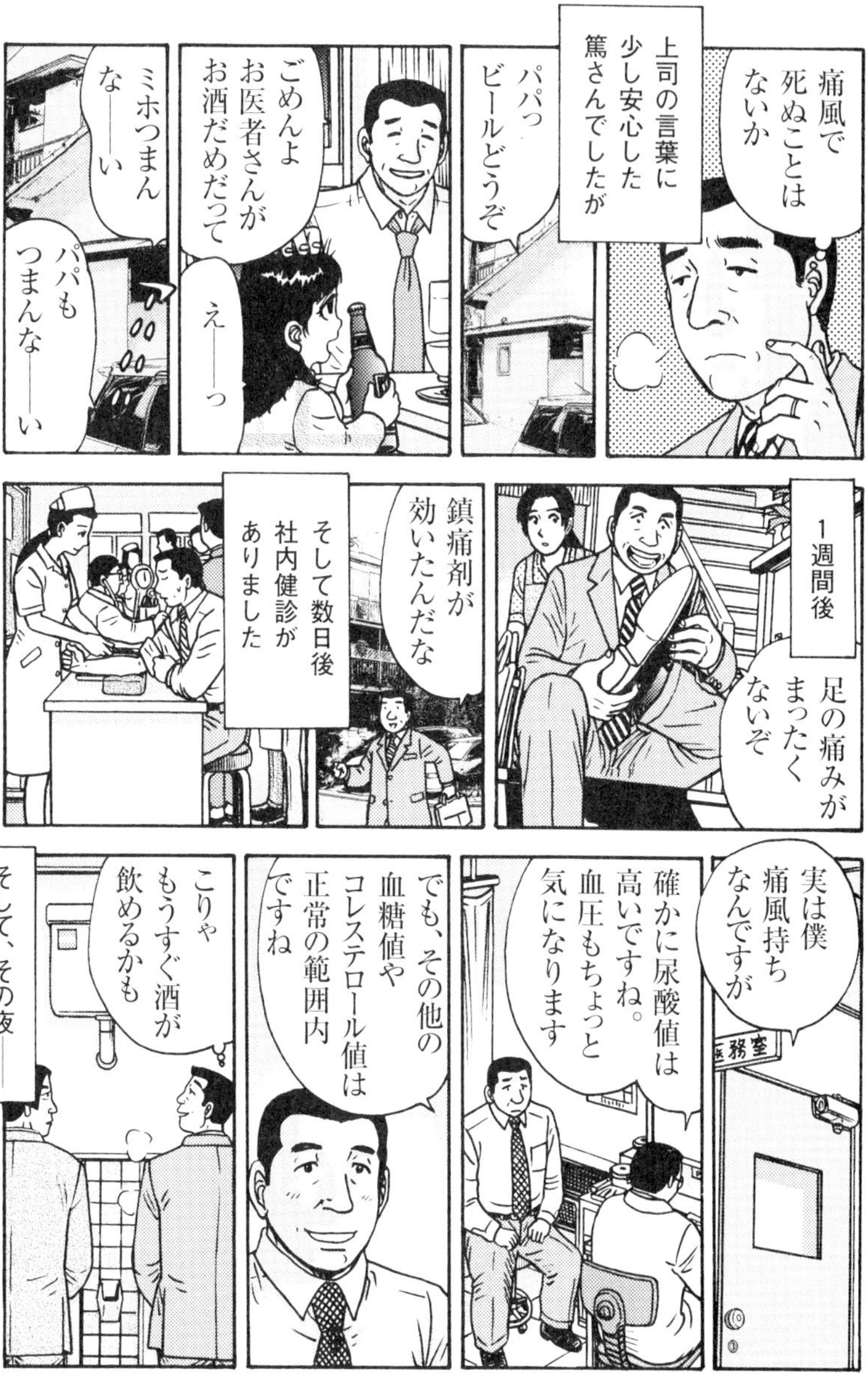
痛風で死ぬことはないか
上司の言葉に少し安心した篤さんでしたが
パパっビールどうぞ
ごめんよお医者さんがお酒だめだって
え——っ
ミホつまんな——い
パパもつまんな——い
1週間後
足の痛みがまったくないぞ
鎮痛剤が効いたんだな
そして数日後社内健診がありました
実は僕痛風持ちなんですが
確かに尿酸値は高いですね。血圧もちょっと気になります
でも、その他の血糖値やコレステロール値は正常の範囲内ですね
こりゃもうすぐ酒が飲めるかも
そして、その夜——

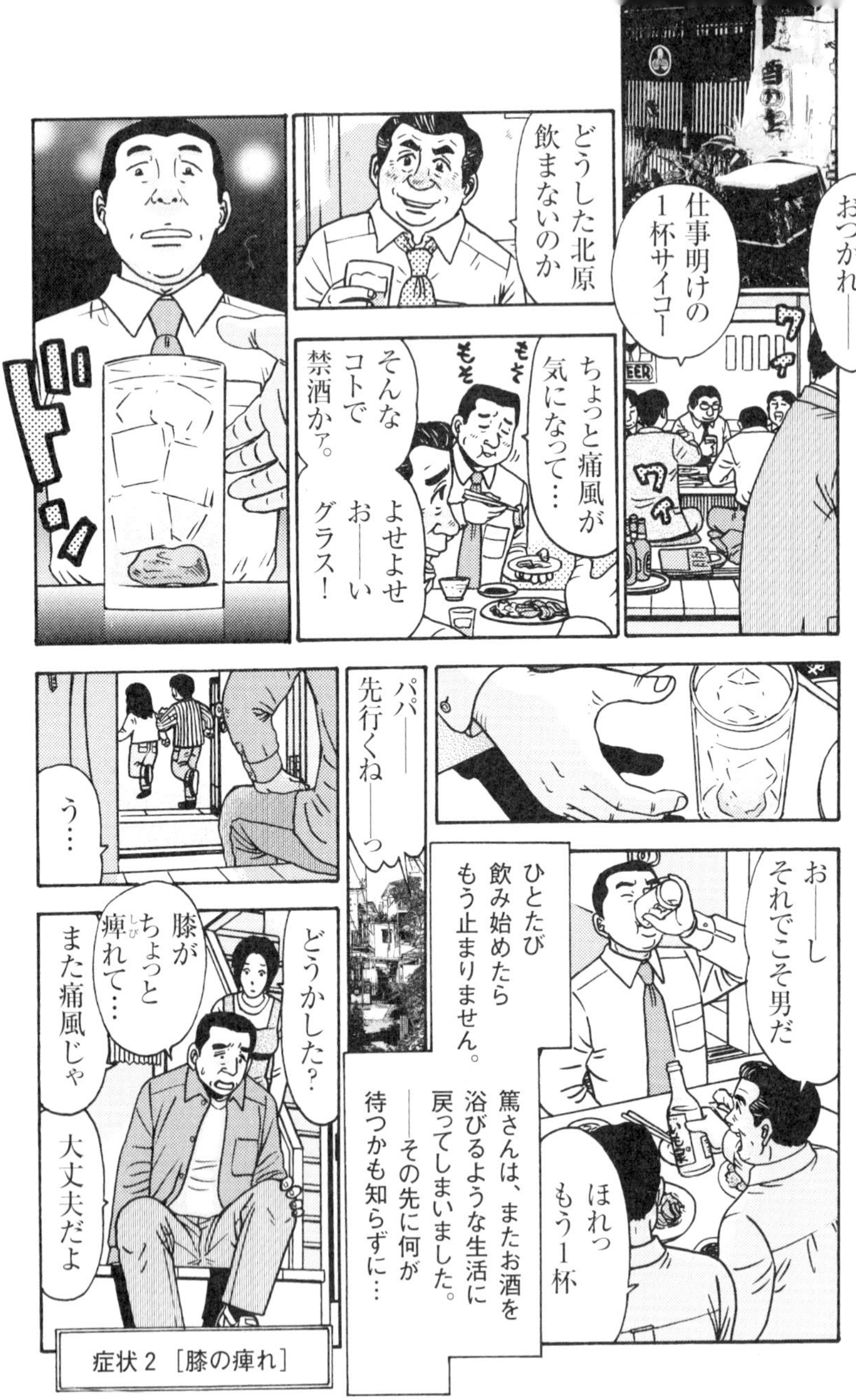
おつかれ――
仕事明けの1杯サイコー
ワイ
ワイ
どうした北原
飲まないのか
ちょっと痛風が
気になって…
もぞ
もぞ
そんな
コトで
禁酒かァ。
よせよせ
おー―い
グラス!
パパ――
先行くね――っ
う…
おー―し
それでこそ男だ
ほれっ
もう1杯
ひとたび
飲み始めたら
もう止まりません。
篤さんは、またお酒を
浴びるような生活に
戻ってしまいました。
――その先に何が
待つかも知らずに…
どうかした?
膝が
ちょっと
痺《しび》れて…
また痛風じゃ
大丈夫だよ
症状2［膝の痺れ］

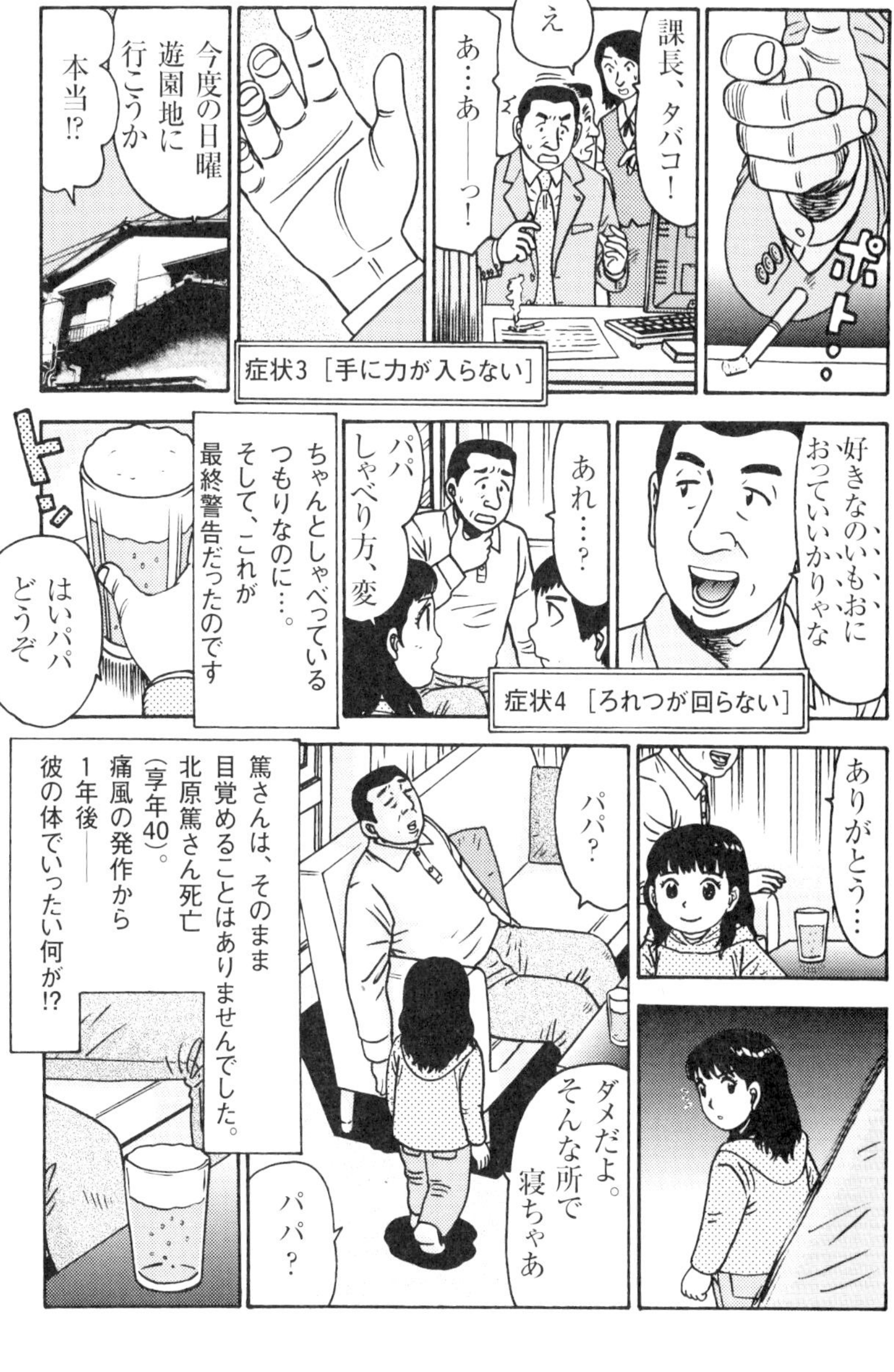
ポト…
課長、タバコ！
え
あ…あ――っ！
症状3［手に力が入らない］
今度の日曜遊園地に行こうか
本当!?
好きなのいいいおにおっていいかりゃな
あれ…？
パパしゃべり方、変
症状4［ろれつが回らない］
ちゃんとしゃべっているつもりなのに…。そして、これが最終警告だったのです
はいパパどうぞ
ト…
ありがとう…
パパ？
ダメだよ。そんな所で寝ちゃあ
パパ？
篤さんは、そのまま目覚めることはありませんでした。北原篤さん死亡（享年40）。痛風の発作から1年後――彼の体でいったい何が!?

症例③

痛風 ◀◀◀ 脳梗塞（のうこうそく）

【担当医】
小田原雅人（おだわら・まさと）
東京医科大学・第3内科教授

「脳梗塞」は、脳の血管に血のかたまりが詰まる病気です。動脈硬化を起こしていて、すでに硬く、細く、もろくなってしまっている血管に、血のかたまりである血栓が発生すると、そのことがさまざまな障害を引き起こします。

脳梗塞の発症原因には、高血圧、高血糖、高コレステロールなどがありますが、篤さんの場合は、血糖値やコレステロール値は正常の範囲内でした。

それなのになぜ、篤さんは脳梗塞になってしまったのでしょうか。その謎は、持病の痛風にありました。

痛風とは、「高尿酸血症《こうにょうさんけつしょう》」のことです。血液中に含まれる尿酸という物質の量が非常に多くなっている状態で、それが痛風が治まったあともずっと続いていました。

ところが篤さんは、痛みが治まったことで、痛風が治ったものと思い込んでしまいました。

「痛風で死ぬことなんてない」。そんな無責任な上司の一言を真に受けてしまった篤さんは、以前にも増して大量のビールを飲み続けたことが、結果的に最悪の事態を招いてしまいました。ビールを飲み続けたことによって、篤さんの血液に含まれる尿酸の量は急激に増加していきました。実は、尿酸値の高いことが脳梗塞の発症に関連しているとの、最新の研究結果が報告されています。

尿酸値が高い人は、血管の動脈硬化が進みやすいと考えられます。尿酸値が高い人は、赤血球の数が増えて血小板が集まりやすくなります。その結果、大量の血小板と赤血球がくっつき合い、血栓を作り出してしまうのです。

①大のお酒好き。20年毎日飲み続ける。

⇩

②突然足が腫れて激しい痛みを感じて、病院へ。

⇩

③尿酸値が高く、痛風と診断される。鎮痛剤を服用。

⇩

④以後、お酒をやめ、1週間後に痛みは消える。

⇩

⑤検査で、血糖値、コレステロール値は正常。

⇩

⑥結果に安心して飲酒を再開。尿酸値は高いまま。

⇩

⑦半年後、膝が痺れ、力が入らなくなった。

⇩

⑧手にも力が入らなくなり、手にしたタバコを落とす。

⇩

⑨きちんと話しているのに、ろれつが回らない。

⇩

⑩お風呂上がりに眠るように意識を喪失、死亡。

こうしてできた血栓が、篤さんの脳の血管を詰まらせました。

膝《ひざ》の痺《しび》れは、脳の一部の血流が途絶え、足の感覚に異常が生じたものです。その後のさまざまな異変も、脳のさまざまな場所で血栓が詰まったことで起きた症状でした。

いずれの場合もすぐに血流が回復したため、脳は致命的なダメージを受けずにすんだのです。

しかし、ついに運命の夜が訪れます。大きな血栓が脳の動脈を完全に塞《ふさ》いだのです。

痛風の人に多く発生する脳梗塞。「痛風では死なない」などということはないのです。

痛風について

痛風は千年以上前から知られていた病気で、以前は帝王病、ぜいたく病と言われていました。

痛風は、血液中に含まれる尿酸が異常に増え、関節の中などに結晶をつくり、痛みを伴った炎症を起こします。

症状としては、足の親指のつけ根や足の関節が突然腫《は》れて痛くなります。「風が吹いても痛い」と言われるほどの激痛です。これは何も治療をしなくても、2週間位で自然に治まりますが、尿酸値が高い状態は改善されていないため、間隔をおいて再び激しい痛風発作が起こります。

尿酸は、体内で分解される過程で生じる老廃物です。通常は尿と一緒に体外へ排出されるため、血液中の尿酸の量は一定以上にはなりません。尿酸値が男性では7・0mg／dℓ、女性では5・5mg／dℓ以上の状態を高尿酸血症といいます。

アルコールやプリン体を含む食品などの摂りすぎで体内の尿酸が増えると、尿酸塩という結晶になります。これが足の指や手足の関節の中で結晶となり、炎症を起こして激しく痛むのです。

尿酸値が高いのに痛風の痛みが生じないこともありますが、尿酸値が正常値を超えていたら、放置せずに、観察が必要です。

痛風は飽食の時代の病気で、食事内容が「高カロリー、動物性タンパク質中心」になった1960年以降、急激に増えました。現在、国内の痛風患者は50万人、「痛風予備軍」とされる尿酸値が高い人は、500万人とも言われています。

痛風を予防するには、

・美食をしない
・水分を十分摂り、尿の量を増やして、尿酸の排泄を促進する
・肥満にならないよう心がける
・野菜、海藻類を十分摂る
・（尿酸値上昇につながる）酒は飲みすぎない
・酒の肴《さかな》には白身魚、海藻類、豆類などが好ましい

アルコールを大量に飲むと、腎臓《じんぞう》からの尿酸の排泄を低下させます。さらに、ビールにはプリン体自体が多く含まれています。

激しい運動は筋肉内でプリン体の分解を促進して尿酸値を上げてしまい、痛風発作を誘発する場合もあります。

夏にスポーツなどで汗をかいて脱水状態になると尿量が減り、尿酸がうまく排泄されなくなることもあります。

痛風を治すには、血液中の尿酸値を薬で下げます。また、尿酸値を下げるには、ウォーキングや水泳など、軽い運動をゆっくりと行うことです。

痛風は肥満に伴って起こることが多く、食生活も注意しなくてはなりません。

痛風はうまれつきの素因もあり、根治できないこともあります。しかし、きちんと薬を飲み、食生活に注意していれば、悪化を防ぐこともでき、腎不全などの病気に進行する心配もありません。

あなたの危険度と予防法

体質・生活習慣

①年齢と性別は？

②家族・血縁者に脳梗塞・心筋梗塞、痛風の人はいませんか？

③あなたは、大食家で肥満体質ですか？

④喫煙習慣はありますか？

痛風が発病するのは、95％以上が男性です。そして、40～50代が大半です。リウマチ患者のほとんどが女性であるのと対照的です。

体質の遺伝が関係しますので、家族に痛風の人がいる場合は、危険度が高まります。

「肥満」「過食・偏食」「大量飲酒」は、痛風になる要因です。またそれらによって、痛風だけでなく、脳梗塞・心筋梗塞の危険度も高くなります。

喫煙は、少量でもよくありません。喫煙は動脈硬化を促進し、血管も詰まりやすくなります。

何科を受診する？

痛風が疑われる場合、まず関節が痛かったら整形外科を受診し、その上で内科的な視点から、特に代謝や循環器などを専門にしている医師の治療を受けるとよい。

生活習慣

⑤ビールを人並み以上に飲みますか？
⑥イクラやレバーをよく食べますか？
⑦血液検査で尿酸値は高いほうですか？
⑧足の指のつけ根が腫れたり、痛んだりしたことがありませんか？
⑨足首、膝、手首、肘《ひじ》などの関節が痛みませんか？

尿酸値を高める原因の一つに、プリン体を多く含む食品の摂りすぎがあります。特にビールは、プリン体が多く含まれている上に、尿酸の排泄を低下させます。

プリン体の多い食品を下欄に記しました。ただ、尿酸値が高くない場合は、極端に摂りすぎない限り、厳しく制限する必要はありません。

痛風発作（関節炎）は、突然、激しい痛みが生じます。特に、足の指の関節に出ることが多く、もしこのような症状が出たら、痛風を疑ってください。

関節痛以外の痛風の症状には、発熱、悪寒、全身の倦怠感、動悸などが生じることがあります。

プリン体の多い食品

プリン体は、主に動物性タンパク質に多く含まれている。

あん肝、白子、ウニ、イクラ、レバー、内臓肉、イワシ、ニシン、エビ、干物類、アンチョビ、アスパラガス、コンソメ、キノコ、ムール貝、菓子パンなど。

兆候・診断

⑩突然、膝が痺れて力が入らなくなったり、同様に手にも力が入らなくなるような異常を感じたことがありませんか？

⑪顔面や手足が痙攣《けいれん》したり、ろれつが回らなくなっていませんか？

高尿酸血症（痛風）の人は、高血圧や高脂血症の人と並んで、心筋梗塞や脳梗塞の危険度が高まっていることがわかっています。尿酸値が高い人の場合、血管の動脈硬化が進むと同時に赤血球の数も増え、血小板が集まりやすくなります。その結果、大量の血小板と赤血球がくっつき合い、血液がドロドロした状態となり、血管が細くなったり詰まったりするのです。

⑩、⑪の症状は、脳梗塞の症状としてかなり危険です。すぐに脳外科を受診してください。

このような事態を防ぐためにも、気になる人は血糖値、コレステロール値の他に、尿酸値も検査しましょう。健康診断や人間ドックでも検査できます。

血栓と脳梗塞

血管壁に脂質などが溜まり、血栓という血液のかたまりができる。それが血流に乗って体中を駆けめぐり、血管に栓をするように血流を止めると、大事に至る。血栓が脳につまれば脳梗塞、心臓につまれば心筋梗塞になる。

血液が流れないと脳の組織が酸素不足になって壊死し、上記のような症状が現れる。

本当は怖い

生理痛

症例④

あなたは最近、生理痛に悩まされていませんか？
下腹部の膨らみが気になりませんか？
そして、生理の後も痛みが続くことがありませんか？

そのまま放っておくと大変なことになりますよ。

自覚症状の落とし穴

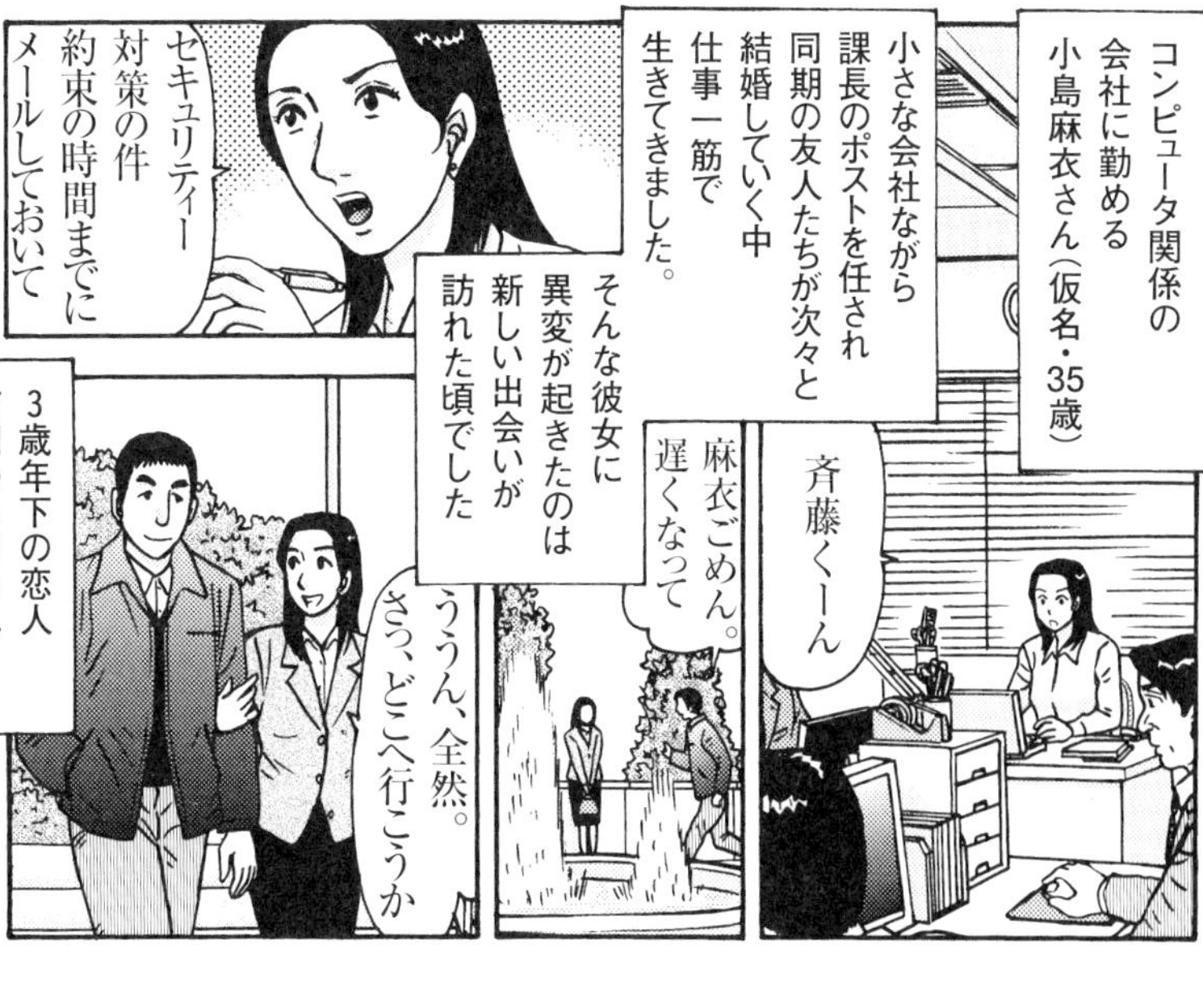
コンピュータ関係の会社に勤める小島麻衣さん（仮名・35歳）
小さな会社ながら課長のポストを任され同期の友人たちが次々と結婚していく中仕事一筋で生きてきました。
斉藤くーん
セキュリティー対策の件約束の時間までにメールしておいて
そんな彼女に異変が起きたのは新しい出会いが訪れた頃でした
麻衣ごめん。遅くなって
ううん、全然。さっ、どこへ行こうか
3歳年下の恋人吉田ゆうじさん

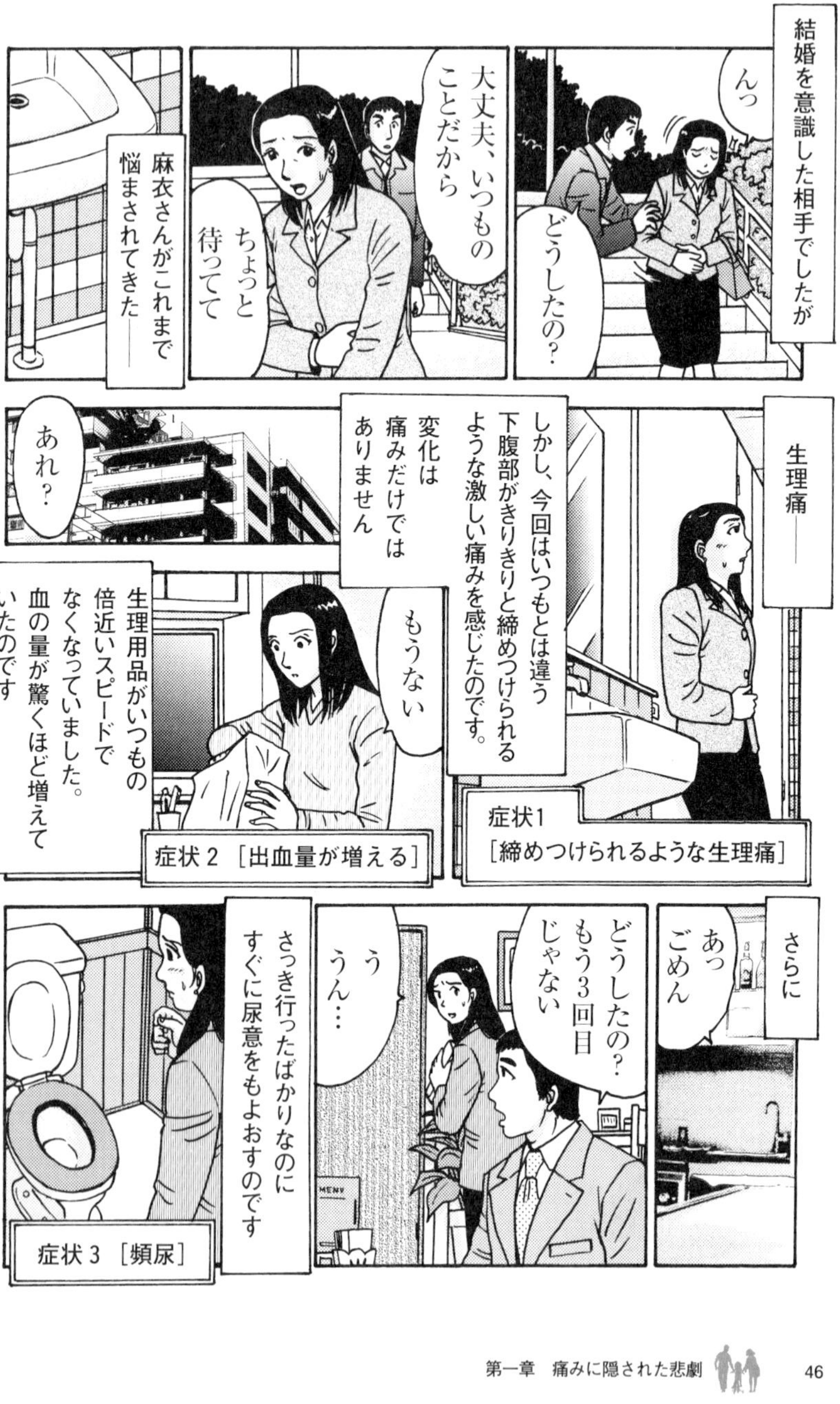
結婚を意識した相手でしたが
んっ
どうしたの？
大丈夫、いつものことだから
ちょっと待ってて
麻衣さんがこれまで悩まされてきた――
生理痛――
しかし、今回はいつもとは違う下腹部がきりきりと締めつけられるような激しい痛みを感じたのです。
変化は痛みだけではありません
あれ？
症状1［締めつけられるような生理痛］
もうない
生理用品がいつもの倍近いスピードでなくなっていました。血の量が驚くほど増えていたのです
症状2［出血量が増える］
さらに
あっごめん
どうしたの？もう3回目じゃない
うん…
さっき行ったばかりなのにすぐに尿意をもよおすのです
症状3［頻尿］

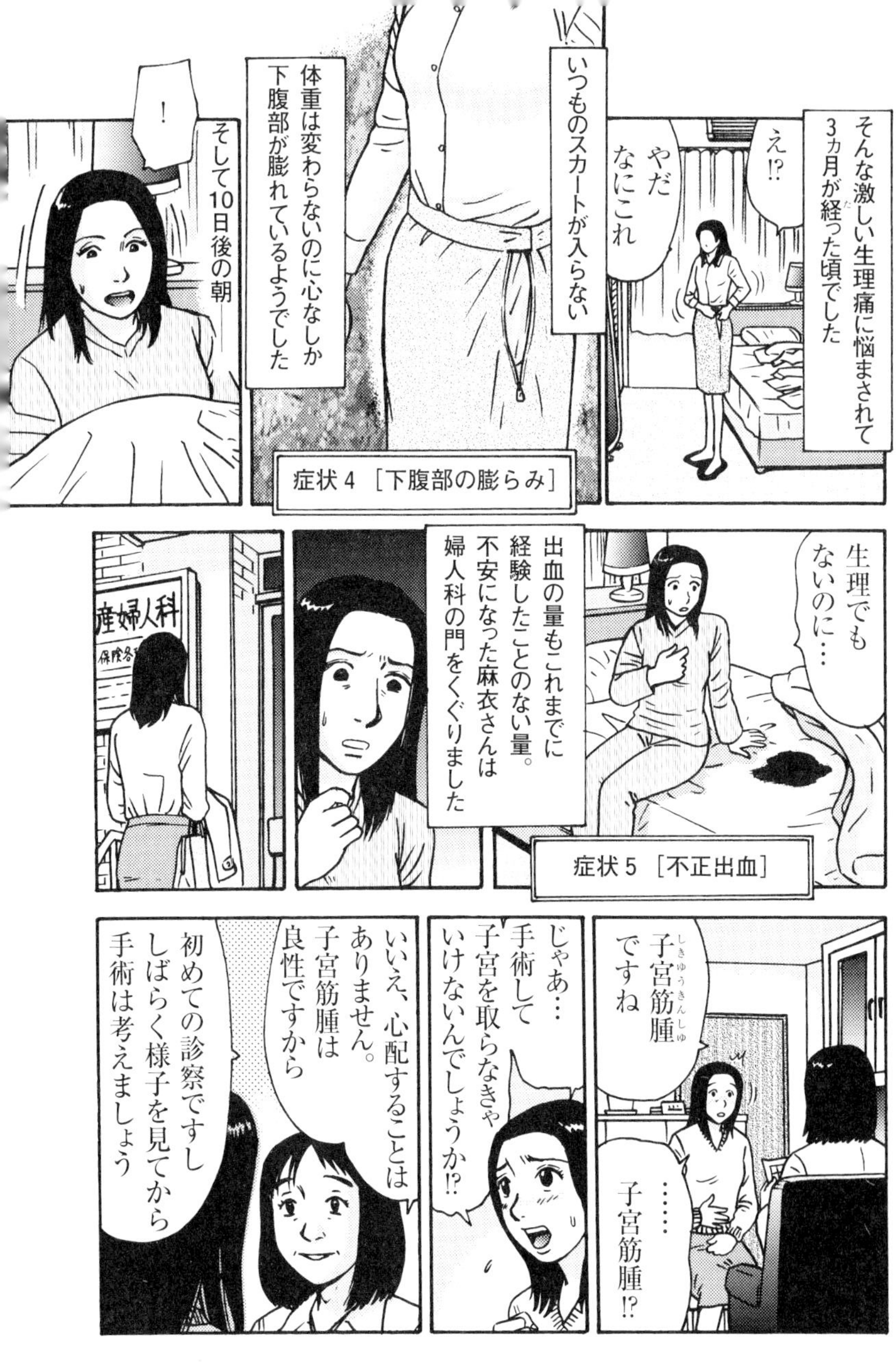
そんな激しい生理痛に悩まされて3ヵ月が経《た》った頃でした
え!?
やだ なにこれ
いつものスカートが入らない
体重は変わらないのに心なしか下腹部が膨れているようでした
症状4［下腹部の膨らみ］
そして10日後の朝
！
生理でもないのに…
症状5［不正出血］
出血の量もこれまでに経験したことのない量。不安になった麻衣さんは婦人科の門をくぐりました
産婦人科
子宮筋腫《しきゅうきんしゅ》ですね
……子宮筋腫!?
じゃあ…手術して子宮を取らなきゃいけないんでしょうか!?
いいえ、心配することはありません。子宮筋腫は良性ですから
初めての診察ですししばらく様子を見てから手術は考えましょう

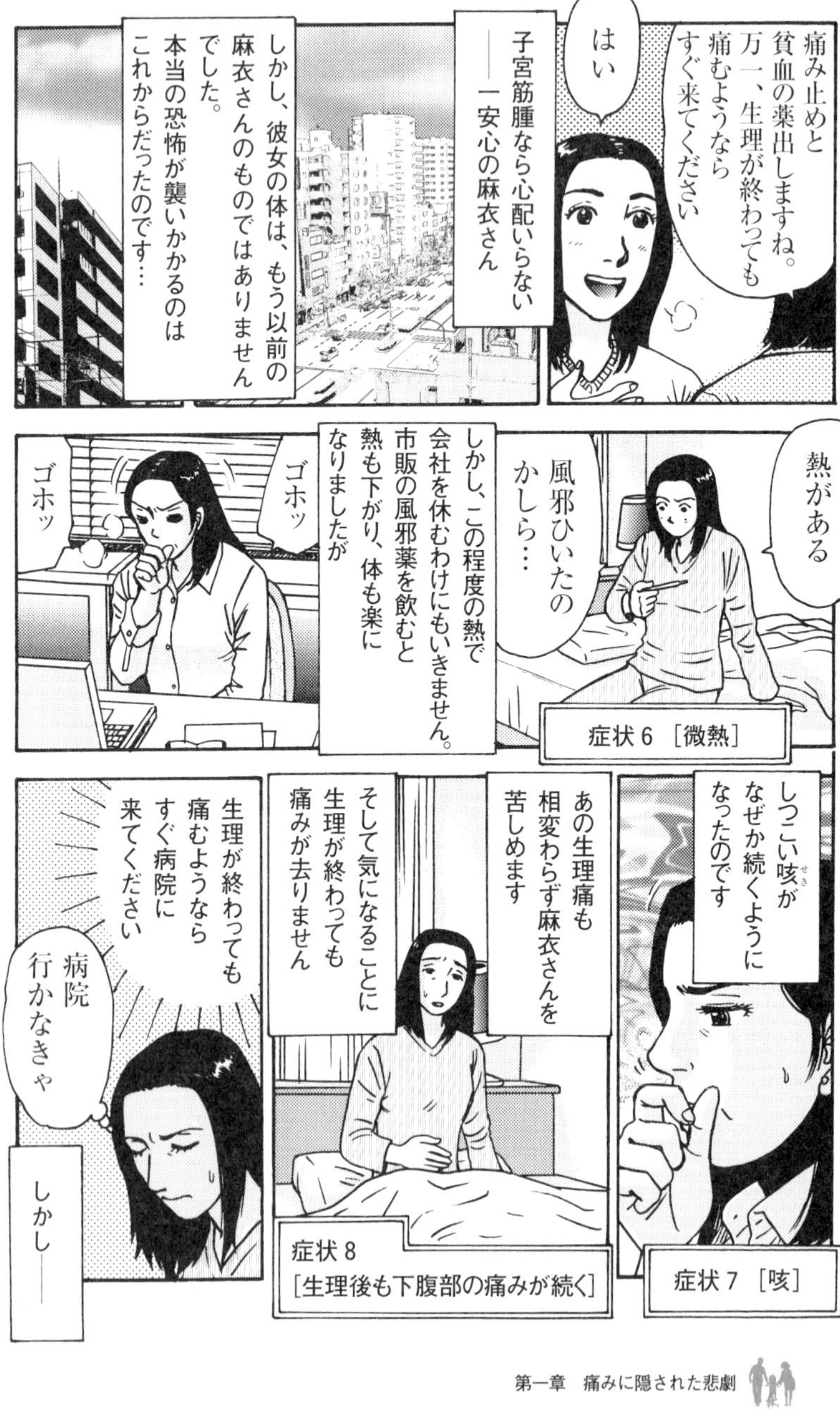
痛み止めと貧血の薬出しますね。万一、生理が終わっても痛むようならすぐ来てください
はい
子宮筋腫なら心配いらない——一安心の麻衣さん
しかし、彼女の体は、もう以前の麻衣さんのものではありませんでした。本当の恐怖が襲いかかるのはこれからだったのです…
熱がある
風邪ひいたのかしら…
症状６［微熱］
しかし、この程度の熱で会社を休むわけにもいきません。市販の風邪薬を飲むと熱も下がり、体も楽になりましたが
ゴホッ
ゴホッ
しつこい咳《せき》がなぜか続くようになったのです
症状７［咳］
あの生理痛も相変わらず麻衣さんを苦しめます
そして気になることに生理が終わっても痛みが去りません
症状８
［生理後も下腹部の痛みが続く］
生理が終わっても痛むようならすぐ病院に来てください
病院行かなきゃ
しかし——

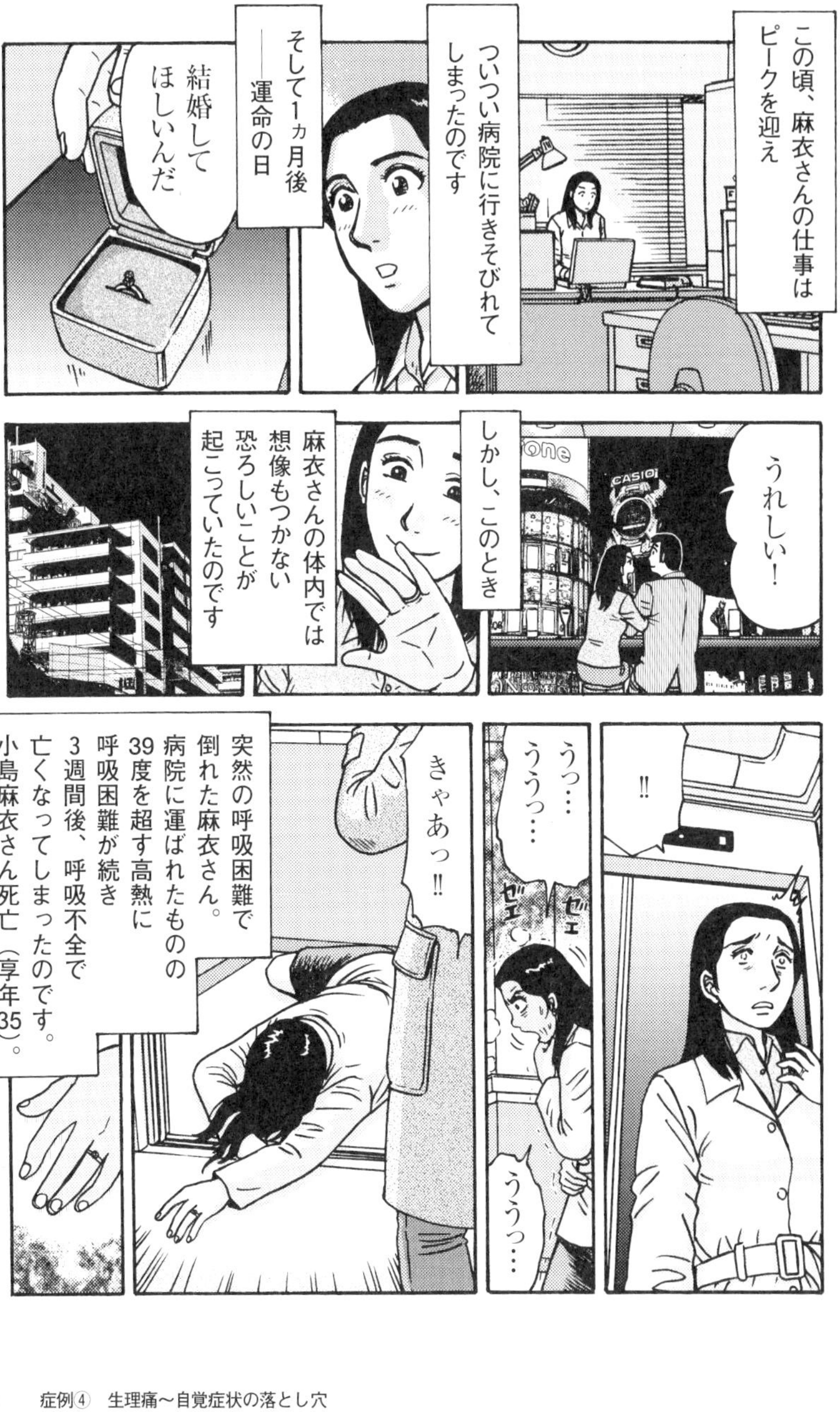
この頃、麻衣さんの仕事はピークを迎え
ついつい病院に行きそびれてしまったのです
そして1ヵ月後——運命の日
結婚してほしいんだ
うれしい!
しかし、このとき
麻衣さんの体内では想像もつかない恐ろしいことが起こっていたのです
!!
うっ… うううっ…
ゼェ ゼェ
ううっ…
きゃあっ!!
突然の呼吸困難で倒れた麻衣さん。病院に運ばれたものの39度を超す高熱に呼吸困難が続き3週間後、呼吸不全で亡くなってしまったのです。小島麻衣さん死亡（享年35）。

症例④

生理痛◀◀◀

子宮肉腫（しきゅうにくしゅ）

【担当医】
上坊敏子（じょうぼう・としこ）
北里大学医学部産婦人科

「子宮肉腫」と子宮筋腫は違います。子宮筋腫は、子宮にできるこぶのようなできものです。子宮筋腫は良性の腫瘍《しゅよう》ですから、それが原因で死亡することはほとんどありません。35歳以上の女性の4人に1人は子宮筋腫を持っていると言われるほど、身近な病気なのです。特別な症状がなければ、1年に1回の検査で大丈夫と言われています。

しかし、子宮筋腫も大きくなったり、できた場所が悪いと、さまざまな症状を引き起こします。まず、膀胱《ぼうこう》を圧迫して頻尿になります。また、大きくなった筋腫のために下腹部が膨らみます。生理の出血量が増えたり、生理でもないのに出血したり、きりきりするような激しい痛みに襲われるのも、子宮筋腫によくある症状です。

麻衣さんがかかった子宮肉腫とは、悪性腫瘍が子宮の壁を作っている筋肉細胞にできる恐ろしい病気です。

ではなぜ、病院で検査を受けたときにそれがわからなかったのでしょうか。実は、子宮肉腫という病気には落とし穴があったのです。

良性の子宮筋腫と悪性の子宮肉腫は、ＭＲＩ検査でもその区別が難しいのです。同じように子宮が大きくなり、症状もほとんど変わらず、専門家でさえ、通常の検査では見分けることは難しいのです。彼女の場合も、亡くなってから、死体を解剖して初めて悪性の肉腫であることが判明したのです。

麻衣さんの子宮に巣くった肉腫は急速に巨大化し、血管を通って子宮の外へと転移していき、結果的に肺まで到達しました。そして、そこに病巣を作り、肺の機能に致命的な打撃を与えた

①いつもの生理痛とは違う激しい痛み。

⇩

②生理用品を２倍消費するほどの多量の出血。

⇩

③何度もトイレに通う頻尿状態。

⇩

④3カ月後、体重は変わらないのに下腹部が膨らむ。

⇩

⑤10日後、生理ではないときに不正出血。

⇩

⑥婦人科で子宮筋腫と診断。鎮痛薬、貧血剤服用。

⇩

⑦3カ月後、微熱は風邪薬で引くが咳がしつこい。

⇩

⑧いつもの生理痛に加え、生理後も痛みが続く。

⇩

⑨1カ月後、突然、呼吸困難で倒れ、緊急入院。

⇩

⑩高熱が続き、3週間後、呼吸不全で死亡。

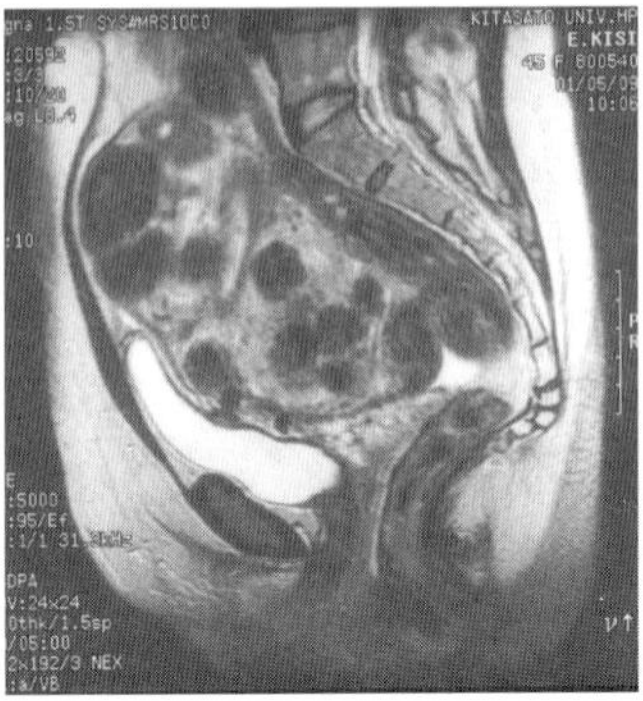

子宮筋腫

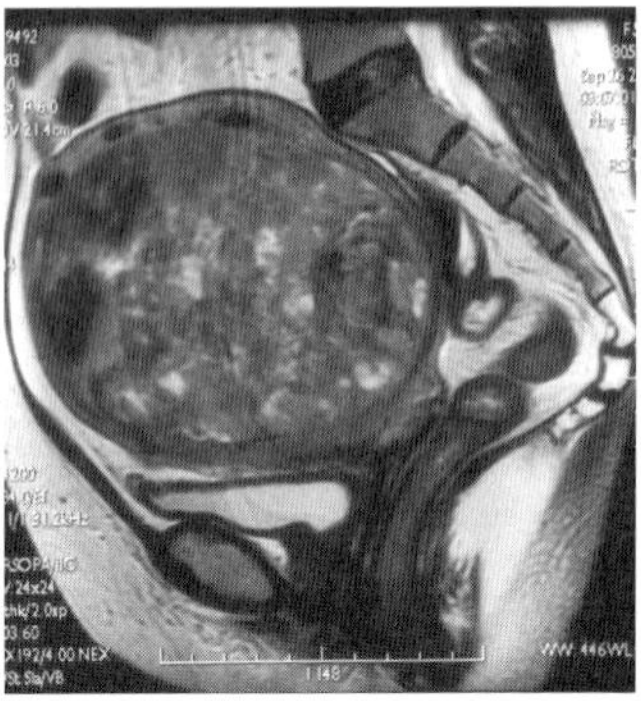
子宮肉腫

左の写真が子宮筋腫、右が子宮肉腫。専門医でも見分けは非常に困難なのです

のです。

　子宮肉腫が引き起こした麻衣さんの発熱は、いくら風邪薬を飲んでも治るはずはありませんでした。しつこい咳《せき》も、すべては肺に転移した子宮肉腫が原因だったのです。

　恐怖の病、子宮肉腫。しかし本当に子宮筋腫と見分ける方法はなかったのでしょうか。あのとき医者は、こう念を押したはずでした。

「生理が終わったあとも痛みが続くようであれば、すぐ病院にいらしてください」

　生理のあとも痛みが続くこと。麻衣さんにとって、これが肉腫を疑う唯一の症状だったのです。しかし、彼女は忙しさから、再び病院を訪れることはありませんでした。

子宮肉腫

子宮肉腫は、子宮にできる悪性腫瘍です。

子宮ガンも悪性腫瘍ですが、発生する組織が、上皮性で、非上皮性の肉腫とは区別されます。

つまり、ガンは臓器の表面の粘膜などの細胞（上皮細胞）が悪性化するもので、肉腫は上皮の内部の細胞が悪性化するものです。

肉腫には、子宮肉腫以外に、骨肉腫や軟骨肉腫があります。

子宮肉腫の診断は難しいのですが、肉腫は増殖する速度が速く、筋腫はゆっくりと進みます。筋腫だと思って手術してみたら肉腫で、子宮をすべて摘出したのに、すでに他の部位に転移していて死亡というケースもあります。

子宮肉腫は、放射線も抗ガン剤も効かないため、手術以外には有効な手段がありません。

また、子宮肉腫だけに特有の症状はありません。良性の子宮筋腫と同じように、生理の出血量が多い、血のかたまりが出る、貧血、生理以外の出血、腹痛や下腹部の違和感を感じることもあります。

ただし、閉経後に子宮が大きくなってくる場合は要注意です。子宮筋腫は閉経すると小さくなっていくのが普通だからです。

子宮ガンは子宮の表面や内膜に発生するので、この部分の細胞を綿棒などで取り検査をすれば発見できますが、肉腫は筋肉に発生するため、かなり大きくなっていても、子宮ガン検診では発見されません。

子宮ガンは見つけやすいので、早期発見・早期治療によって治る可能性が高くなりました。

肉腫は子宮筋腫と区別がつきにくい上に、発見されたときはすでに転移していることも多く、子宮ガンより恐ろしい病気です。

あなたの 危険度 と 予防法

状 態

①閉経していますか？

②生理痛が激しいですか？

③出血量が多く、血のかたまり（レバー状）が出ますか？

④貧血症状が激しいですか？

子宮肉腫は、一般的に閉経後に多いと言われていますが、必ずしもそうではありません。若い女性の患者もいます。

通常、閉経すると、子宮筋腫は小さくなり治療の必要もなくなるのですが、逆に子宮がむくむく大きくなってくるようだと、子宮肉腫の可能性が高いので要注意です。

生理痛が激しいからといって痛み止めなどの薬を飲みすぎると、胃を痛めてしまうこともあるので、注意しましょう。漢方薬やピルで生理痛を緩和することができます。医師に相談してください。

③のレバーのような血のかたまりというのは、生理時の出血量が多く、子宮内でどんどん出血していて、それが固まって出て来ている状態です。こんなときは、しばしば貧血になりますから、貧血に対する注意も必要です（生理は女性の貧血の大きな原因の一つです）。

兆候・発症

⑤頻尿や便秘の症状がありますか？

⑥腰痛がありますか？

⑦生理でもないのに出血がありますか？

⑧子宮筋腫と診断されましたか？

⑨お腹《なか》にしこりがありますか？　それが急に大きくなっていませんか？

頻尿、便秘は、子宮にできた肉腫が大きくなると、同じ骨盤内にある膀胱や直腸を圧迫するのが原因です。

子宮筋腫と診断されても、⑦のように生理でもないときに出血する場合は、子宮ガンだけでなく、肉腫の可能性もあります。すぐに婦人科を受診し、この疑いと症状を医師に訴えてください。肉腫が隠れている場合があります。

子宮肉腫、子宮筋腫、子宮ガン以外の子宮の主な病気

子宮内膜症：婦人科で頻度の高い病気。若い女性にも多い。子宮内膜が子宮内腔以外の部位に発生する。症状は月経困難、月経過多、不正出血、腰痛、便秘など。治療は薬物療法と手術。

子宮膣部びらん：子宮膣部の表面が、ただれたように見える。自覚症状はほとんどない。子宮頸ガンと似ているので、ガン検診を受けたほうがよい。

子宮頸ガン：初期症状はほとんどない。不正出血、性交後出血、下腹部痛など。ガン検診で早期発見が可能。早期発見できれば治癒率は高い。

子宮頸管ポリープ：子宮頸管にできる良性腫瘍。不正出血、おりものが増える。治療はポリープの切除。外来で簡単にできる。

子宮体ガン：40歳以上の女性、特に50代に多い。症状は不正出血。最近、急激に増えているガン。不正出血があるとき、特に閉経後は要注意。すぐに婦人科にかかろう。

症状・診断

⑩生理痛が異常に（いつも以上に）ひどかったり、生理後もその痛みが続いていませんか？

⑪微熱や咳が続き、風邪薬を飲んでもいつまでも治らないことはありませんか？

⑫血液検査で、ＬＤＨという酵素の値が高いですか？

⑩は、子宮肉腫を疑って検診を受けてください。

⑪のような症状がある場合、子宮から体の他の部位に肉腫が転移している可能性があります。

子宮筋腫と子宮肉腫を見分ける方法としては、ＭＲＩによる画像診断が優れています。反対に超音波やＣＴスキャンなどでは判別がつきにくいとされています。

⑫のＬＤＨの値ですが、これは体のどこかにガンがあると高くなります。また、肝臓や筋肉、赤血球の細胞に異常がある場合でも上がります。子宮肉腫であれば、子宮筋腫よりも高くなることがあります。

最終的な診断は、手術により患部を切り取って病理検査（組織検査）をする以外にありません。

子宮肉腫は発見されたときはかなり進行しているケースが多いのです。肉腫は、細胞の性質上、ガンより転移のスピードが速いと言われています。少しでも疑わしい場合や上記の症状があれば、婦人科で検査を受け、早期発見に努めましょう。

本当は怖い

腰痛

症例⑤

あなたは腰が痛みませんか?
その痛み、食事の後に強くなりませんか?
そして何より、お酒を飲みすぎてはいませんか?

そのまま放っておくと大変なことになりますよ。

その先入観が命取り

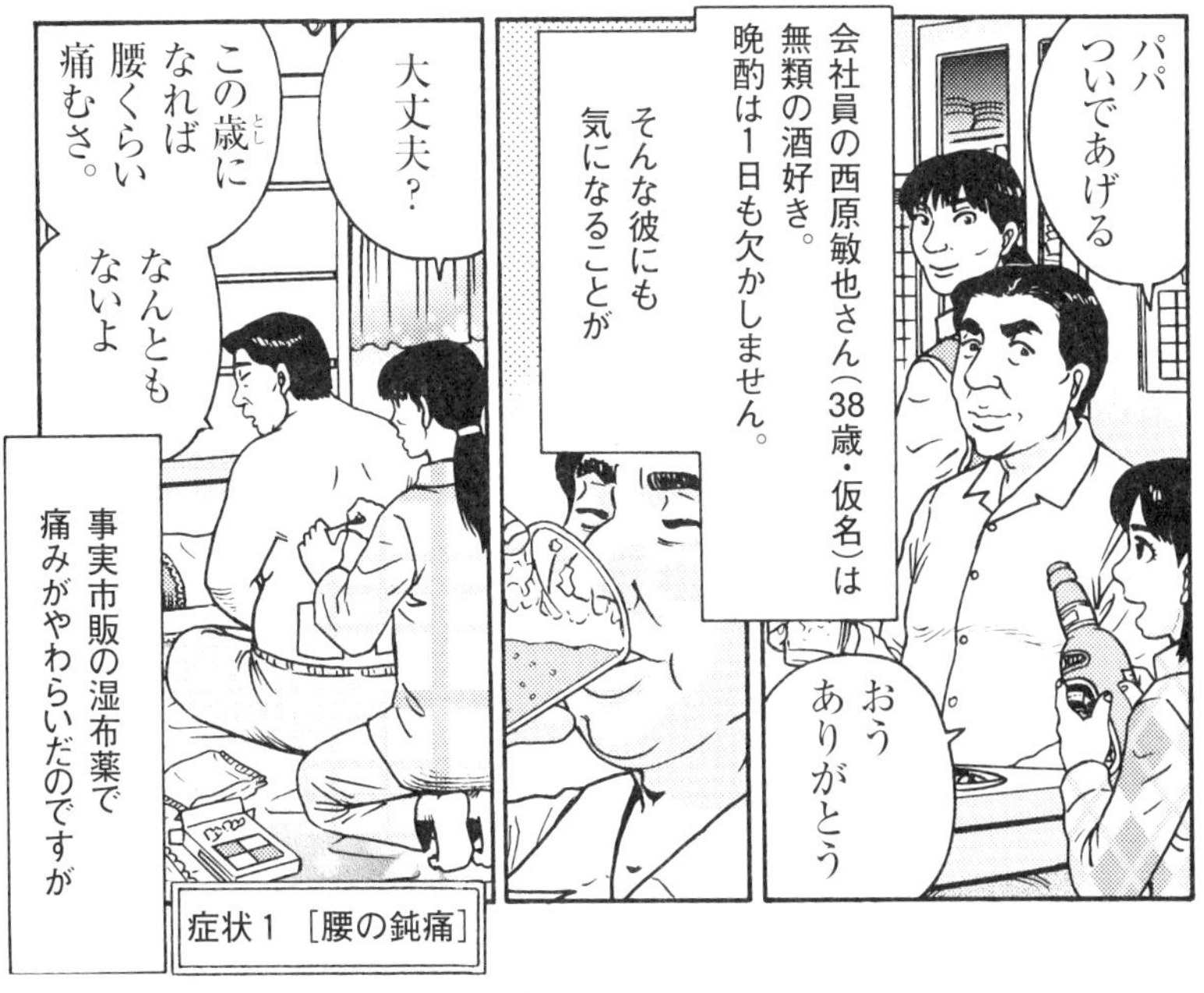

パパ ついであげる
会社員の西原敏也さん（38歳・仮名）は無類の酒好き。晩酌は1日も欠かしません。
おう ありがとう
そんな彼にも気になることが
大丈夫?
この歳《とし》になれば腰くらい痛むさ。
なんともないよ
症状１ ［腰の鈍痛］
事実市販の湿布薬で痛みがやわらいだのですが

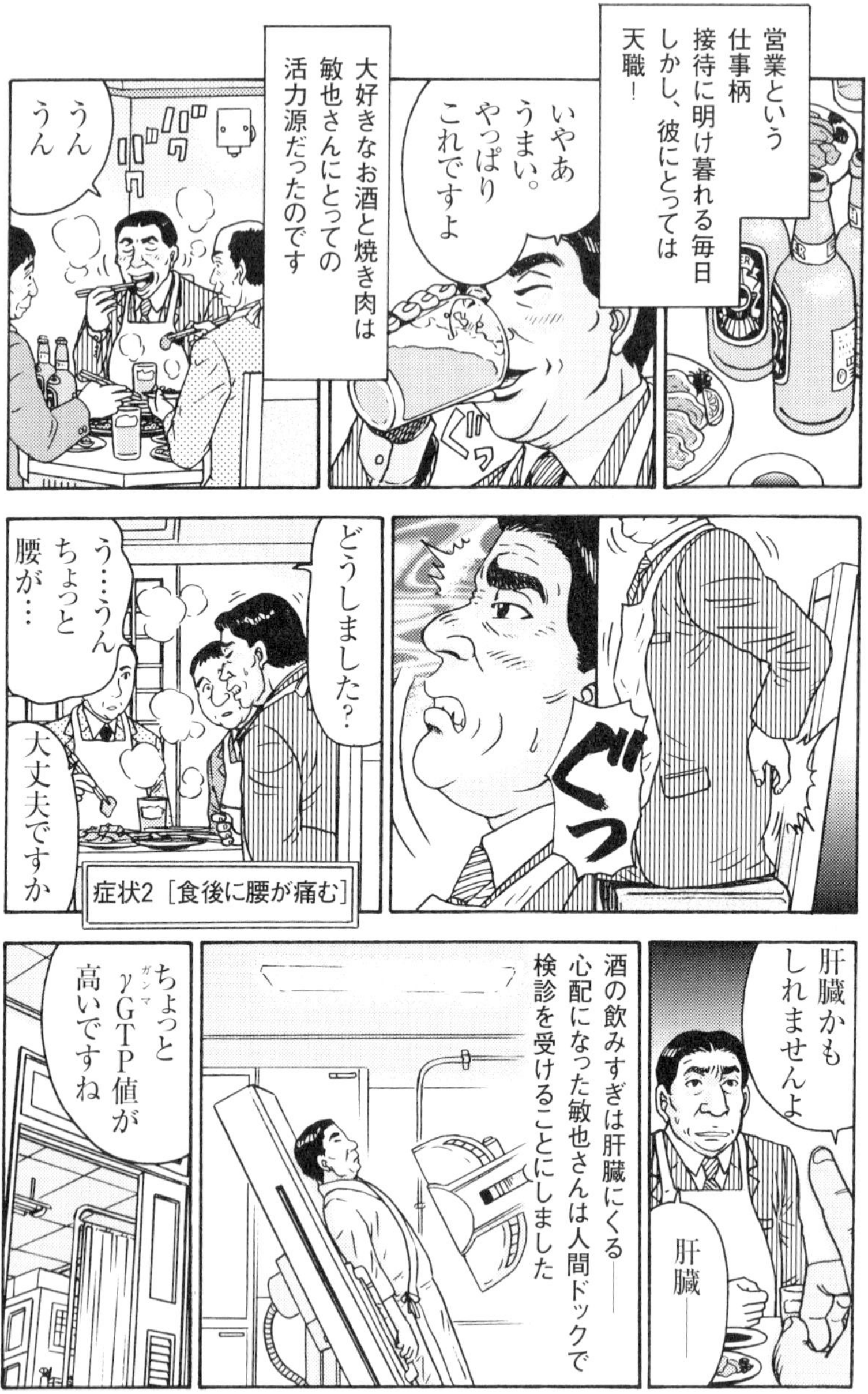
営業という
仕事柄
接待に明け暮れる毎日
しかし、彼にとっては
天職！
いやあ
うまい。
やっぱり
これですよ
ぐっ
大好きなお酒と焼き肉は
敏也さんにとっての
活力源だったのです
うん
うん
パク
パク
ぎくっ
どうしました？
う…うん
ちょっと
腰が…
大丈夫ですか
症状2［食後に腰が痛む］
肝臓かも
しれませんよ
肝臓――
酒の飲みすぎは肝臓にくる――
心配になった敏也さんは人間ドックで
検診を受けることにしました
ちょっと
γ《ガンマ》GTP値が
高いですね

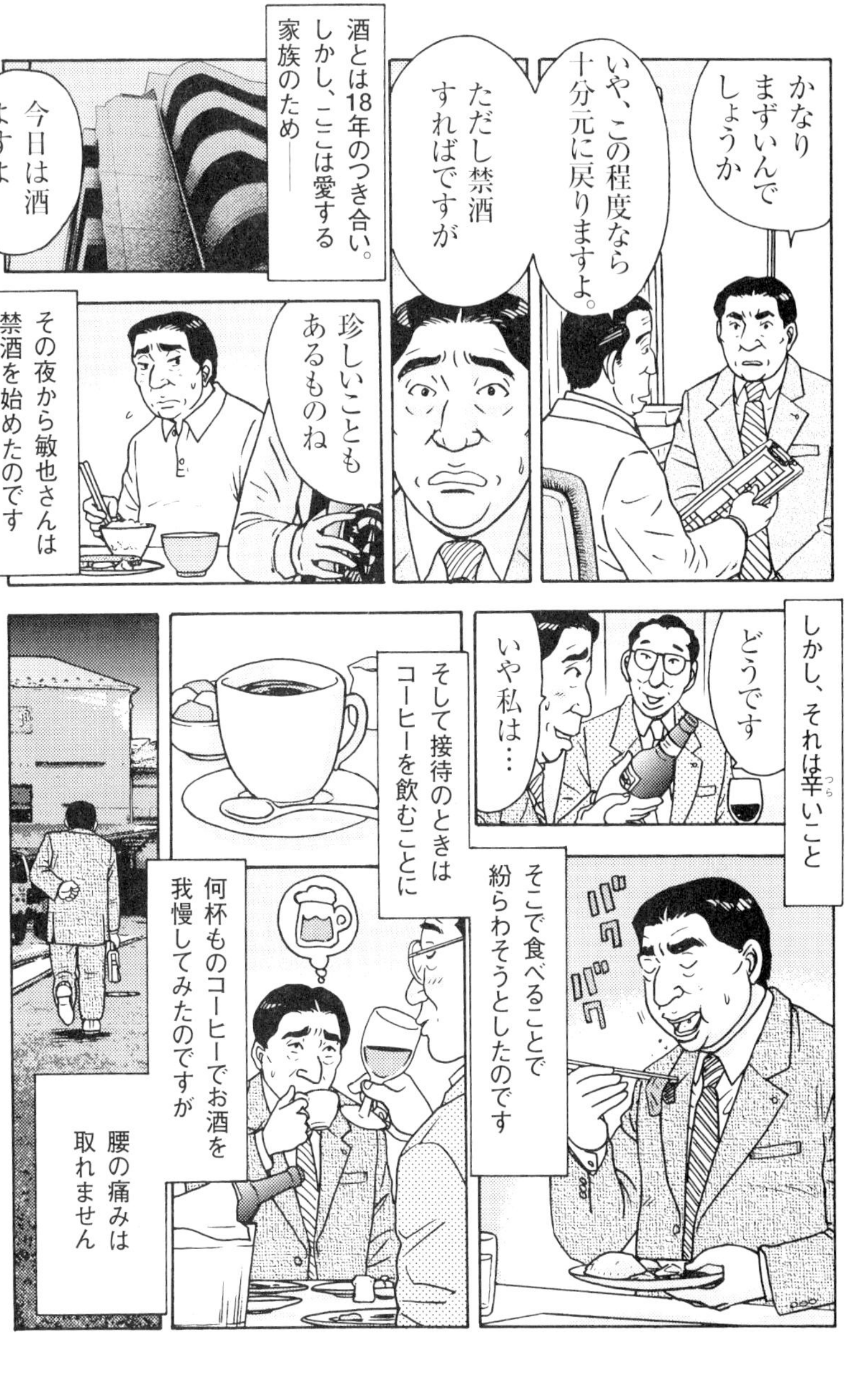
かなりまずいんでしょうか
いや、この程度なら十分元に戻りますよ。
ただし禁酒すればですが
酒とは18年のつき合い。しかし、ここは愛する家族のため——
今日は酒よすよ
珍しいこともあるものね
その夜から敏也さんは禁酒を始めたのです
しかし、それは辛《つら》いこと
どうです
いや私は…
そこで食べることで紛らわそうとしたのです
そして接待のときはコーヒーを飲むことに
何杯ものコーヒーでお酒を我慢してみたのですが
腰の痛みは取れません

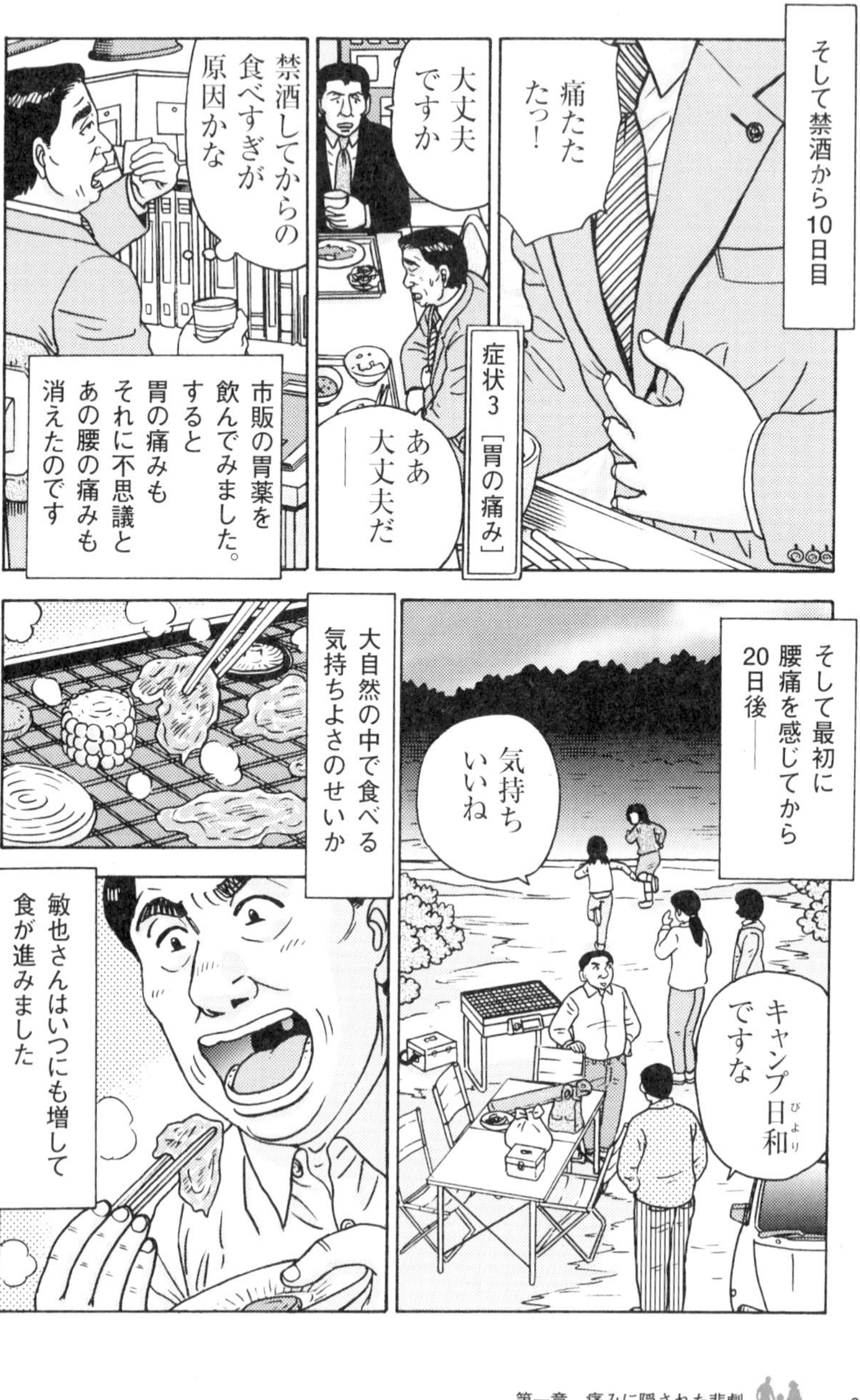
そして禁酒から10日目
痛たたっ!
大丈夫ですか
症状3［胃の痛み］
ああ大丈夫だ――
禁酒してからの食べすぎが原因かな
市販の胃薬を飲んでみました。すると胃の痛みもそれに不思議とあの腰の痛みも消えたのです
そして最初に腰痛を感じてから20日後――
気持ちいいね
キャンプ日和《びより》ですな
大自然の中で食べる気持ちよさのせいか
敏也さんはいつにも増して食が進みました

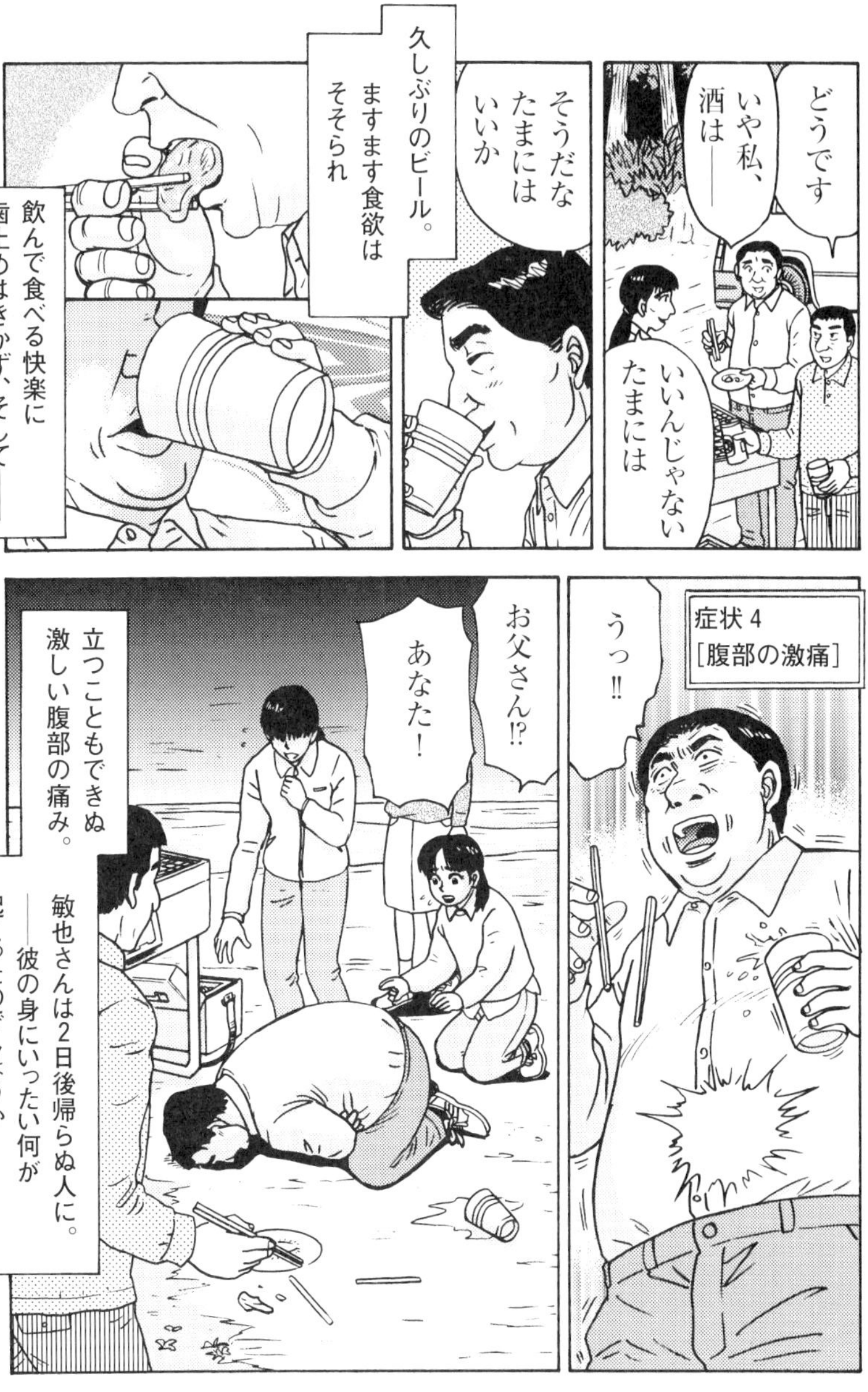

どうです
いや私、酒は――
いいんじゃないたまには
そうだなたまにはいいか
久しぶりのビール。ますます食欲はそそられ
飲んで食べる快楽に歯止めはきかず、そして――
症状4
［腹部の激痛］
うっ!!
お父さん!?
あなた！
立つこともできぬ激しい腹部の痛み。
敏也さんは2日後帰らぬ人に。
――彼の身にいったい何が起こったのでしょうか

症例⑤ 腰痛

急性膵炎

（きゅうせいすいえん）

【担当医】
渡辺伸一郎
（わたなべ・しんいちろう）
東京女子医科大学附属
消化器病センター教授

最初の腰痛からわずか3週間で帰らぬ人となってしまった敏也さんの身に、いったい何が起きたのでしょうか。彼の命を奪ったのは胃でもなく、腰でもありませんでした。それは、膵臓《すいぞう》だったのです。特に、敏也さんの場合は重傷でした。

膵臓は、ちょうど胃の裏側に位置し、胃と背骨の間にあります。膵臓では、腸でさまざまなものの消化を助ける膵液が作られています。膵液は、脂肪やアルコールを摂ることによって、より活発に分泌されるようになります。しかし、敏也さんのように長年多量のアルコールを摂り続けると、膵臓の組織が破壊されてしまいます。というのは、細胞内で膵液の元となる膵酵素が脂肪やアルコールによって異常に活発化して、自らを溶かし始めてしまうのです。

敏也さんの腰痛は、危険信号でした。それは腰の筋肉の痛みではなく、そのすぐ側《そば》にある膵臓が痛んでいたのです。胃の激しい痛みも、実はその裏にある膵臓が腫《は》れ、崩壊寸前の状態になっていたためでした。

しかし、敏也さんは禁酒をしていたはずでした。それなのになぜ？　実は敏也さんは、大きな過ちを犯していたのです。それは、お酒代わりに飲んでいたコーヒーが問題でした。実は、コーヒーに含まれるカフェインもまた、アルコールと同じように膵液の分泌を促すのです。一日に大量のコーヒーを飲むことで、弱っていた膵臓を自らさらに痛めていたのです。

でもどうして敏也さんの膵炎は、検査で発見できなかったのでしょうか。実はそこには、落とし穴がありました。「お酒の飲みすぎで悪くなるのは肝臓」という先入観は、誰にでもあります。敏也さんもそうでした。肝臓の検査はしたものの、実際に痛んでいたのは膵臓でした。

①もともと酒好きで、毎日晩酌を欠かさなかった。

⇩

②腰にじくじくした鈍痛を感じた。

⇩

③市販の湿布薬で対処して放置した。

⇩

④焼き肉屋で食事後、腰のあたりに激痛を感じた。

⇩

⑤肝臓病だと自己判断し、検診。γ-GTP値が高い。

⇩

⑥禁酒を決断。コーヒーをがぶ飲みして耐えた。

⇩

⑦禁酒しているのに、今度は胃痛に襲われた。

⇩

⑧市販の胃薬を飲むと、胃痛も腰痛もやわらいだ。

⇩

⑨バーベキューで久しぶりの暴飲暴食。腹部に激痛。

⇩

⑩その場に倒れ、救急病院搬送後に死亡。

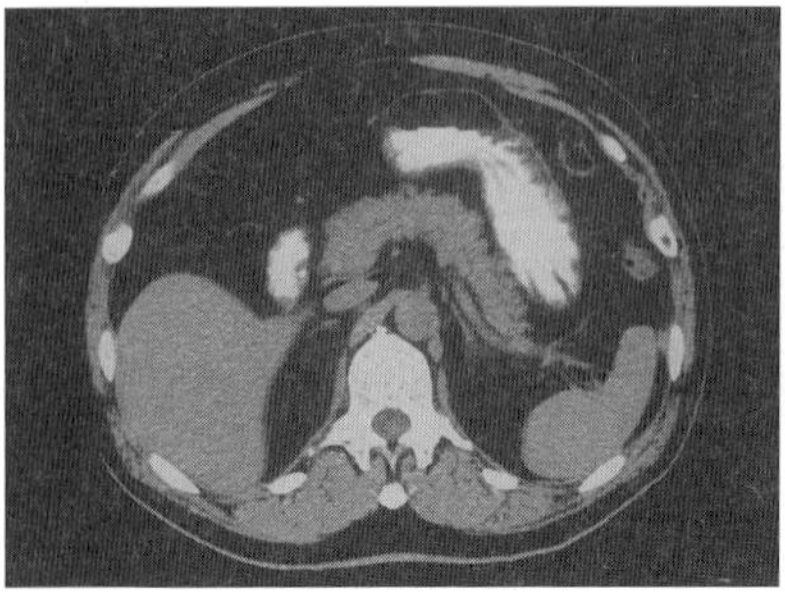

正常な膵臓

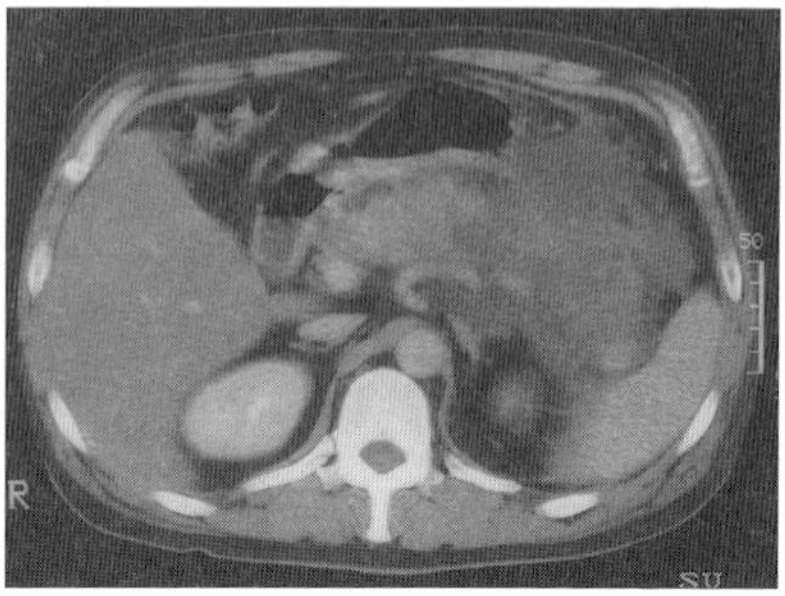

自らを溶かしドロドロになった膵臓

通常の人間ドックでは、特に依頼されないと、膵臓までは細かく調べないのが普通です。そのため、よほど症状がひどくならない限り、膵臓の異常は発見できません。そのため膵臓は、かつては「暗黒の臓器」と呼ばれていたのです。

敏也さんの体内で静かに悪化していた膵臓に、最後の一撃を与えたのがバーベキューでの暴飲暴食でした。このとき膵酵素が急激に活性化し、一気に自らを溶かし始めてしまったのです。

正常な膵臓と、敏也さんの膵臓の様子を見比べてみると（上図）、膵臓は壊死《えし》に陥り、ドロドロの状態になっているのがわかります。敏也さんのあの激痛は、膵臓が溶ける痛みだったのです。そして、膵臓の機能がストップすると同時に、他の臓器も働きを止め、多臓器不全を起こしました。

それが敏也さんの死因でした。お酒をやめたから大丈夫。肝臓も悪くないから大丈夫。膵臓の怖さを知らない、この間違った安心感こそが、彼の命を奪ったのです。

膵臓の仕組み

膵臓の位置は、胃の裏側、ちょうど背骨と胃の間にあり、手術で開腹しても、胃の後ろに隠れて見えません（図）。画像診断（超音波検査、X線CT検査）で、膵臓全体の形が見られるようになったのも、まだ最近のことなのです。

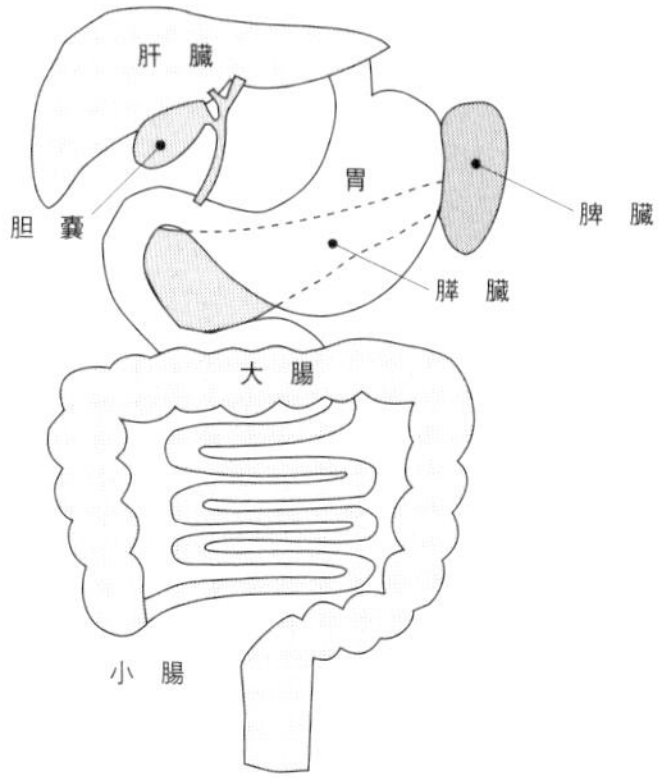

膵臓は、横に細長い形をしていますが、実は小さなブドウの房状のものが集まっています。その固まりの長さは約15cm、幅と厚みは約2×3cm、重さは70gほどです。

ブドウの粒にあたるのが腺房《せんぼう》で、そこから導管を経て、膵臓の中心を走る主膵管につながり、それが十二指腸に至ります。

また、ブドウ状の膵細胞の海のところどころに浮かぶ島（膵島）のような存在を、発見者の名を取ってランゲルハンス島と呼んでいます。

膵臓は、腺房から膵液を、ランゲルハンス島からホルモンを分泌しています。

膵液は、毎日約1・5ℓを十二指腸に排出し、膵液の中の膵酵素が十二指腸での消化作用（アミラーゼは炭水化物の、トリプシンとキモトリプシンはタンパク質の、リパーゼは脂肪の）を助けます。

また、ランゲルハンス島からは、血糖を調節するホルモン（インスリンやグルカゴン）を分泌しています。糖尿病は、この血糖値を下げるインスリンというホルモンの分泌が低下することに原因があります。

　膵液の酵素の一つであるトリプシンは、タンパク質の分解作用が大変強力なのですが、膵臓から十二指腸に排出されるまではトリプシノーゲンという非活性の状態にあって、自己消化（自分自身を消化し

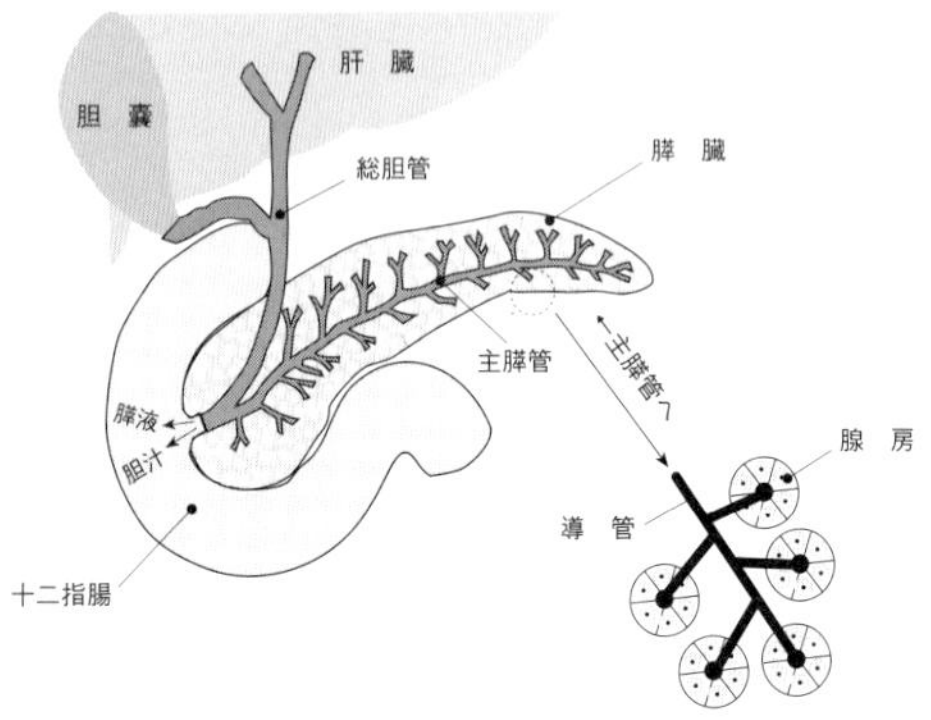

てしまう）が起こらないようになっています。

　急性膵炎は、アルコールなどの原因により、膵組織の中の非活性型の消化酵素が組織内で活性化されるため、膵臓の組織自体が消化される（自己消化）ために起こる病気です。

　膵炎が軽い場合には、膵臓が腫れて浮《ふ》腫《しゅ》（むくみ）の見られる程度（浮腫性膵炎）で、炎症も膵臓とその周辺にとどまり、治療によって比較的良い経過をたどって治癒します。

　しかし、さらに進んで重症化すると、膵臓は出血や壊死を起こし、活性化した膵酵素や膵炎によってできた有毒物質が血液中に入って全身に回り、腎臓や肺、心臓、肝臓、脳などの重要な臓器を障害します。

　これらの臓器が機能不全を起こしてくると、全身状態は極めて悪化し、死亡率も非常に高くなります。したがって、膵炎が膵臓に限局している早い時期に診断し、早期に治療することが重要で、いったん重症化すると、死亡率の高い恐ろしい病気になります。

あなたの 危険度 と 予防法

体質・状態

①あなたの年齢と性別は？
②胆石など、胆道の病気がありますか？
③血液検査で高脂血症の要注意を受けたことがありますか？

急性膵炎の最も多い原因は、お酒の飲みすぎです。アルコール性が原因の場合は、男性は女性の2.5倍も危険率が高くなります。

アルコール性以外の原因では、胆石症などの胆道の病気、高脂血症、薬剤の服用、腹部外傷、まれにウイルス感染などがあります。原因不明の特発性《とくはつせい》では、女性の症例のほうが多くなります。

胆石や高脂血症の人は、急性膵炎を発症する危険性が高いので注意しましょう。

胆石症
胆道に石が溜まる病気。脂肪の多いものを過食してから数時間後に激しい腹痛に襲われる。

高脂血症
血液中の脂質の量が異常に多い状態。脂質には、コレステロール、リン脂質、トリグリセライド（中性脂肪）、遊離脂肪酸の4種類がある。ふつう、コレステロールとトリグリセライドの両方かどちらか一方が多い場合を高脂血症という。高脂血症の状態でも、何の症状もないが、症状が出るときは手遅れになる。血液検査で心配な数値が出たときは、生活習慣の改善、食事療法、運動療法を試みる。

生活習慣

④お酒を毎日飲む習慣はありますか？

⑤その量はどれくらいで、どれくらいの期間、飲んできましたか？

⑥お酒でなく、コーヒーはどれくらい飲みますか？

普段のお酒の量や食生活をチェックしてください。長年にわたる大量の飲酒によるアルコール性慢性膵炎の場合、アルコール量の目安は、日本酒では１日３合、ビールでは大ビン３本、ワインなら６〜７杯、焼酎は２合、ウィスキーはダブル３杯を、10〜15年間飲み続けたときに危険性が高くなります。

アルコール関連疾患

アルコールの側から膵炎を見れば、主な病気ではないが、膵炎の側からアルコールを見れば、アルコールはいちばん重大な要素である。日常的な大量の飲酒でいちばん障害を受けるのは肝臓で、だから、飲みすぎて体の不調を感じると肝臓病をまず疑うのは自然である。脂肪肝・肝炎・肝硬変などのアルコール性肝障害の他には、心臓で心筋炎・心筋梗塞、胃で胃炎・胃潰瘍、腎臓で高血圧症・高尿素血症、そして膵臓では膵炎の他に糖尿病も関係する。

生活習慣

⑦酒の肴《さかな》に、魚、肉などを好んで食べますか？
⑧ときに暴飲暴食をすることがありますか？

飲食のときの「酒の肴」には、比較的、魚、肉などの脂肪やタンパク質が多量に含まれています。それらをたくさん食べると、消化のために大量の膵液が必要になり、膵臓に大きな負担がかかることになります。

長期間慢性的に大量の飲酒を続けた人が、暴飲暴食をすると、この病気になりやすいので、脂っこいものの暴食と暴飲は避けましょう。

急性膵炎には、２〜３日で回復する軽症と死に至る危険性の高い重症のものがあります。急性膵炎と診断された患者の多くは軽症で、そのほとんどが治療により回復して、膵機能が戻ります。しかし、重症例での死亡率は高く、また、入院期間も長くなります。

治療は、入院して、とにかく「安静、絶食、服薬」などによって膵酵素の抑制を図ります。水を含む絶飲絶食にして、栄養と水分は点滴で大量補給します。

重症では、外科的治療（開腹手術）が必要な場合もあります。

回復期には、食生活の改善が必要で、病気前の食生活に戻ってはなりません。

兆候・診断

⑨体の不調の原因を、飲みすぎによる肝臓の病気だと思い込んでいませんか？

⑩現在、腰、腹、背、胃などに痛みがありませんか？

⑪それは、食事の直後に起こりますか？

⑩、⑪は、何らかの病気の可能性が高いので、すぐに病院で受診して検査を受けてください。

検査を受けるときは、自己診断の思い込みをできるだけ避けるために、心配なことは正確に医師に伝えましょう。

⑩の痛みは放散痛の可能性がありますので、自己診断での思い込みを避け、検査のときに、肝臓だけでなく、膵臓のチェック（アミラーゼの検査）をはっきりと医師に申し出て、受けてください。

放散痛

105ページ参照

膵臓の検査

血液検査や尿検査で、膵酵素（アミラーゼ）をチェックする。膵酵素の濃度の上昇が基準値の２倍以上になると、急性膵炎と診断される。

血中アミラーゼは、急性膵炎の発症直後は急上昇するが、膵炎が回復しなくても、１～２日後には正常値まで下がるので注意を要する。しかし、血中アミラーゼが正常値に下がっても、尿中アミラーゼは高い値が続くので、こちらで判断できる。

急性膵炎と診断されたら、その重症度を調べるために、画像診断（超音波検査、Ｘ線ＣＴ検査）を行う。

症例⑥

本当は怖い

虫歯

あなたは虫歯を放ってはいませんか？
歯にかぶせていた詰め物が取れていませんか？
そして何より、舌に口内炎のようなできものができていませんか？
そのまま放っておくと大変なことになりますよ。

虫歯が引き起こす恐怖

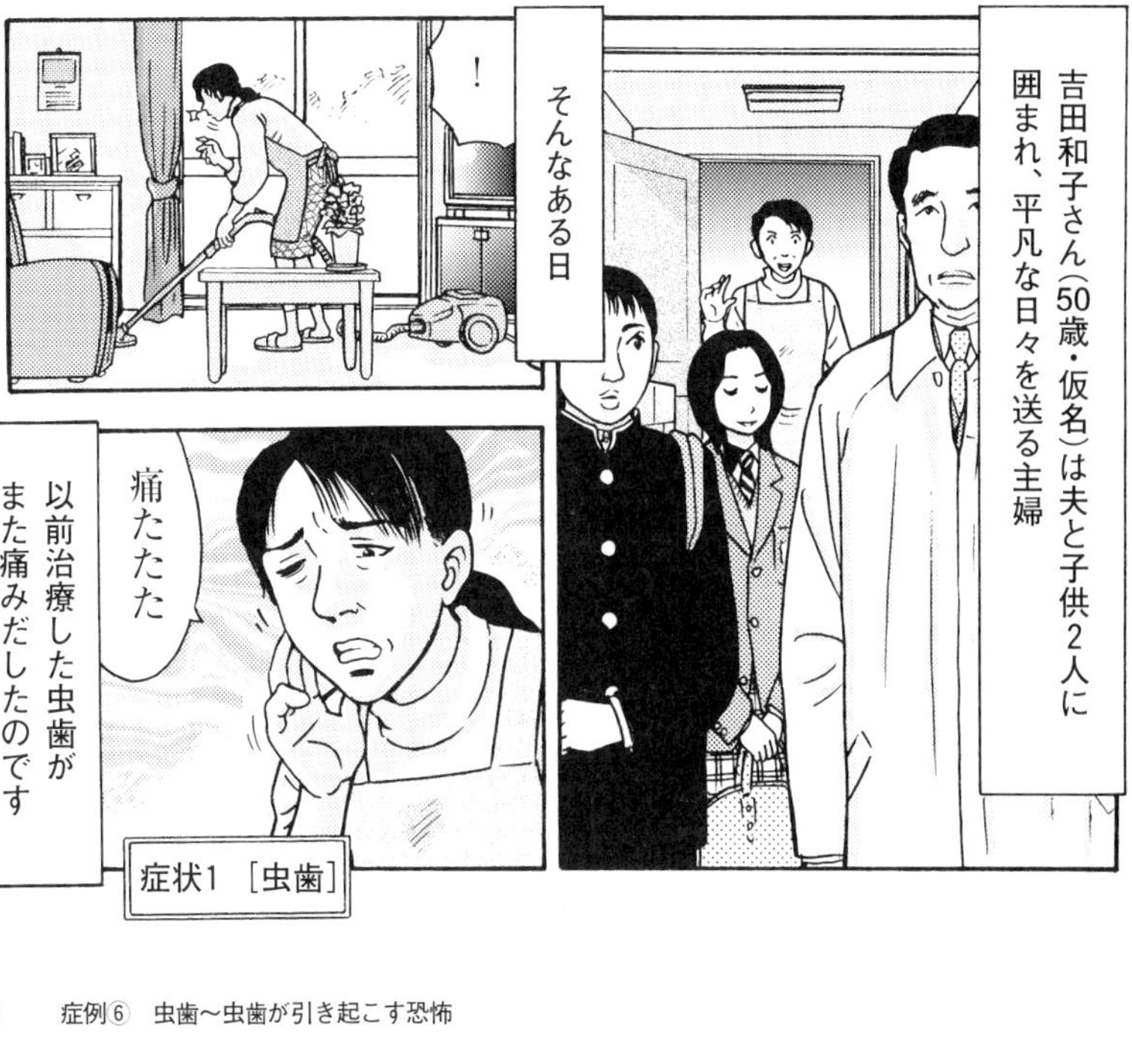
吉田和子さん(50歳・仮名)は夫と子供2人に囲まれ、平凡な日々を送る主婦
そんなある日
！
痛たたた
以前治療した虫歯がまた痛みだしたのです
症状1 ［虫歯］

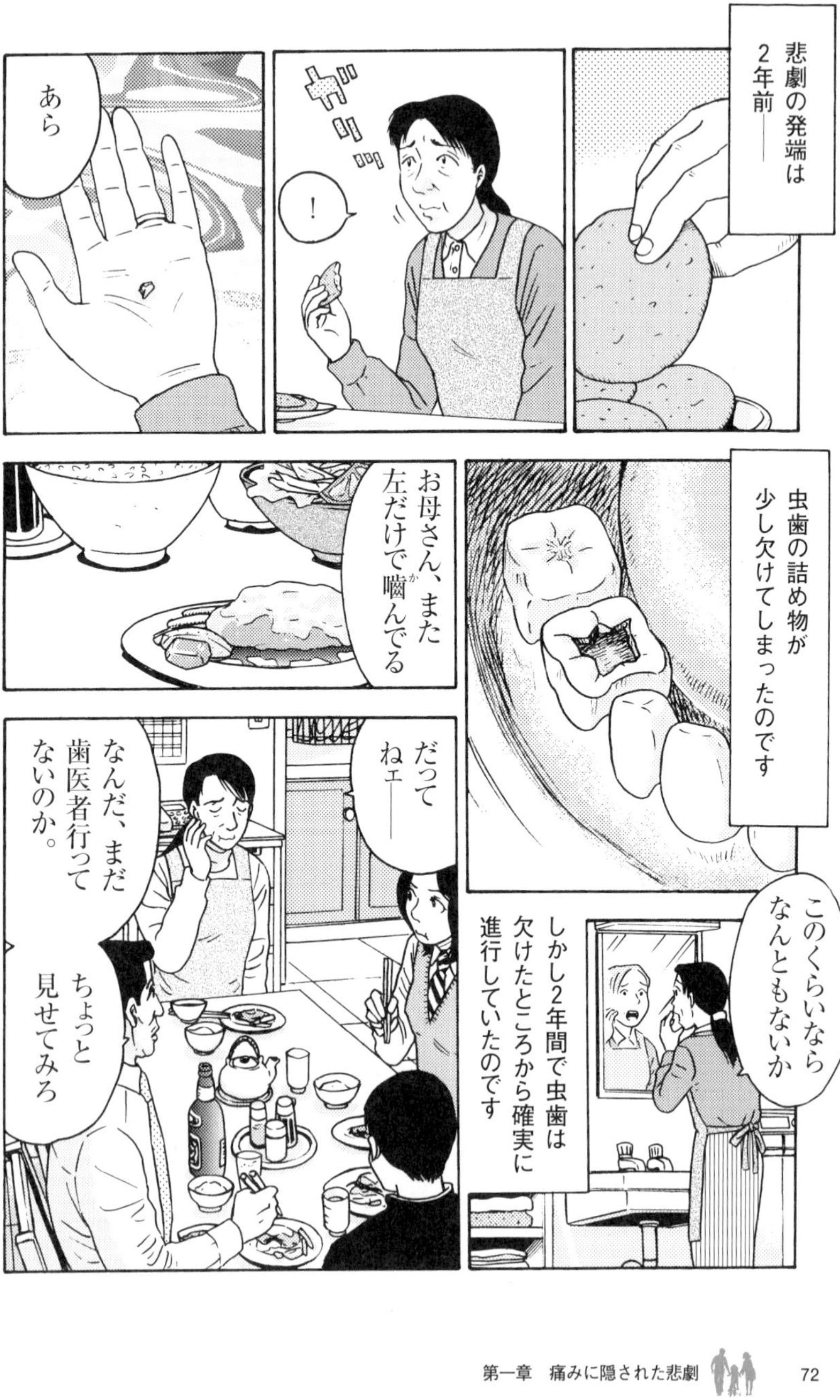
悲劇の発端は2年前——
ガリッ
！
あら
虫歯の詰め物が少し欠けてしまったのです
お母さん、また左だけで噛《か》んでる
だってねェ——
なんだ、まだ歯医者行ってないのか。
ちょっと見せてみろ
このくらいならなんともないか
しかし2年間で虫歯は欠けたところから確実に進行していたのです

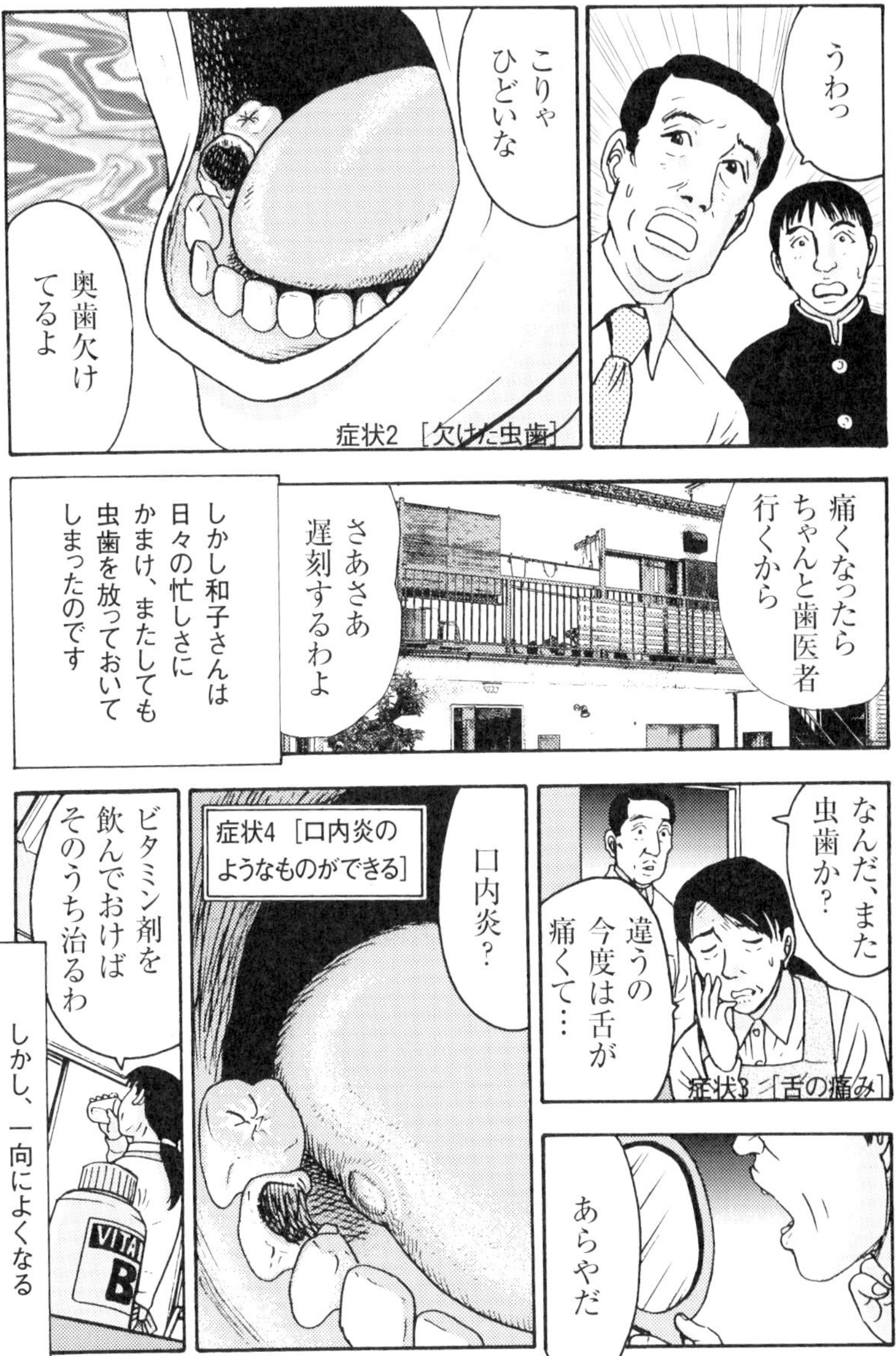
うわっ
こりゃ ひどいな
奥歯欠け てるよ
症状2 ［欠けた虫歯］
痛くなったら ちゃんと歯医者 行くから
さあさあ 遅刻するわよ
しかし和子さんは日々の忙しさにかまけ、またしても虫歯を放っておいてしまったのです
なんだ、また 虫歯か？
違うの 今度は舌が 痛くて…
症状3 ［舌の痛み］
あらやだ
口内炎？
症状4 ［口内炎のようなものができる］
ビタミン剤を 飲んでおけば そのうち治るわ
VITA B
しかし、一向によくなる 気配はなく——

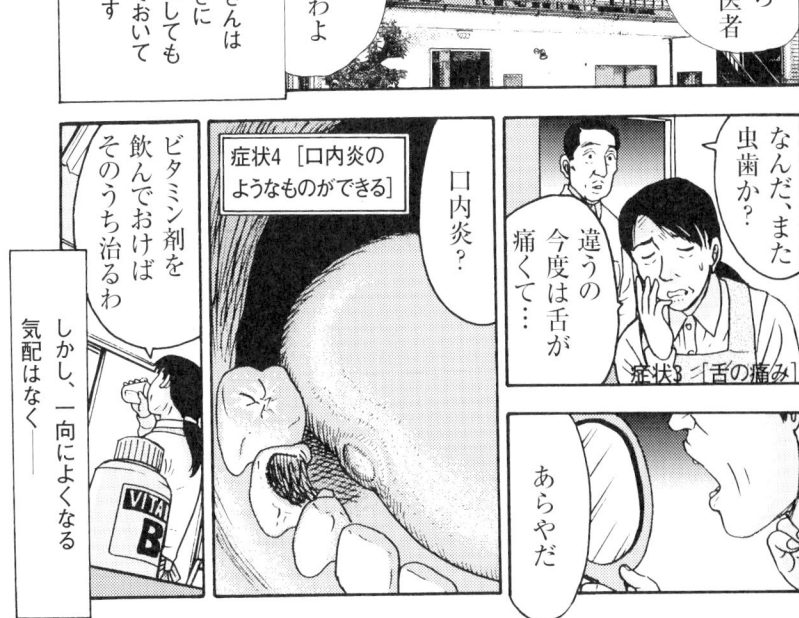

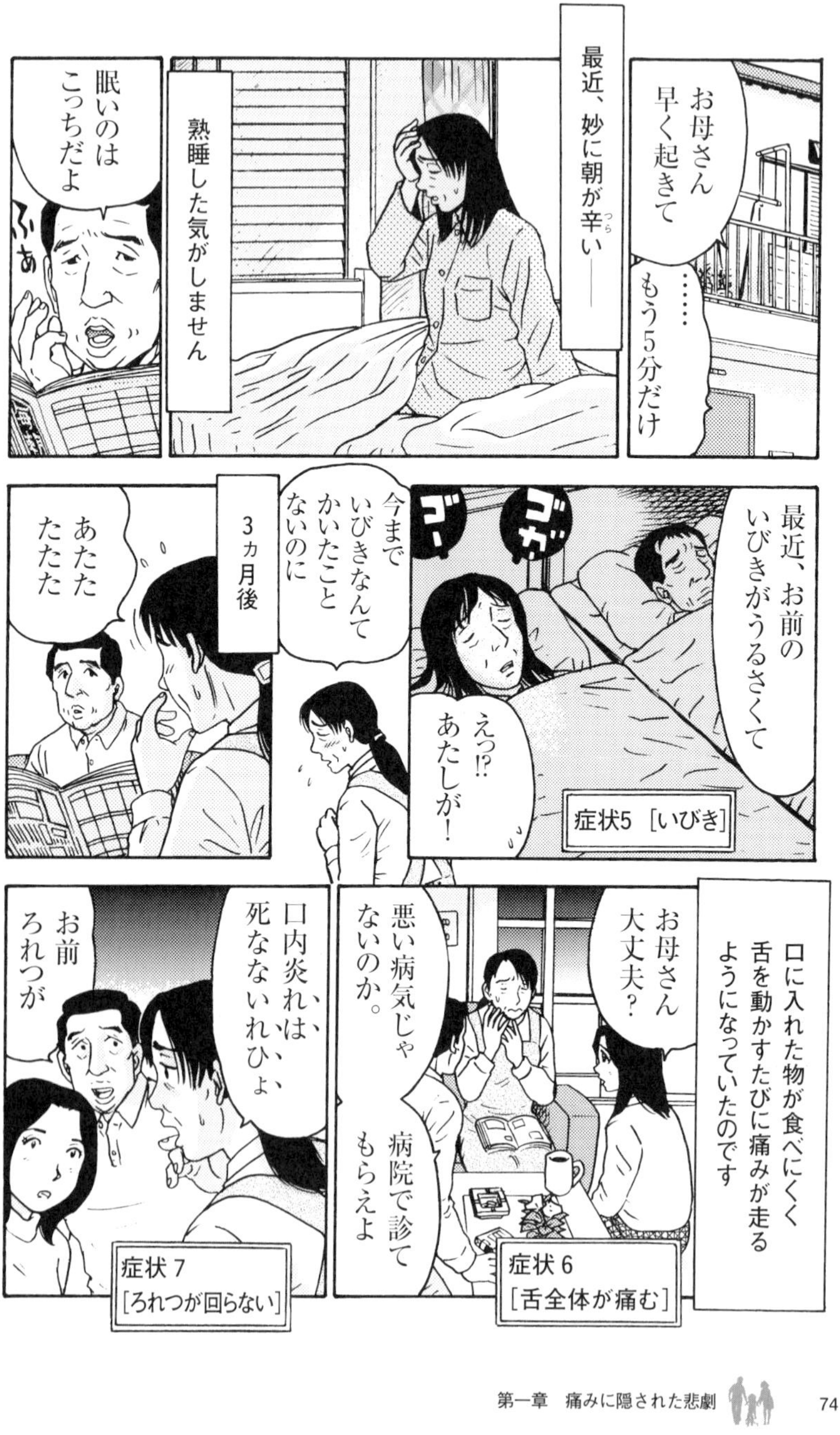
お母さん
早く起きて
……
もう5分だけ
最近、妙に朝が辛《つら》い——
熟睡した気がしません
眠いのは
こっちだよ
ふあ
最近、お前の
いびきがうるさくて
えっ⁉
あたしが！
ゴガー
ゴー
症状5［いびき］
今まで
いびきなんて
かいたこと
ないのに
3ヵ月後
あたた
たたた
口に入れた物が食べにくく
舌を動かすたびに痛みが走る
ようになっていたのです
お母さん
大丈夫？
悪い病気じゃ
ないのか。
病院で診て
もらえよ
症状6
［舌全体が痛む］
口内炎れは
死なないれひょ
お前
ろれつが
症状7
［ろれつが回らない］

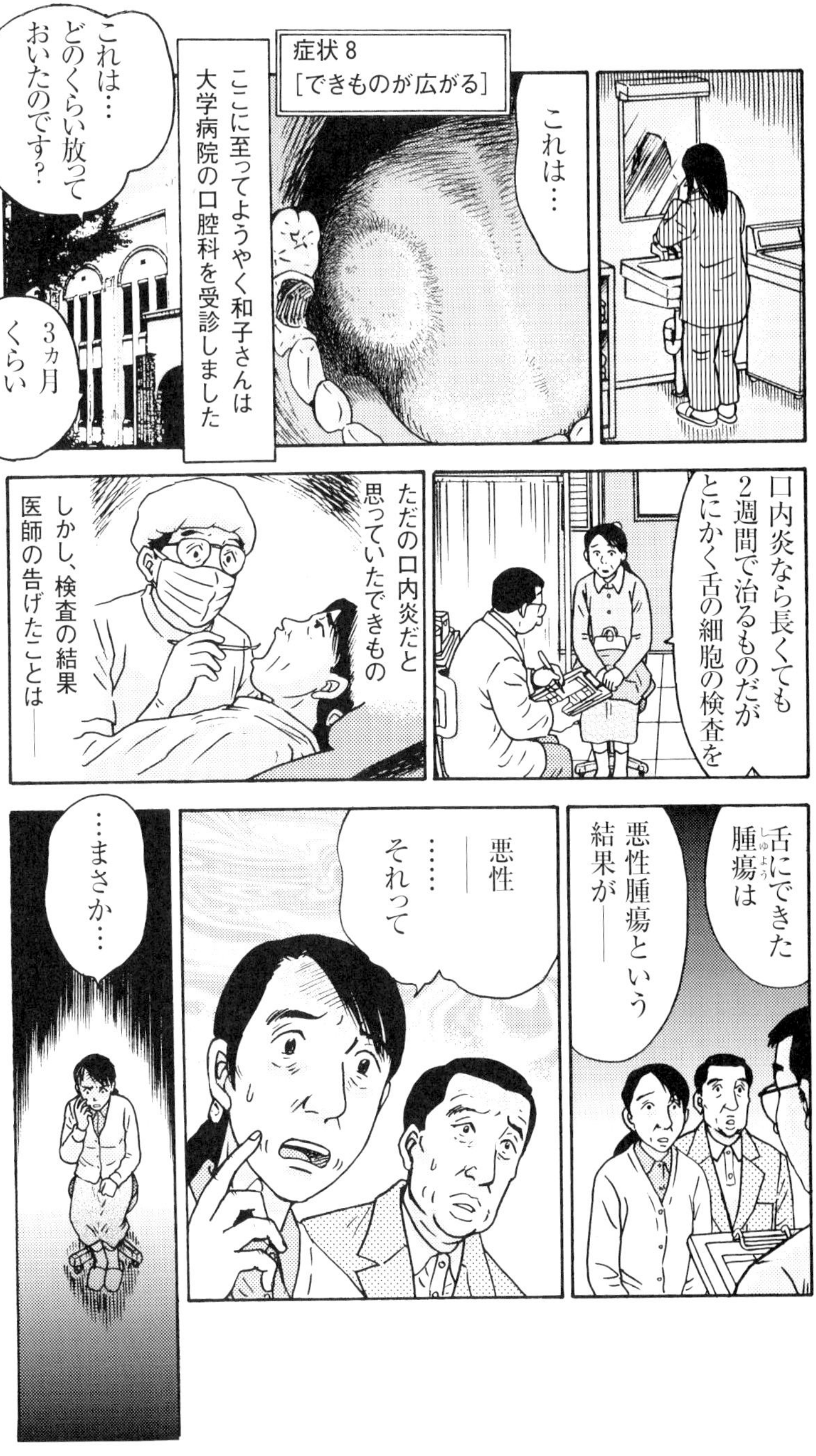
症状8
[できものが広がる]
これは…
ここに至ってようやく和子さんは大学病院の口腔科を受診しました
これは…どのくらい放っておいたのです？
3ヵ月くらいかと——
口内炎なら長くても2週間で治るものだがとにかく舌の細胞の検査を
ただの口内炎だと思っていたできもの
しかし、検査の結果医師の告げたことは——
舌にできた腫瘍《しゅよう》は
悪性腫瘍という結果が——
悪性——
……それって
…まさか…

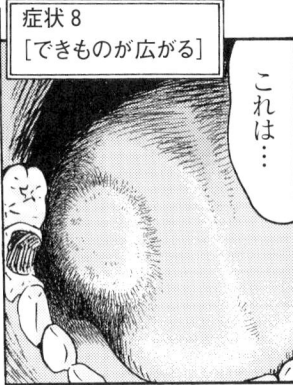

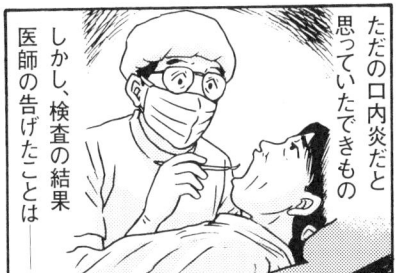

症例⑥

虫歯 ◀◀◀ 舌ガン（ぜつがん）

【担当医】
野間弘康（のま・ひろやす）
東京歯科大学
名誉教授

なんと和子さんが口内炎だと思っていたできものは、舌にできたガンだったのです。

「舌ガン」とは、舌の側面や下部にできる悪性腫瘍《あくせいしゆよう》のことです。内臓にできるガンとは違い、直接、目で見ることができるので、比較的発見しやすいはずです。

しかし、初めのうちは潰瘍状、イボ状、白斑状、びらん状、膨隆（ガンが内部に進行して表にでない）状など、人によって症状が違っており、また、口内炎や外傷、良性腫瘍などとの区別がつきにくいため、放っておく人が多く、気がついたときにはかなりガンが進行しているケースが多いのです。それにしても、なぜ和子さんの舌にガンができたのでしょうか。

舌ガンの発症原因の一つに、慢性的な刺激があります。和子さんの場合もそうでした。

では、舌に慢性的な刺激を与えていたものとは何だったのでしょう。それは、和子さんが2年間放っておいた、あの右下奥の欠けた虫歯だったのです。

普段しゃべっているときや食事をしているとき、舌は歯とこすれ合っています。このようなこすれ合いは、自分ではなかなか気づきませんが、実は誰にでも起こっていることなのです。ところが和子さんの場合は、虫歯が欠けて鋭く尖《とが》った部分に舌がこすれていたため、舌を傷つけていました。これこそが、和子さんの舌にガンができた原因でした。

これほどのガンができていたのに、口内炎だと思い込んで放っておいたのは、このガンは外側でなく内側に進行するタイプだったからです。

さらに、初期段階ではほとんど痛みを感じないのも恐ろしいところです。和子さんが舌に痛みを感じたときは、もうすでにガンは取り返しのつかないほど深く進行していたのです。

①2年前、虫歯の詰め物が欠けたが、放置した。

↓

②その間、虫歯は進行し、痛みがひどくなった。

↓

③1カ月後、歯の痛みではなく、舌に痛みが出た。

↓

④舌にできたできものを口内炎だと思った。

↓

⑤2カ月後、今までなかったひどいいびきをかく。

↓

⑥口内炎ができてから3カ月後、舌全体が痛む。

↓

⑦舌の痛みがひどく、ろれつが回らなくなった。

↓

⑧発症した舌ガンから、頸のリンパ節に転移。

↓

⑨さらにリンパ節から肺に転移し、手遅れで死亡。

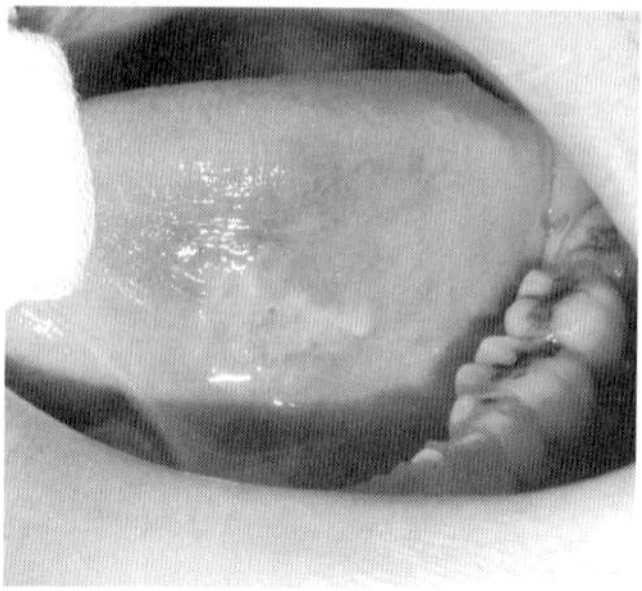
内向型の舌ガン

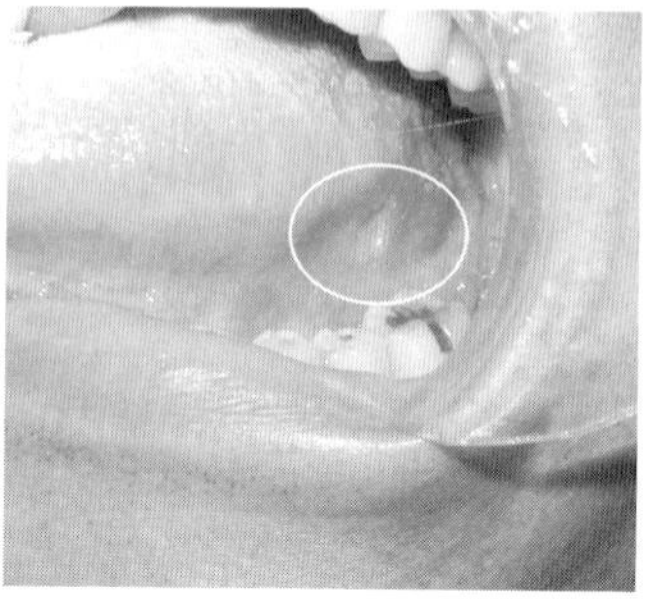
口内炎のように見える舌ガン

ろれつが回らなくなったのは、ガンが内側に進行し、舌が自由に動かなくなったためです。

さらに、突然、かき始めたいびきも、ろれつが回らなくなったことと並んで「最終警告」の一つだったのです。

ガンが内側に進行し腫《は》れ上がった舌は、その重さのため喉元《のどもと》に垂れ下がってしまいます。こうして気道が狭くなり、いびきをかくようになったのです。

もはやここまでくると、その勢いを止められません。たかが口内炎と放っておいた舌ガンは、驚くべき速さで増殖し、気づいたときには、ガン細胞は頸《くび》のリンパ節に転移していたのです。この進行の速さこそが、舌ガンの最も恐ろしいところなのです。

そして、ガンの宣告を受けてからたったの5カ月で、和子さんは帰らぬ人となりました。享年50歳でした。

すべては、たかが虫歯と軽く考えていたことから始まった悲劇でした。

舌ガンについて

ガンは、日本人の死亡原因第1位の病気です。発生初期に自覚症状がないものがほとんどで、手遅れになることも多いのです。

舌ガンは、口腔《こうくう》ガンの中では最も多いガンです。日本人では、1年間に約3000人の人が舌ガンを発症していますが、男性は女性の3倍です。

飲酒や喫煙などの生活習慣や、歯並びの悪い箇所や虫歯などによって舌に与える慢性的刺激が、このガンの誘因になっていると考えられています。

舌ガンの恐ろしいところは、舌で大きくなると同時に、他の部位に転移することです。舌に発生したガンは、まずリンパの流れに乗って、首筋のリンパ節に転移します。治療が可能なのはこの段階までで、その後、血流に混じって肺に転移すると、治療が成功する可能性はなくなってしまいます。舌ガンは、初期のうちに発見して治療すれば、90%以上の生存率ですが、増大し、転移が拡大するに従って、生存率は急激に低下します。

舌ガンが発生しやすい場所は、ほとんどが舌縁（舌の周辺部）で、舌の上に発生することは稀《まれ》です。内臓のガンと比べて、直接目に見えることから舌ガンは比較的発見されやすいはずですが、初期にはあまり痛みがなく、また外見も口内炎などとの区別がつきにくいために見過ごされがちです。口の中のできものがなかなか治らない場合は、迷わず専門医（歯科口腔外科）に相談しましょう。

治療には、手術と放射線治療があります。進行した舌ガンでは、手術後に、味覚障害や食べ物がうまく飲み込めなくなったり、発音が不明瞭になるなど、生活する上で影響が及ぶ場合がありますが、早期ガンの治療においては、そのようなことは全くありません。

あなたの 危険度 と 予防法

生活習慣

①年齢と性別は？

②喫煙習慣はありますか？

③飲酒量は多いですか？

舌ガンはタバコを吸う50代以降の男性に多く発生します。ただし20代でも発生することがあります。

飲酒も喫煙もする人は、両方しない人の約4.7倍もの発生率になります。また、喫煙者は、非喫煙者の３倍の発生率になります。タバコに含まれているタールやニコチンなどの発ガン性物質が口の中の細胞のＤＮＡを傷つけ、ガンを発症させます。

お酒の飲みすぎは、発ガン性のあるアセトアルデヒドの血中濃度を高めるばかりか、体の抵抗力を弱め、ガン化の過程を早めることになります。

その他の口腔ガン

歯肉ガン：上下のあごの歯肉に潰瘍ができる。下の奥歯のところに多く、舌ガン同様、口内炎と間違えやすい。

他に、口底ガン、頬粘膜ガン、口蓋ガン、唾液腺ガン（大唾液腺ガン、小唾液腺ガン）、口唇ガン、などがある。

体質・状態

④虫歯になりやすいですか？
⑤口内炎になりやすいですか？
⑥歯石がたまっていませんか？
⑦歯の噛み合わせは悪くありませんか？
⑧入れ歯や詰め物の状態は悪くありませんか？

舌ガンは、舌に物理的な刺激が持続的に与えられると発生することが多いと言われています。

虫歯になりやすかったり、口内炎など口の中にできものができやすい人は、それらの早期治療を心がけましょう。歯石が多い人は要注意です。

また、歯の噛み合わせの状態が非常に悪い場合は、矯《きょう》正《せい》歯科で治療を受けてください。

入れ歯は必ず自分に合ったものを使ってください。詰め物も、状態が悪ければ放置せずに早目に治療しましょう。年1回は歯科の検診を受け、歯石や虫歯、粘膜など、口の中の状態をチェックしてもらいます。偏食せず、バランスのとれた食事を摂《と》り、口の中は絶えず清潔に保つように、日頃から注意しましょう。

口内炎

歯の詰め物、歯石、虫歯の欠けた箇所、歯並びの悪い箇所に舌が絶えず触れている慢性的刺激が、舌ガン同様、原因の一つ。これに口内細菌の作用が影響する。また、口の中ではなく、胃腸などの不調による場合や、ビタミン不足が原因の場合もある。食べ物がしみたり、潰瘍、水疱、こけ状の膜ができたりする。

治療は、うがい薬や口腔用軟膏を用い、口の中を清潔にすること。口内以外の原因では、もちろん、その不調自体を治すこと。

兆候・診断

⑨舌の色が変化していませんか？　特に白い斑点《はんてん》ができていませんか？

⑩２週間経《た》っても治らない口内炎はありませんか？

⑪舌に痛みがあったり、口の中のできものが広がっていませんか？

⑨以降の兆候が出た場合はかなり危険です。すぐに歯科、口腔外科を受診しましょう。

舌や口の中の粘膜に白い斑点が現れたら、ガン発生の原因にもなる白板症の疑いがあります。白板症は口内炎に見かけが似ているため、放置してガンを進行させてしまうことがあります。口内炎が２週間経っても治らないときは、すぐに受診しましょう。

舌は鏡で見ることができるので、すぐに異常に気づきそうなものですが、舌の下面は自分では見づらく、また症状もあまり目立たないため、かなりガンが進行してから受診するケースも少なくありません。自覚症状が出てからではすでにガンが転移していて、手遅れということも多いのです。

症例⑦

本当は怖い

頭痛

あなたは頭痛に悩まされていませんか?
最近、疲れを感じていませんか?
そして、ハトのすぐ近くを通っていませんか?

そのまま放っておくと大変なことになりますよ。

身近に潜む殺人鬼

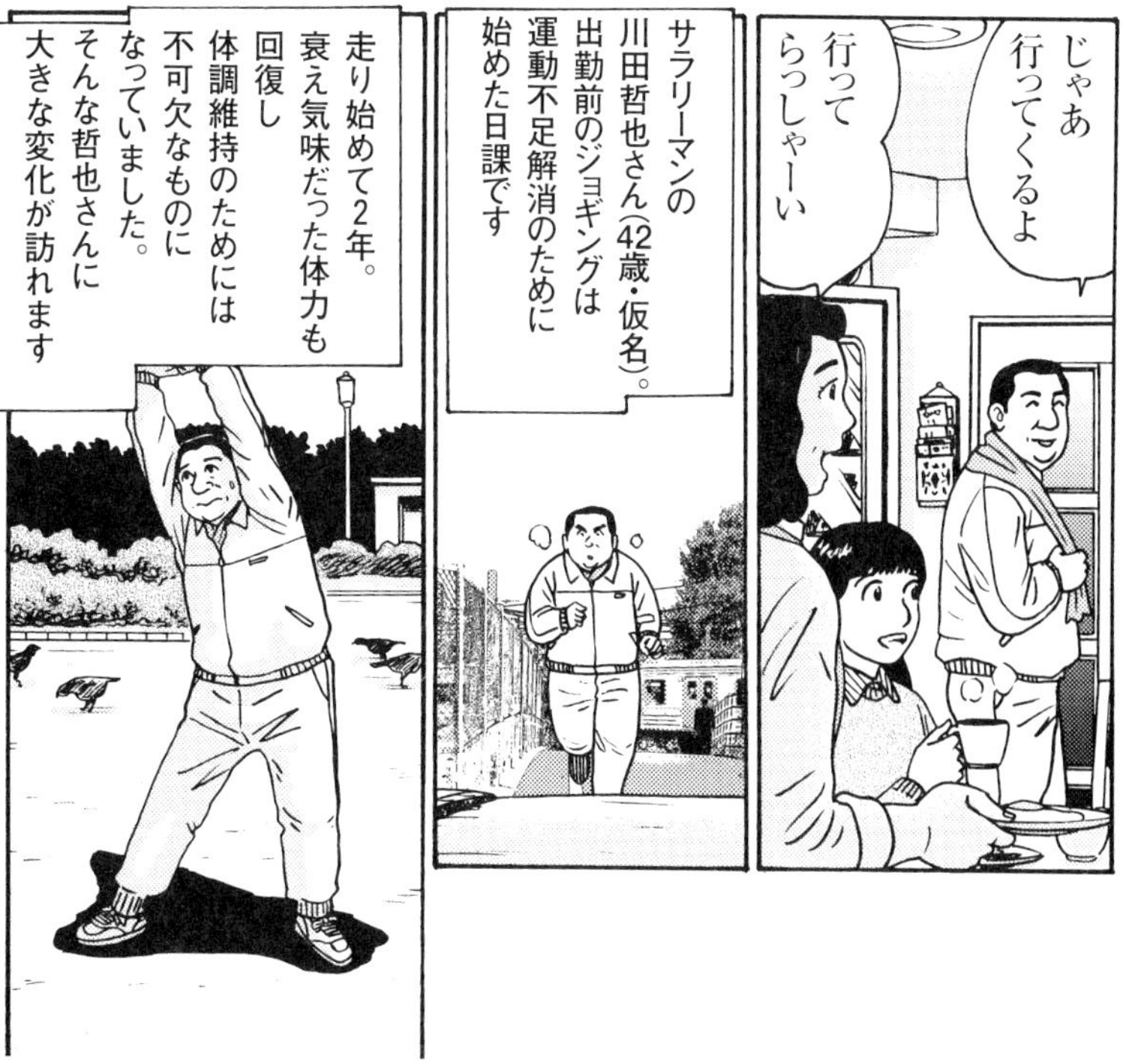
じゃあ行ってくるよ
行ってらっしゃーい
サラリーマンの川田哲也さん(42歳・仮名)。出勤前のジョギングは運動不足解消のために始めた日課です
走り始めて2年。衰え気味だった体力も回復し体調維持のためには不可欠なものになっていました。そんな哲也さんに大きな変化が訪れます

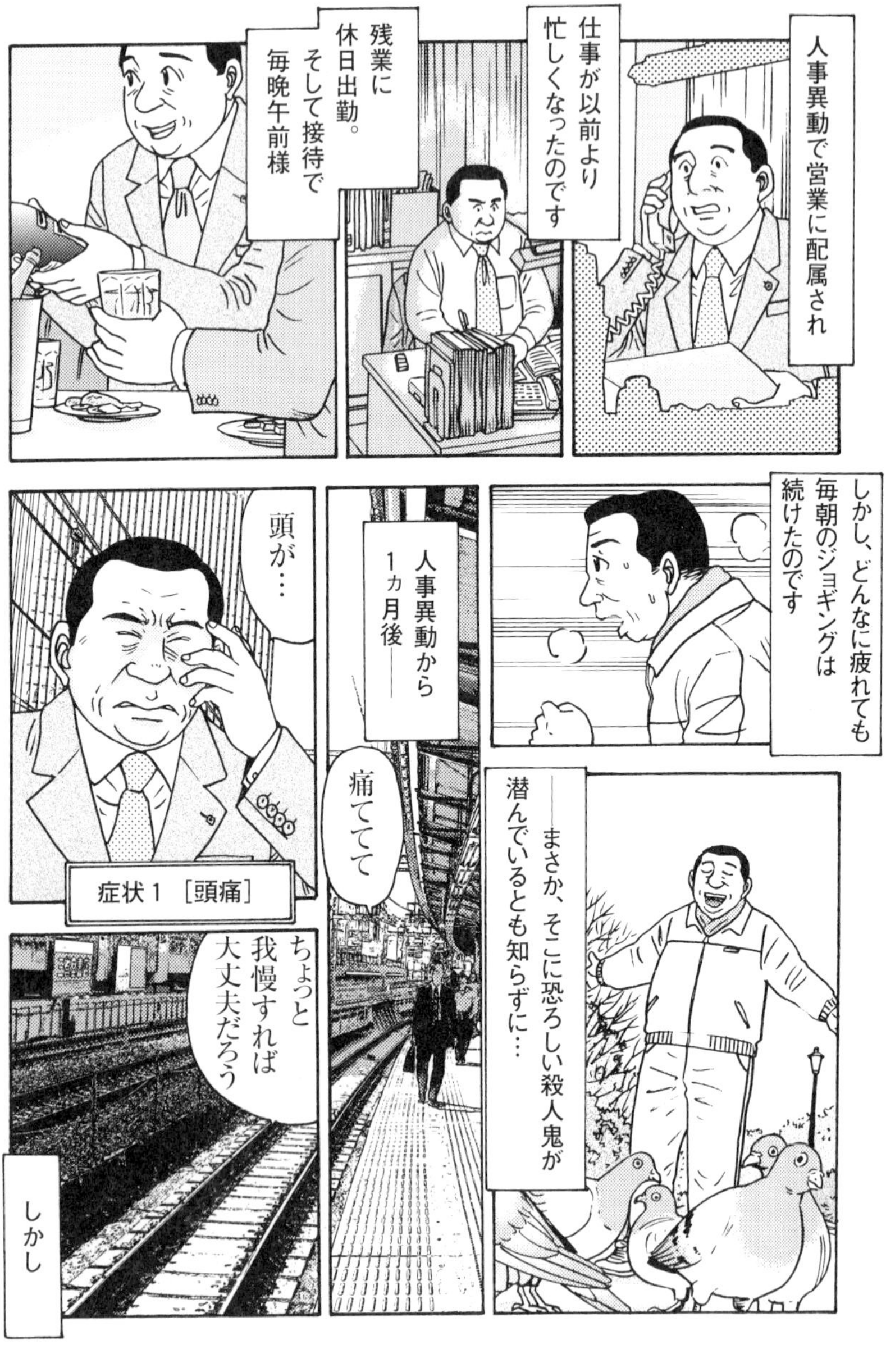

人事異動で営業に配属され
仕事が以前より忙しくなったのです
残業に休日出勤。そして接待で毎晩午前様
しかし、どんなに疲れても毎朝のジョギングは続けたのです
人事異動から1ヵ月後――
頭が…
痛ててて
症状1［頭痛］
――まさか、そこに恐ろしい殺人鬼が潜んでいるとも知らずに…
ちょっと我慢すれば大丈夫だろう
しかし

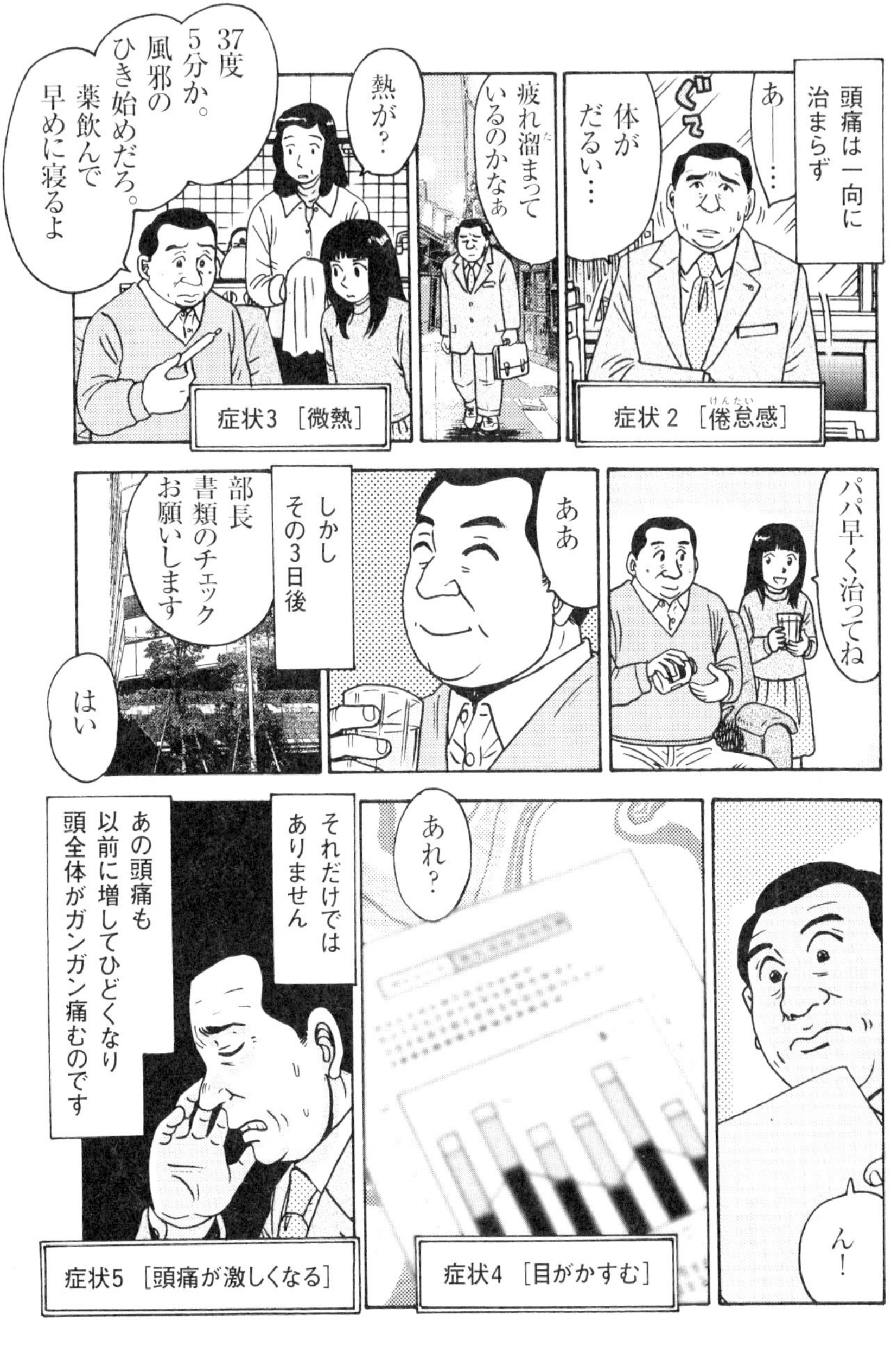
頭痛は一向に治まらず
あ———…
ぐて
体がだるい…
症状2［倦怠感《けんたい》］
疲れ溜《た》まっているのかなぁ
熱が？
37度5分か。風邪のひき始めだろ。薬飲んで早めに寝るよ
症状3［微熱］
パパ早く治ってね
ああ
しかしその3日後
部長書類のチェックお願いします
はい
ん！
あれ？
症状4［目がかすむ］
それだけではありません
あの頭痛も以前に増してひどくなり頭全体がガンガン痛むのです
症状5［頭痛が激しくなる］

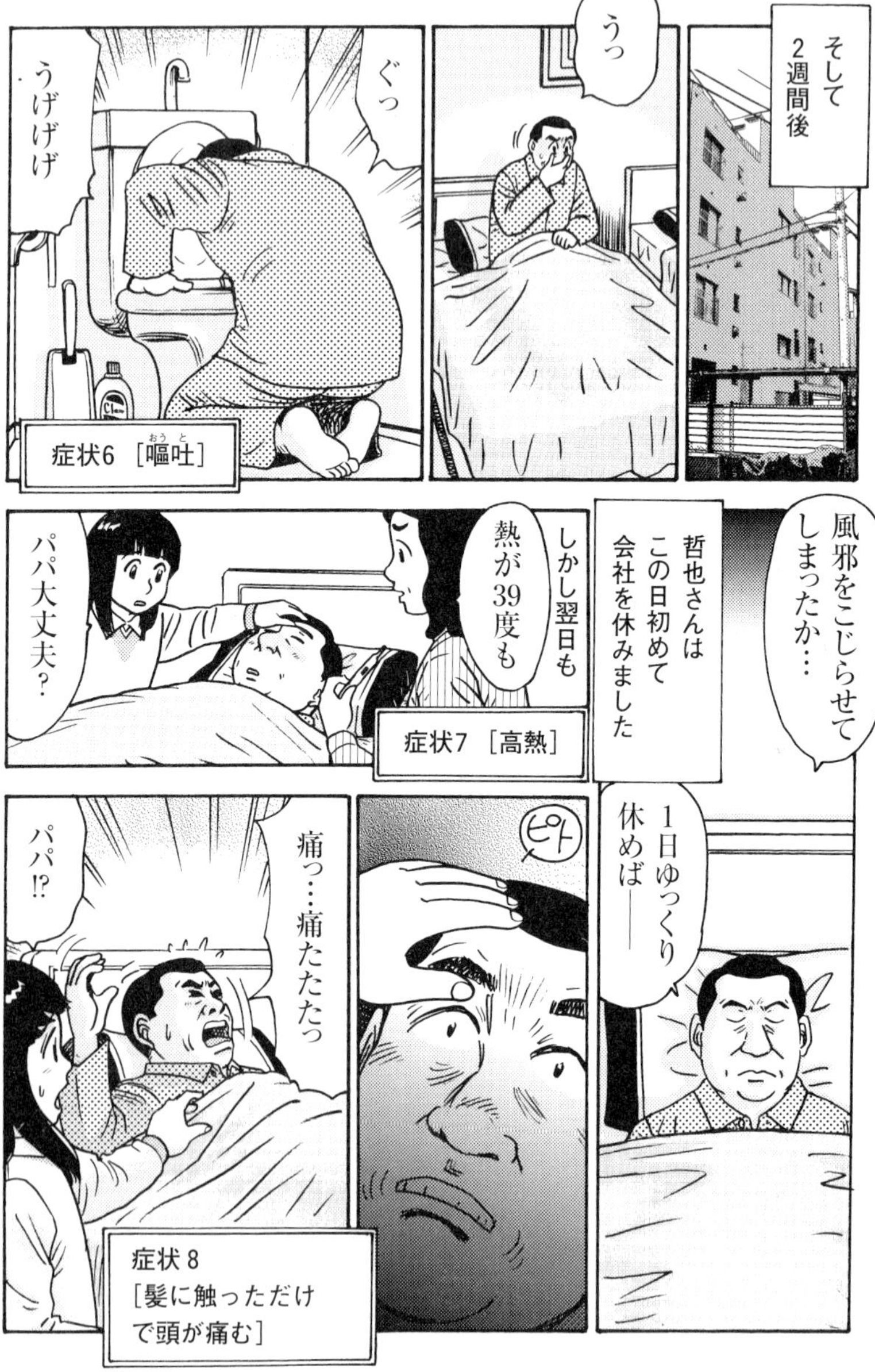
そして
2週間後
うっ
ぐっ
うげげげ
症状6［嘔《おう》吐《と》］
風邪をこじらせてしまったか…
哲也さんはこの日初めて会社を休みました
しかし翌日も熱が39度も
パパ大丈夫？
症状7［高熱］
1日ゆっくり休めば——
ピト
痛っ…痛たたたっ
パパ!?
症状8
［髪に触っただけで頭が痛む］

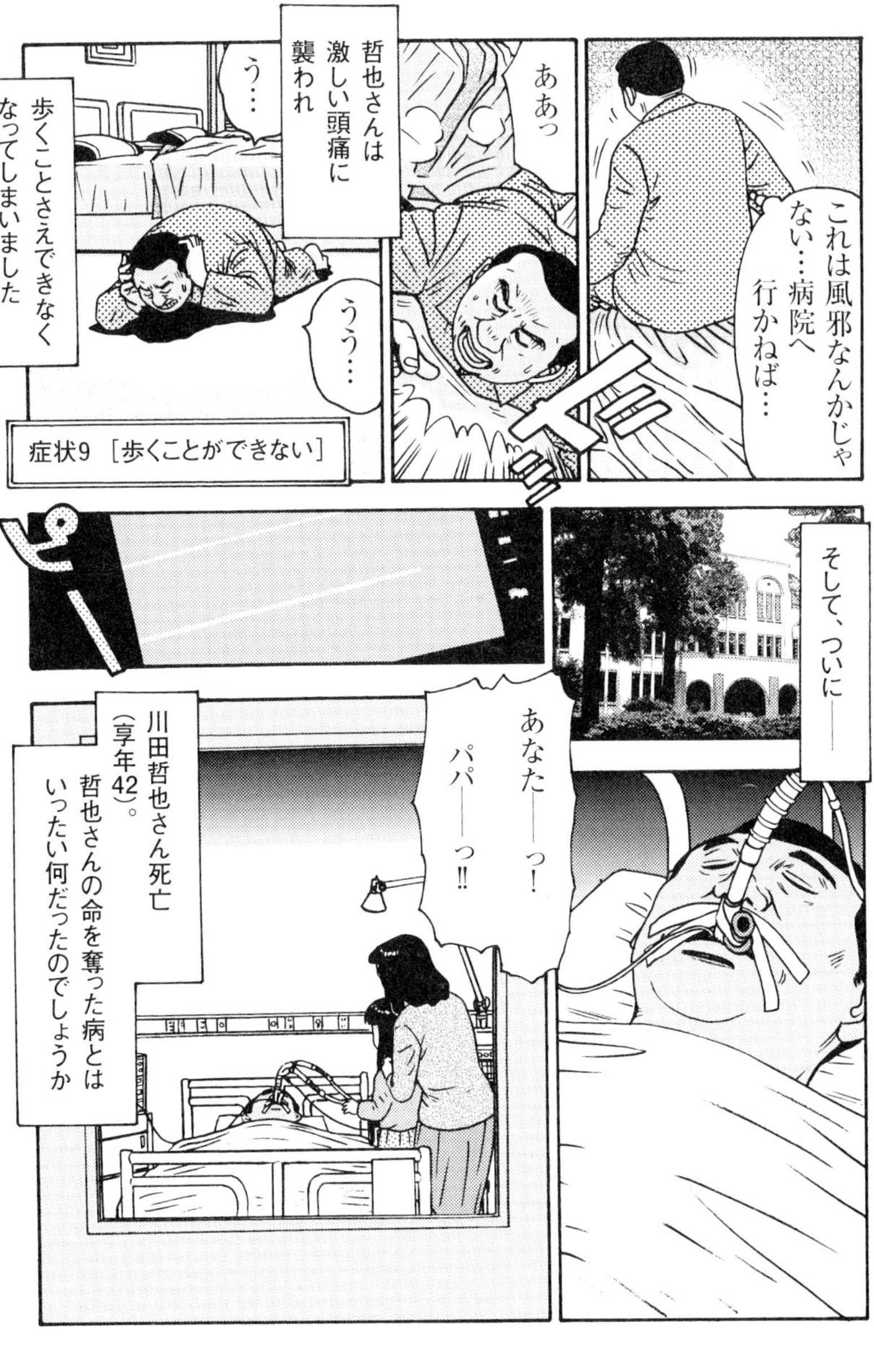

これは風邪なんかじゃない…病院へ行かねば…
ああっ
哲也さんは激しい頭痛に襲われ
う…
うう…
歩くことさえできなくなってしまいました
症状9［歩くことができない］
そして、ついに――
ピー
あなた――っ！
パパ――っ!!
川田哲也さん死亡（享年42）。
哲也さんの命を奪った病とはいったい何だったのでしょうか

症例⑦ 頭痛

髄膜炎（ずいまくえん）

【担当医】
前崎繁文（まえさき・しげふみ）
埼玉医科大学
感染症科・感染制御科教授

髄膜とは、軟らかい脳を包み込んでいる、硬い膜です。「髄膜炎」は、この髄膜がウイルスや細菌に冒され、炎症を起こし、脳の機能を破壊してしまう恐ろしい病気なのです。哲也さんの髄膜は、「クリプトコッカス」というカビの一種に冒されていました。

この恐ろしい病原菌に感染したのは ごく身近で意外な場所でした。毎朝ジョギングしている公園にいたハトが、大量の菌をばらまいていました。実は、ハトの糞《ふん》の中にはたくさんのクリプトコッカスが生息しているのです。ハトが飛び立ったとき、乾燥した糞に含まれていたクリプトコッカスは、空中に舞い上がり、通りかかった哲也さんの体内に大量に侵入したのです。しかし、クリプトコッカスは、通常、人間の肺の中に侵入しても、免疫細胞に打ち負かされ、すぐに死に絶えます。

ではなぜ哲也さんだけが……。原因は免疫力の低下でした。激務による疲れで、哲也さんの免疫力は極端に低下していたのです。そんな哲也さんの肺の中に大量に侵入したクリプトコッカスは、そこで増殖を始めます。そして、血管に入り込んだ菌は、血液の流れに乗って全身を駆けめぐり、最後にはついに髄膜に辿《たど》り着いて炎症を起こしてしまったのです。

その結果起こったのが、あの激しい頭痛でした。あれこそが髄膜炎のサインだったのです。日を追うごとにひどくなる炎症のせいで、頭全体が敏感になり、最後には髪の毛を触っただけでも痛みを感じるようになっていました。

皮肉にも、哲也さんは健康のために行っていたジョギングでクリプトコッカスに感染し、命を奪われてしまったのです。

①運動不足のため、出勤前のジョギングを開始。

⇩

②残業、休日出勤、夜は接待で毎日が午前様。

⇩

③通勤電車のホームで、突然の頭痛に襲われる。

⇩

④そのまま出勤。頭痛は治まらず、体がだるい。

⇩

⑤早めに帰宅。37度5分の微熱。風邪薬服用。

⇩

⑥3日後、会社で目がかすんで書類が読めない。

⇩

⑦頭痛が以前より激しく、頭全体がガンガン痛む。

⇩

⑧2週間後、朝、吐き気が襲い、嘔吐。

⇩

⑨39度の高熱。髪に触れるだけで激痛。

⇩

⑩起き上がれず、ベッドから転落。意識喪失、死亡。

あなたの危険度と予防法

体質・状態

①散歩やジョギングの道に、ハトがいませんか？
②血糖値が高くありませんか？
③仕事が忙しかったり、生活が不規則だったりしていませんか？

クリプトコッカスという真菌（カビの一種）は、身近ではハトの糞の中にあって、乾燥した空気中に散布されています。そして、イヌやネコなどにも感染する人畜共通の伝染病のクリプトコッカス症を発症しますが、ヒトからヒトへの感染はありません。

菌が存在する空気を肺に吸い込んでも、普通の人の場合は感染して発症することはめったにありません。日和見感染といって、特に免疫力が低下している場合に感染するのです。したがって、ハトを必要以上に恐れることはありません。

免疫力の低下は、多忙、ストレス、不規則な生活などによって起こります。また、血糖値の高い人は、免疫力が低下しやすいので要注意です。

クリプトコッカス症が発症すると、体全体の倦怠《けんたい》感や、微熱、頭痛などの症状が出ます。

症　状

④頭痛がありますか？　どんな頭痛ですか？
⑤微熱がありますか？　あるいは高熱ですか？
⑥体がだるく疲労感や倦怠感がありますか？
⑦吐き気や嘔吐《おうと》がありますか？
⑧目がかすみますか？
⑨頭痛はますます激しくなっていますか？

頭痛は、最も日常的な体の不調の症状の一つです。慢性頭痛、いわゆる「頭痛持ち」の人は、たくさんいますが、頭痛だけの症状で病院を訪れる人はあまりいません。頭痛に伴って上記⑧、⑨のような症状がある場合は、すぐに受診してください。

ふだん頭痛がめったに起きない人が、急に頻繁に頭痛を起こすようになったり、いつもの頭痛より急に激しくなったりした場合、睡眠中に目が覚めるほどの激しい頭痛が起きた場合、頭痛に伴って目がかすんだり、高熱が出たり、嘔吐があった場合は、緊急の受診が必要です。

主な頭痛の種類

緊張性頭痛：締めつけられる痛み。嘔吐はない。
片頭痛：頭の片側だけズキズキする。吐き気あり。視力障害も。
群発性頭痛：眼球周囲に突き刺す痛み。激痛。吐き気なし。
高血圧：頭頂、後頭部にズキズキする痛み。
脳腫瘍：朝、頭痛がひどい。軽度から重度へ徐々に激しくなる。
髄膜炎：頭全体に継続する痛み。発熱と嘔吐を伴う。
くも膜下出血：頭全体から目の中までの激痛。
側頭動脈炎：片側のこめかみの痛み。

免疫力について

免疫とは、「疫病（病気）を免れる」ことだと言われています。人間の体は、自分自身で健康を維持する仕組み（自然治癒力《しぜんちゆりょく》）を持っていて、免疫力とは、まさに自分の体を自分で守る力のことです。

逆に言うと、免疫力が弱まると、人は病気になるのです。

気温などの体の外の環境の変化があっても、体は自然にそれに適応しようとします。これも免疫力で、「恒常性維持機能」といいます。また、体温の上昇・降下、発汗、水分の量の変化など、体内の変化にも、「恒常性維持機能」によって適応します。

免疫力の具体的な物質は、血液中の白血球に存在します。マクロファージ、リンパ球、顆粒《かりゅう》球です。

免疫力は、自分の体に病原菌などの異物が入ってくると、これを排除します。この防御が過剰になると（免疫力が高まりすぎると）、アレルギー反応を起こします。

また、免疫力には、体内の細胞が壊れても、それを再生して元に戻そうとする機能もあります。

免疫系のバランスが壊れて起こる最も重大で代表的な病気は、ガンです。

病気にならないために、免疫力を高めるいちばんの方法は、ストレスをなくすことです。ストレスは、免疫系のバランスを壊す大きな原因です。

食生活も大きな要因になります。インスタント食品やジャンクフードなどに偏るのは、もちろんよくありません。免疫細胞を構成しているのはアミノ酸で、免疫力を高めるためには、アミノ酸のバランスのよい摂取が必要です。

免疫力を高める食品には、例えば、シイタケ、マイタケなどのキノコ類、昆布、メカブ、モズクなどの海藻類、牛乳、ニンニクなどがあります。

不規則な生活や運動不足、喫煙、飲酒など、日常的な生活習慣の改善で、免疫力の低下は防げます。

なお、加齢とともに免疫細胞の機能は衰えますので、歳をとると病気にかかりやすくなるのです。

本当は怖い

胃痛

症例⑧

あなたは脂っぽいものばかり食べていませんか?
お酒を飲みすぎてはいませんか?
そしてあなたの胃痛、本当に痛いのは
胃ですか?

そのまま放っておくと大変なことになりますよ。

思い込みの悲劇

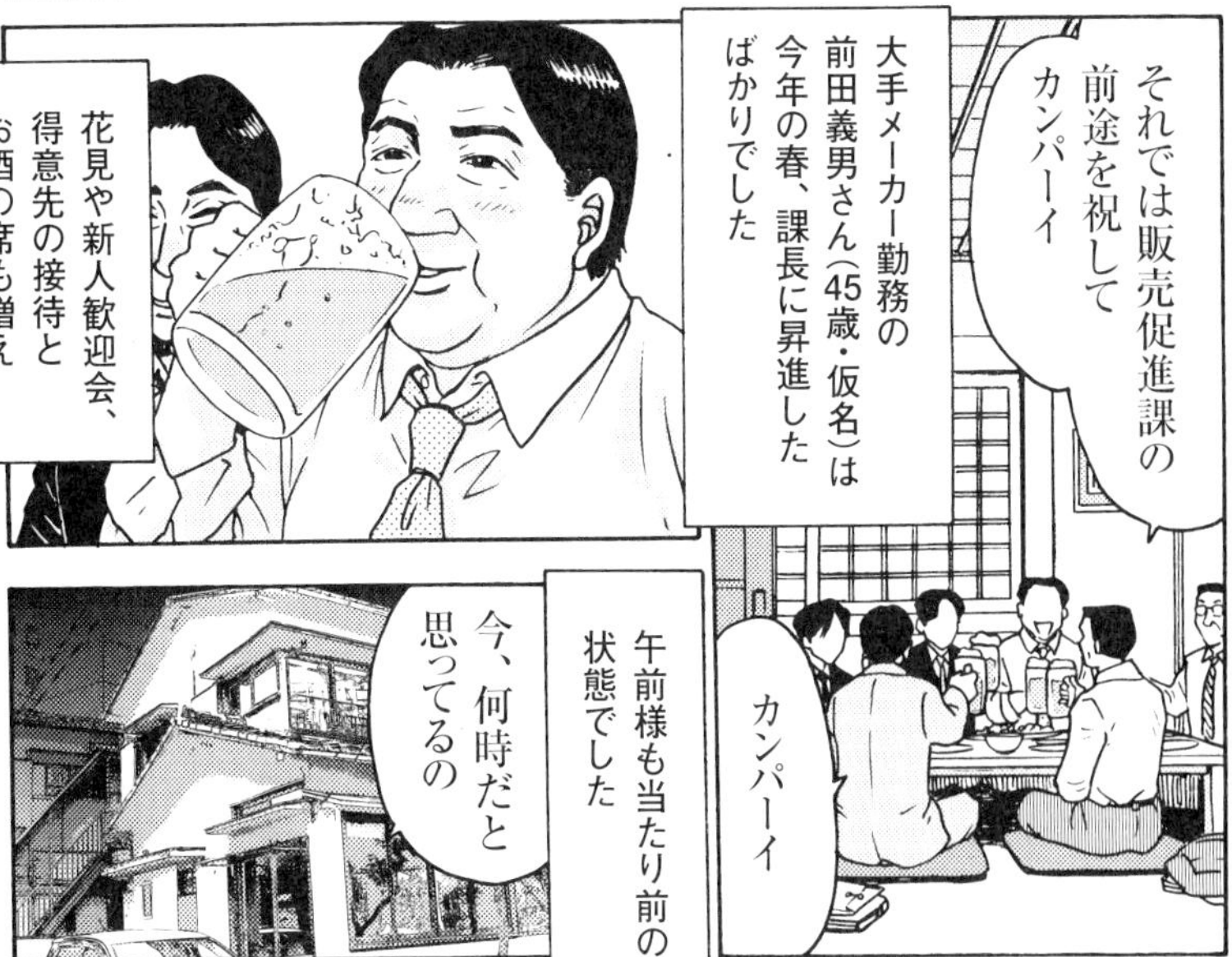

それでは販売促進課の前途を祝してカンパーイ
大手メーカー勤務の前田義男さん(45歳・仮名)は今年の春、課長に昇進したばかりでした
カンパーイ
花見や新人歓迎会、得意先の接待とお酒の席も増え
午前様も当たり前の状態でした
今、何時だと思ってるの

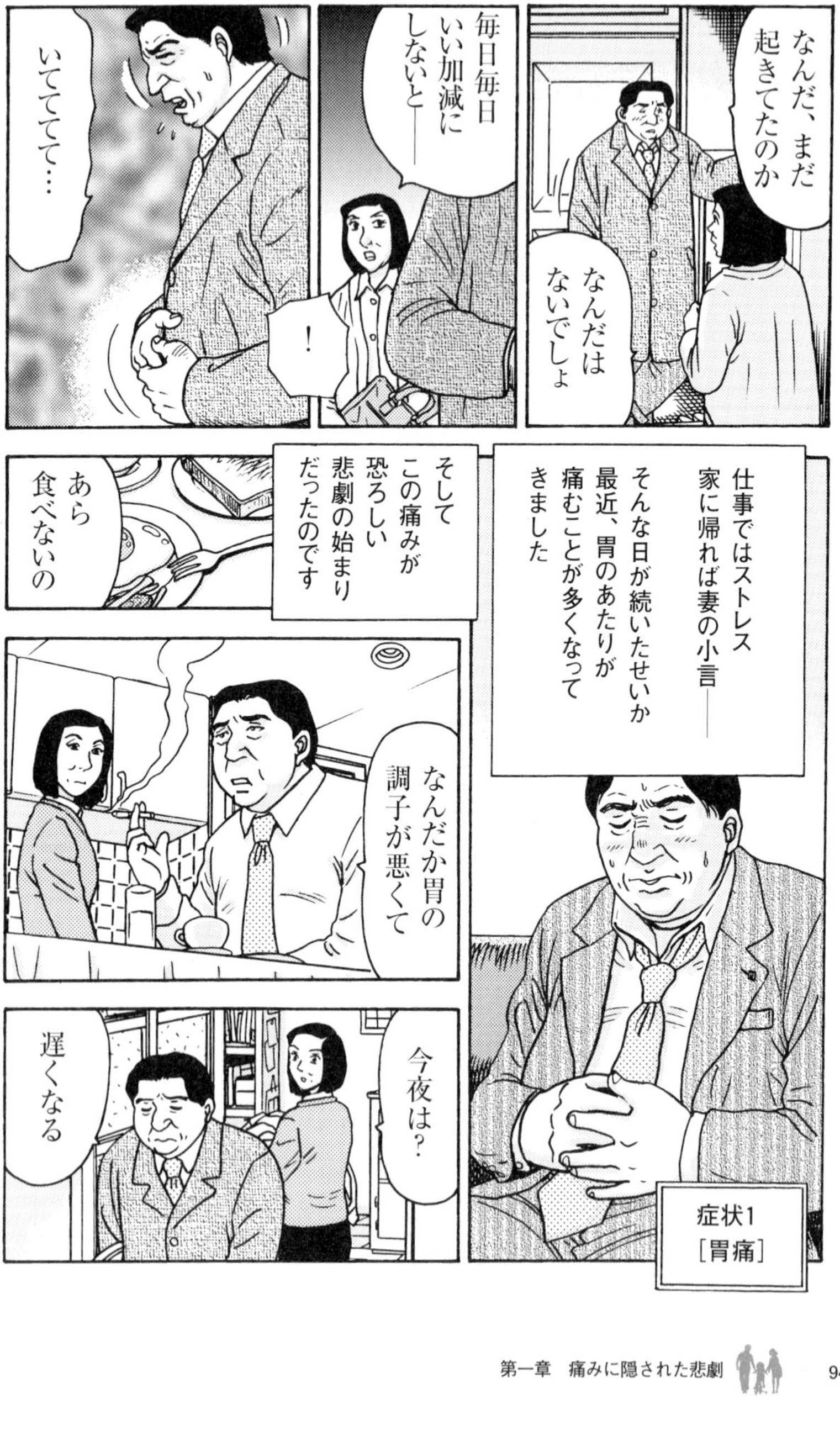
なんだ、まだ起きてたのか
なんだはないでしょ
毎日毎日いい加減にしないと――
！
いててて…
仕事ではストレス家に帰れば妻の小言――
そんな日が続いたせいか最近、胃のあたりが痛むことが多くなってきました
そしてこの痛みが恐ろしい悲劇の始まりだったのです
あら食べないの
なんだか胃の調子が悪くて
今夜は？
遅くなる
症状1
［胃痛］

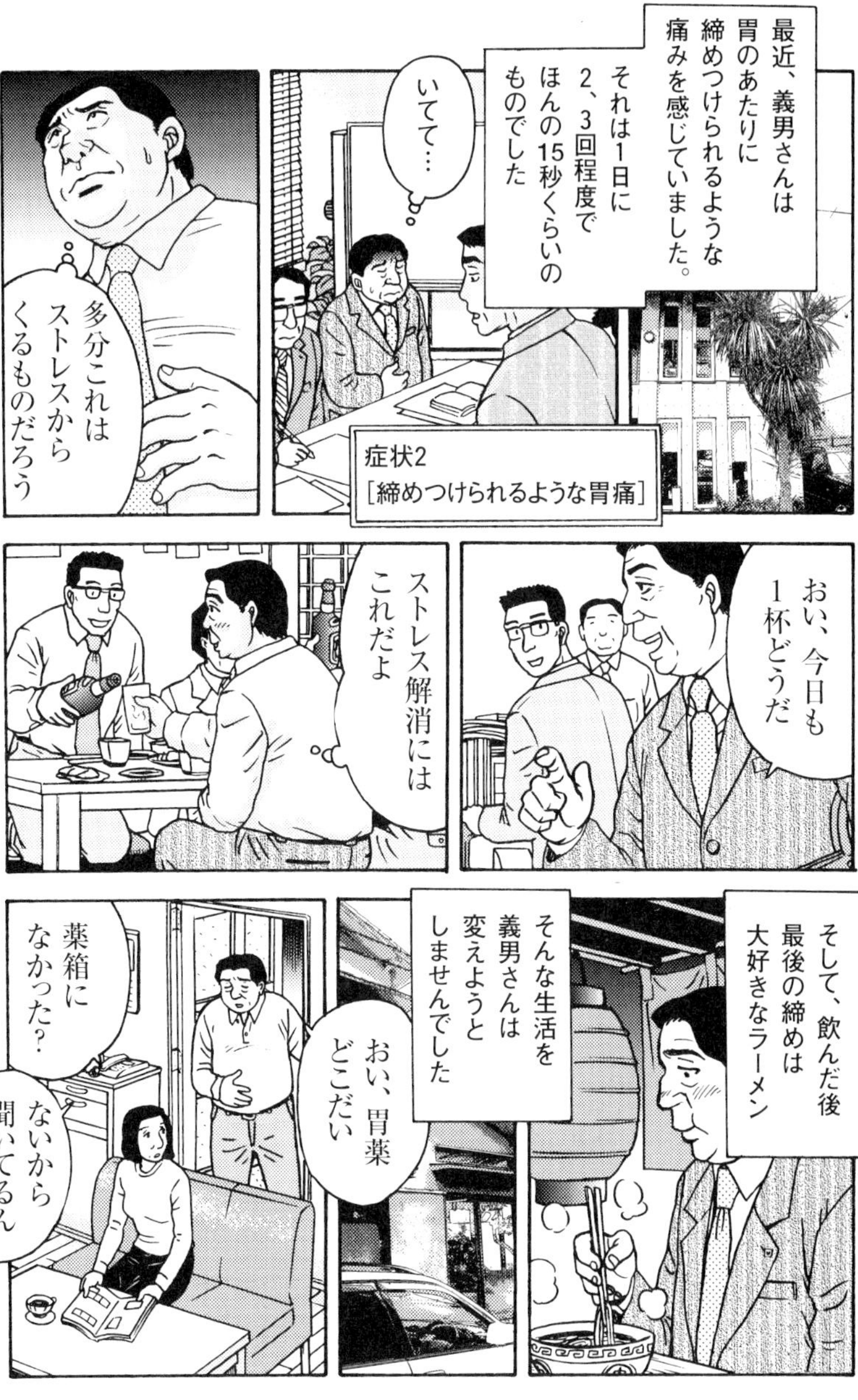
最近、義男さんは
胃のあたりに
締めつけられるような
痛みを感じていました。
それは1日に
2、3回程度で
ほんの15秒くらいの
ものでした
いてて…
症状2
[締めつけられるような胃痛]
多分これは
ストレスから
くるものだろう
おい、今日も
1杯どうだ
ストレス解消には
これだよ
そして、飲んだ後
最後の締めは
大好きなラーメン
そんな生活を
義男さんは
変えようと
しませんでした
おい、胃薬
どこだい
薬箱に
なかった?
ないから
聞いてるん
だ

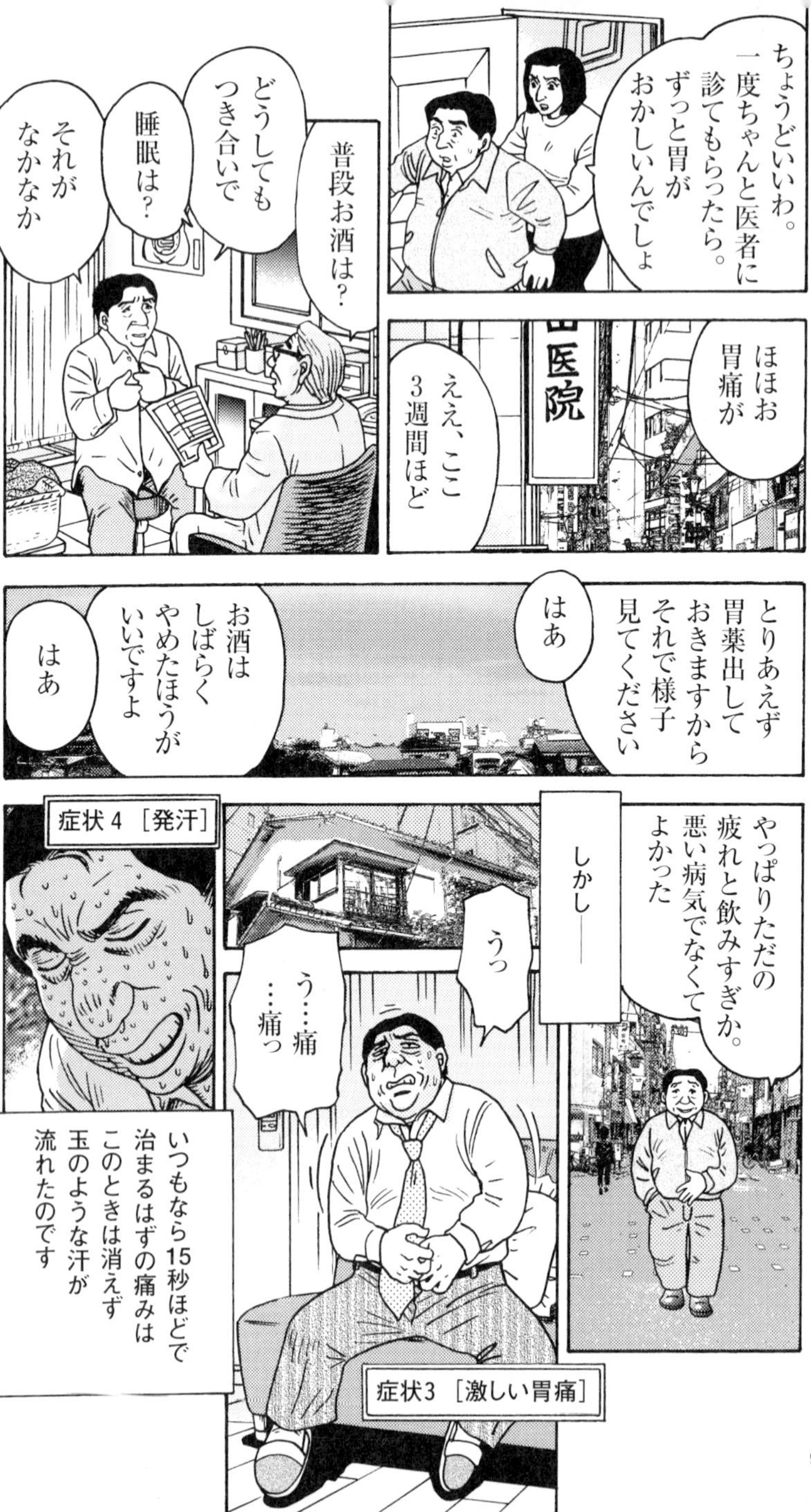
ちょうどいいわ。一度ちゃんと医者に診てもらったら。ずっと胃がおかしいんでしょ
医院
ほほお胃痛が
ええ、ここ3週間ほど
普段お酒は？
どうしてもつき合いで
睡眠は？
それがなかなか
とりあえず胃薬出しておきますからそれで様子見てください
はあ
お酒はしばらくやめたほうがいいですよ
はあ
やっぱりただの疲れと飲みすぎか。悪い病気でなくてよかった
しかし――
うっ
う…痛…痛っ
症状3［激しい胃痛］
症状4［発汗］
いつもなら15秒ほどで治まるはずの痛みはこのときは消えず玉のような汗が流れたのです

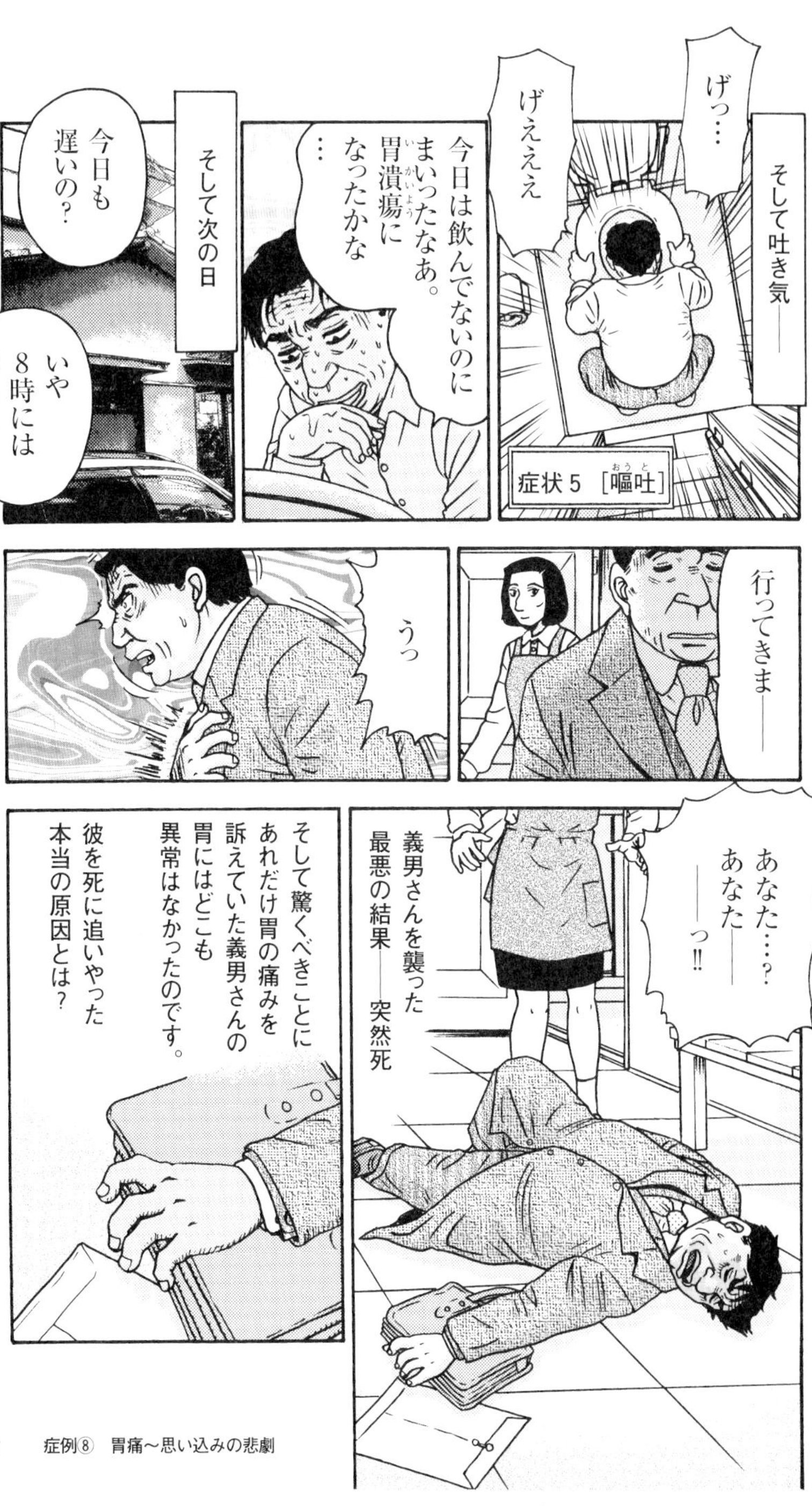

げっ…
げえええ
そして吐き気――
症状5［嘔吐《おうと》］
今日は飲んでないのにまいったなあ。胃潰瘍《いかいよう》になったかな…
そして次の日
今日も遅いの?
いや 8時には帰るよ
行ってきま――
うっ
あなた…? あなた―― ――っ!!
義男さんを襲った最悪の結果――突然死
そして驚くべきことにあれだけ胃の痛みを訴えていた義男さんの胃にはどこも異常はなかったのです。
彼を死に追いやった本当の原因とは?

症例⑧ 胃痛◀◀◀

心筋梗塞（しんきんこうそく）

【担当医】
南淵明宏（なぶち・あきひろ）
大和成和病院
心臓病センター長

「心筋梗塞」とは、心臓の筋肉に血液を送っている冠状動脈の一部が詰まり、その先に血液が流れなくなることで起こる病気です。血液が流れなくなったために、心臓の筋肉が壊死《えし》を起こし、最悪の場合、死に至ります。

ではなぜ、義男さんの冠状動脈は詰まってしまったのでしょうか。

その要因の一つとして、生活習慣が考えられます。

毎晩の飲酒は、結果的に血圧を上昇させ、心臓に負担をかけます。さらに、お酒を飲んだ後に必ず食べるラーメンですが、脂っぽいものを摂りすぎると、血中コレステロールや中性脂肪を増やすので、血液がドロドロの状態になり、ますます高血圧になっていきます。つまり、心臓の血管が狭くなり、流れを悪くする、いわゆる動脈硬化の状態になってしまうのです。

動脈硬化になって、心筋に十分な血液が供給されなくなったため、心臓の動きが一時的に弱まり、義男さんには発汗や嘔吐《おうと》といった発作が起きました。

　さらに、追い打ちをかけたのが喫煙の習慣でした。喫煙は、動脈硬化の発生と進行に大きく作用する最悪の要因の一つです。そしてついに狭くなった血管で血栓と呼ばれる血の固まりが詰まり、血液の流れをせき止めてしまいました。

　次ページの右の写真が正常な冠状動脈。きちんと心筋に血液を送っています。そして左が詰まってしまった冠状動脈です。写真では血液の流れが完全に止まっているのがわかります。

　こうして心筋が壊死したため、心筋梗塞の発作が起こり、義男さんは帰らぬ人となったのです。それにしてもなぜ、胃痛を訴えていた義男さんが心筋梗塞で倒れたのでしょうか。その答

①毎日が午前様。ストレスも酒量も多い生活。

⇩

②胃のあたりに痛みを感じることが多くなった。

⇩

③胃の調子が悪く、朝食が食べられない。

⇩

④1日2、3回15秒ほど、胃が締めつけられる痛み。

⇩

⑤ストレスが原因だと思い、仕事の後も毎晩飲酒。

⇩

⑥飲んだ後に、必ずラーメンを食べる。

⇩

⑦病院で受診。禁酒と胃薬の服用で、安心する。

⇩

⑧禁酒しているのに、激しい胃痛と脂汗が出た。

⇩

⑨突然の嘔吐に襲われる。胃潰瘍だと自己診断。

⇩

⑩出勤前、激しい痛みに襲われて倒れ、突然死。

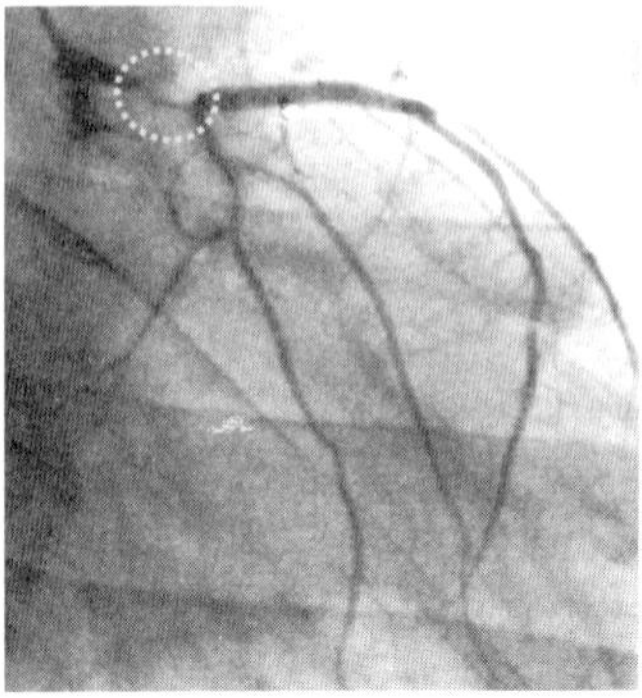

異常

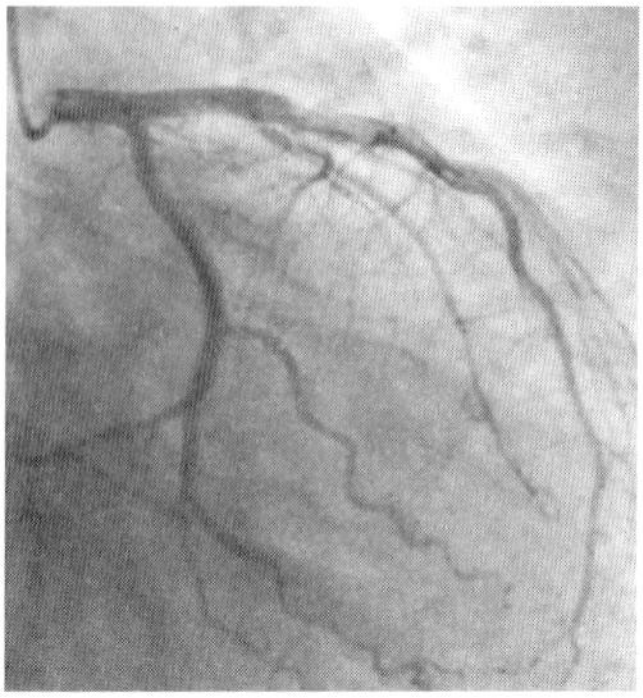

正常

正常な冠状動脈と詰まってしまった冠状動脈

えは、驚くべき人体の仕組みに隠されていました。

それは放散痛（関連痛ともいう）という現象に原因がありました。放散痛とは、病気になった部位とは違うところにも現れる痛みです。つまり、義男さんの胃痛は胃が荒れているために起こったのではなく、心臓の痛みの現れ方が、まるで胃の病気であるかのような紛らわしい形で出てきたのです。

放散痛で起こった痛みを、義男さんは日頃の生活習慣から自己判断し、胃が悪いと思い込んでしまいました。

痛みが本当は心臓の発している危険信号だと気づかない義男さんは、医師にも「胃の痛みが気になりまして」と、自己申告し、「ま、とりあえず胃薬を出しておきますから」と、医師も気づかないまま、手遅れになってしまったのです。まさに、思い込みが生んだ悲劇でした。

心臓と心筋梗塞

心臓は、全身に血液を循環させるポンプです。1回の脈拍により、約50mlの血液が押し出されます。それが1分間に約70回、1分間で3〜4ℓの血液が全身に流れます。そして、1日では10万回にもなり、それが生まれてから死ぬまで休みなく続いていくのです。

血液には、体中の臓器や筋肉が働くのに必要な栄養素や酸素を運ぶ役割があります。送るほうの血管を動脈、心臓に戻ってくるほうを静脈といいます。

心臓には血液を送り出す心室と戻ってきた血液を受け入れる心房があり、ヒトでは2心室2心房です。

心臓がポンプの役割を果たすのは、心筋という心臓の筋肉が収縮、拡張するからです。そのためには当然、他の臓器や筋肉と同様に、心筋自体に酸素や栄養素が必要です。心臓自身にこれらを補給する血管を冠状動脈といいます。

冠状動脈は、大動脈の根元から枝分かれをしていって、心臓を包むように網目状に分布しています。この動脈の枝の一部が狭くなったりする動脈硬化によって、そこが詰まって血液の流れが止まると、心筋が壊死して動かなくなります。これが心筋梗塞です。

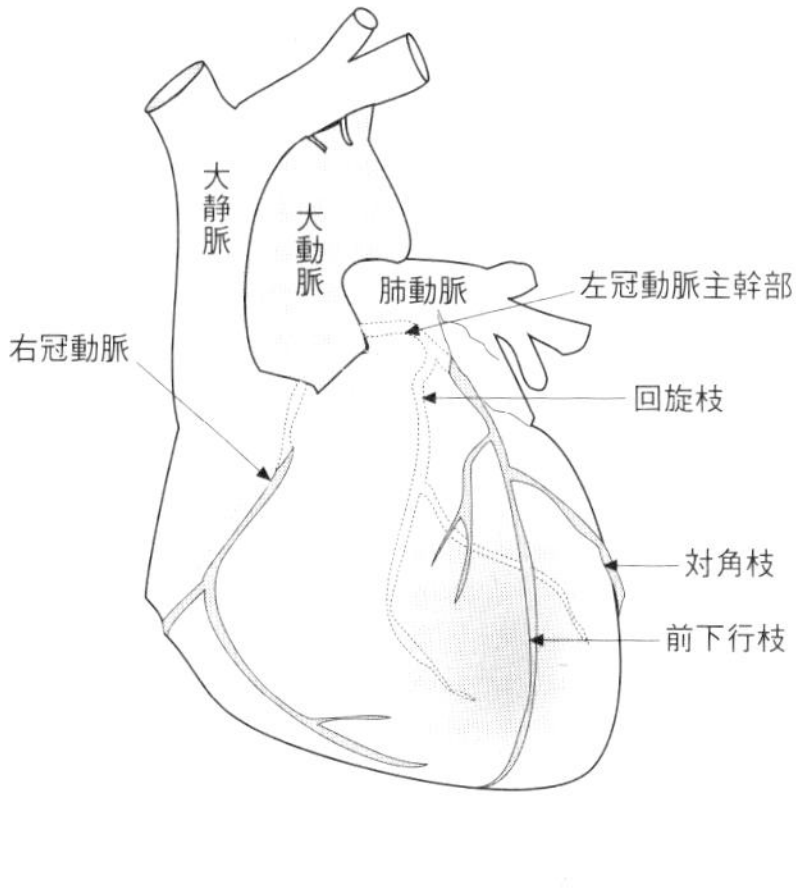
大静脈
大動脈
肺動脈
左冠動脈主幹部
右冠動脈
回旋枝
対角枝
前下行枝

あなたの 危険度 と 予防法

体質・状態

①血縁者の中に動脈硬化症が原因で死亡した人はいませんか？

②血液検査でコレステロールや中性脂肪、血糖値が高くありませんか？

高血圧症や動脈硬化になる人には、遺伝要因も大きく関係します。血縁者に動脈硬化で死亡した人がいたら、自分が血管の詰まりやすい体質かどうか、一度検査を受けておきましょう。

血液検査でコレステロールや中性脂肪、血糖値が高い人は特に要注意です。

コレステロール

コレステロールは、体内に存在する脂肪質の物質。食物から摂取する以外に肝臓でも合成されている。善玉（ＨＤＬ）と悪玉（ＬＤＬ）がある。善玉は脂肪の掃除屋で、細胞内の余分なコレステロールを回収して肝臓に戻す。まさに動脈硬化を予防し、狭心症、心筋梗塞になりにくくする。悪玉は脂肪の運搬屋で、肝臓から運び出されたコレステロールが血管壁に沈着すると、動脈硬化の原因になる。

善玉も悪玉も、血液検査で簡単に測定できる。悪玉コレステロールを減らすには、食事の注意と運動を心がければよい。肉などの動物性脂肪を控えて、植物性脂肪を多く摂る。ニシン、イワシなどの青背の魚は悪玉コレステロール値を低下させる。野菜、海藻、豆などの繊維質は、悪玉コレステロールの吸収を抑制する。

体質・性格

③肥満体質ですか？
④几帳面《きちようめん》で、神経質な性格ですか？

「肥満は万病のもと」と言われます。見た目はそれほど太っていなくても、内臓の周りに脂肪がつく「隠れ肥満」は、さまざまな生活習慣病に関係してきますので要注意です。特に肥満は、心臓の敵です。

体重だけでなく、体脂肪率を測定して、自分の肥満度を知っておきましょう。体脂肪率が成人男性で15〜20％なら正常、21〜29％で肥満傾向、30以上は肥満です。同じく女性では、20〜25％が正常、26〜34％が肥満傾向、35％以上が肥満です。

肥満気味の人は、摂取エネルギーを控えてください。「歩く」などの運動によって、減量を心がけ、心臓の負担を軽減しましょう。

几帳面で神経質な、いわゆる「Ａタイプ性格」の人は、危険度が高いので、ときにはゆったり、のんびりする心構えを持ちましょう。

Ａタイプ性格

アメリカの医師フリードマンとローゼンマンが分類した生活行動のタイプで、血液型のＡ型ではない。

このタイプの人の性格は、精力的、攻撃的、闘争的。計画的で几帳面。責任感が強い。野心家、負けず嫌い、努力家。何もしないことに罪悪感を感じる。ものごとの進行が遅いと苛立つ。いつも時間に追われている。話し方は速く、ハキハキしていて、行動も絶えず動いている。食事も速い。神経質。ものごとの評価を質よりも数字に求めることが多い。

Ｂタイプは、これの逆。一言でいえば、のんびりゆったりタイプ。

生活習慣

⑤喫煙習慣はありますか？

⑥飲酒量は多いですか？

⑦コーヒーを何杯も飲みますか？

⑧そのときに砂糖をたくさん入れていませんか？

⑨ストレスが続いていませんか？

⑩飲食後にラーメンを食べるなど、脂っこいものを好んで食べていませんか？

喫煙は、動脈硬化の発生、悪化に作用します。ニコチンは血管を収縮させる作用がある他に、血液中の脂肪の沈着を促し、血液を固まりやすくさせます。また、ＨＤＬコレステロールはまさに動脈硬化を予防する善玉コレステロールなのですが、ニコチンはこれを減らす働きをします。禁煙をおすすめします。

糖分や塩分、アルコールの過剰摂取は、危険要因です。コーヒーは１日に６杯以上、砂糖30ｇ以上で心筋梗塞の発生率が高くなります。

毎日の食事でタンパク質や植物性脂肪を多く摂るように心がけましょう。

動脈硬化は、日常生活の習慣をちょっと注意するだけでほとんどの危険因子を避けることができます。

ストレスも動脈硬化の原因になります。そして心筋梗塞の危険因子である高血圧症、糖尿病を誘発します。

運動不足にも注意しましょう。運動不足は善玉コレステロール値の低下を招きます。ただし、寒い日のジョギングなどは逆に血圧を上昇させるので、心筋梗塞の人には危険です。

兆候・診断

⑪高血圧症や高脂血症になっていませんか？

⑫糖尿病や、高尿酸血症の代謝異常がありませんか？

⑬検診で動脈硬化症の診断を受けたことがありませんか？

⑭心臓以外の体の箇所、左手、特に小指の側面や、左肩、背中に痛みがありませんか？

⑪以降は、心筋梗塞になる危険度が高い状態です。高血圧症、高脂血症、糖尿病、高尿酸血症などの診断を受けた場合は、医師の指示に従って治療を受けましょう。

⑭は心臓病の放散痛（関連痛）です。すぐに心臓外科の検査を受けてください。

放散痛

本当は助かったはずなのに、放散痛を見逃して、または医師に見逃されて、死に至った例は数多くある。

内臓の痛みを体の他の部位で感じることを、「放散痛」または「関連痛」という。この放散痛が現れた部位によって、逆に病気の臓器を推定する診断法がある。

動脈が狭くなる狭心症の放散痛は、左肩と左上肢に広く分布して出る。この事例では、心臓からの放散痛が胃痛と感じられ、自己判断で胃の病気と思い込んだことで真の原因を見逃した。

⑮お酒を飲んでいないのに、突然嘔吐したり、胃に激痛を感じて汗が噴き出るようなことがありませんでしたか？

⑯胸が締めつけられるような痛みが長く続いて、なかなか治まらないことはありますか？

心電図の検査は、痛みが治まったときには異常を発見しにくいので要注意です。特に不安な人は、携帯用心電計を持つのも予防の一方法です。

⑮、⑯は心筋梗塞の可能性が高いので、専門病院での検査がすぐに必要です。

この検査は下にまとめました。

心臓の検査について

心電図検査：心電図は、心筋が収縮するときに生じる電位変化を記録したもの。これを見ると、心筋梗塞の起こった部位や程度、時期までが判別できる。

血液検査：心筋が壊死すると、いろんな酵素が血液中に流出する。この増量の数値を検査する。ＧＯＴ、ＧＰＴ、ＣＰＫ、ＬＤＨなど。

胸部Ｘ線検査：心臓の状態や心不全の有無などを調べる。

超音波検査：超音波を心臓に発信して、その反射してくる波（エコー波）によって、心臓の中の動きまで画像に映し出す。壊死が起きて血流が悪くなっている状態がわかる。

心臓カテーテル検査：心臓の中に特殊な細いプラスチックの管（カテーテル）を入れ、血圧や酵素濃度を測る。

冠状動脈造影検査：カテーテルに造影剤を入れて冠状動脈を調べると、動脈硬化の状態が判別できる。冠状動脈のどの枝が詰まっているかも画像によってわかる。

心筋シンチグラフィ検査：急性心筋梗塞や狭心症の疑いが濃いときに行う。放射性同位元素標識薬剤（ラジオアイソトープ）を体内に注入して、血液の流れや障害の部位を調べる。

症例⑨

本当は怖い

肩こり

片方の肩だけがこりませんか。
咳《せき》が止まらないことがありませんか?
タバコを吸い続けていませんか?

そのまま放っておくと大変なことになりますよ。

地獄への道

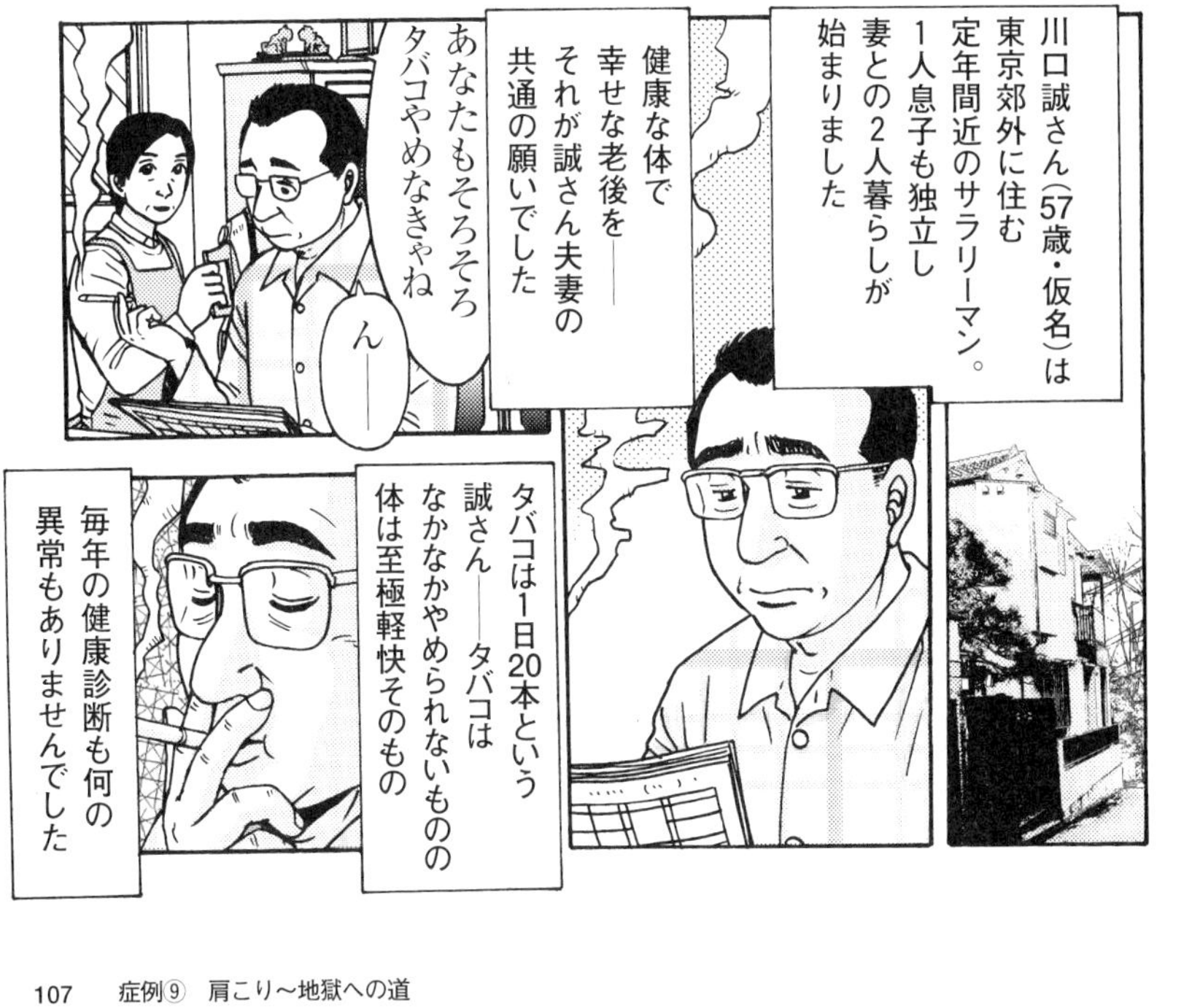

川口誠さん（57歳・仮名）は東京郊外に住む定年間近のサラリーマン。1人息子も独立し妻との2人暮らしが始まりました
健康な体で幸せな老後を——それが誠さん夫妻の共通の願いでした
あなたもそろそろタバコやめなきゃね
ん——
タバコは1日20本という誠さん——タバコはなかなかやめられないものの体は至極軽快そのもの
毎年の健康診断も何の異常もありませんでした

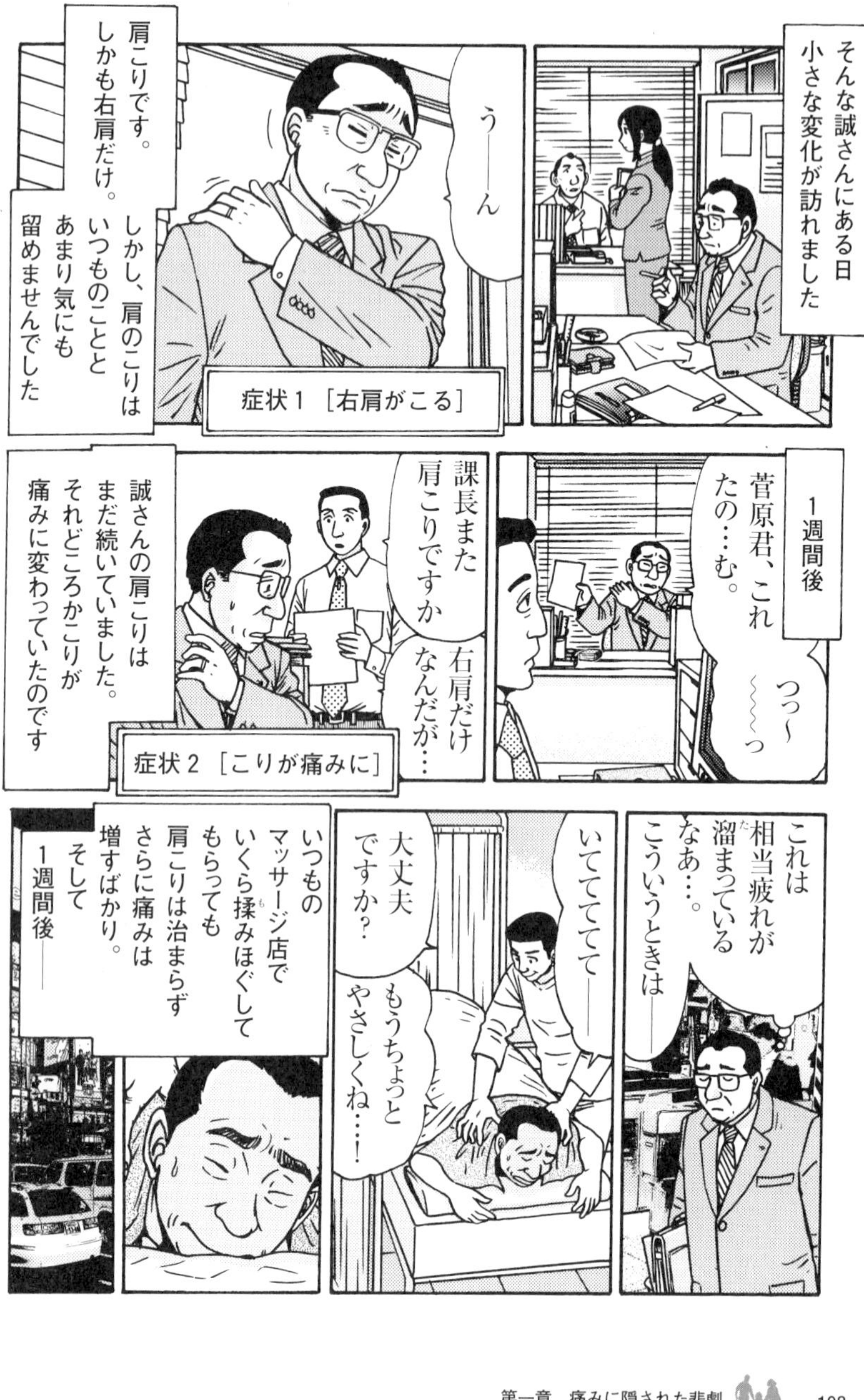
そんな誠さんにある日小さな変化が訪れました
う——ん
症状１［右肩がこる］
肩こりです。しかも右肩だけ。
しかし、肩のこりはいつものこととあまり気にも留めませんでした
1週間後
菅原君、これたの…む。
つっ〜〜〜っ
課長また肩こりですか
右肩だけなんだが…
症状２［こりが痛みに］
誠さんの肩こりはまだ続いていました。それどころかこりが痛みに変わっていたのです
これは相当疲れが溜《た》まっているなあ…。こういうときは——
いてててて——
大丈夫ですか？
もうちょっとやさしくね…！
いつものマッサージ店でいくら揉《も》みほぐしてもらっても肩こりは治まらずさらに痛みは増すばかり。
そして1週間後——

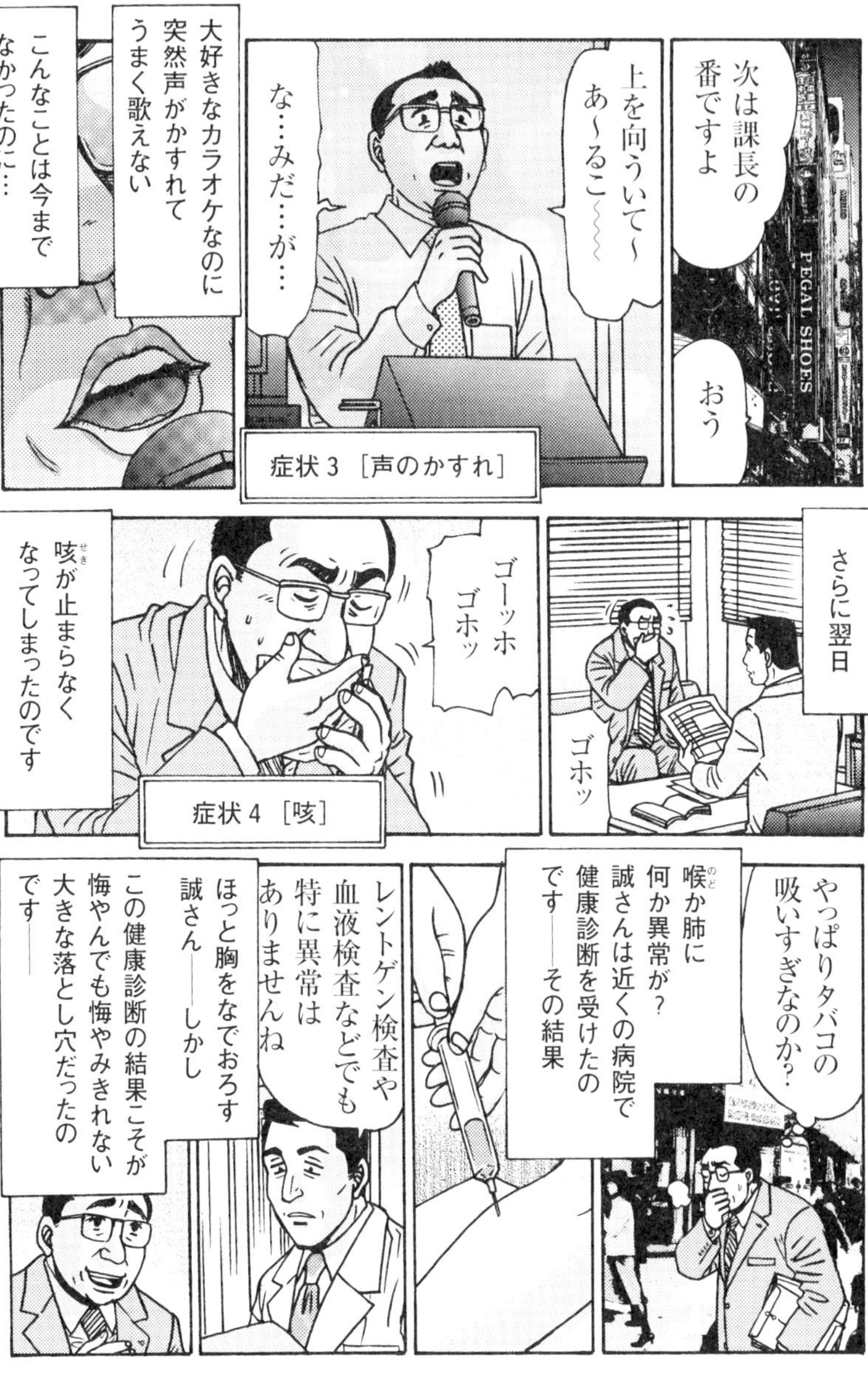
次は課長の番ですよ
おう
上を向ういて〜あ〜るこ〜〜〜
な…みだ…が…
症状３［声のかすれ］
大好きなカラオケなのに突然声がかすれてうまく歌えない
こんなことは今までなかったのに…
さらに翌日
ゴホッ
ゴーッホ ゴホッ
症状４［咳］
咳《せき》が止まらなくなってしまったのです
やっぱりタバコの吸いすぎなのか？
喉《のど》か肺に何か異常が？誠さんは近くの病院で健康診断を受けたのです――その結果
レントゲン検査や血液検査などでも特に異常はありませんね
ほっと胸をなでおろす誠さん――しかし
この健康診断の結果こそが悔やんでも悔やみきれない大きな落とし穴だったのです――

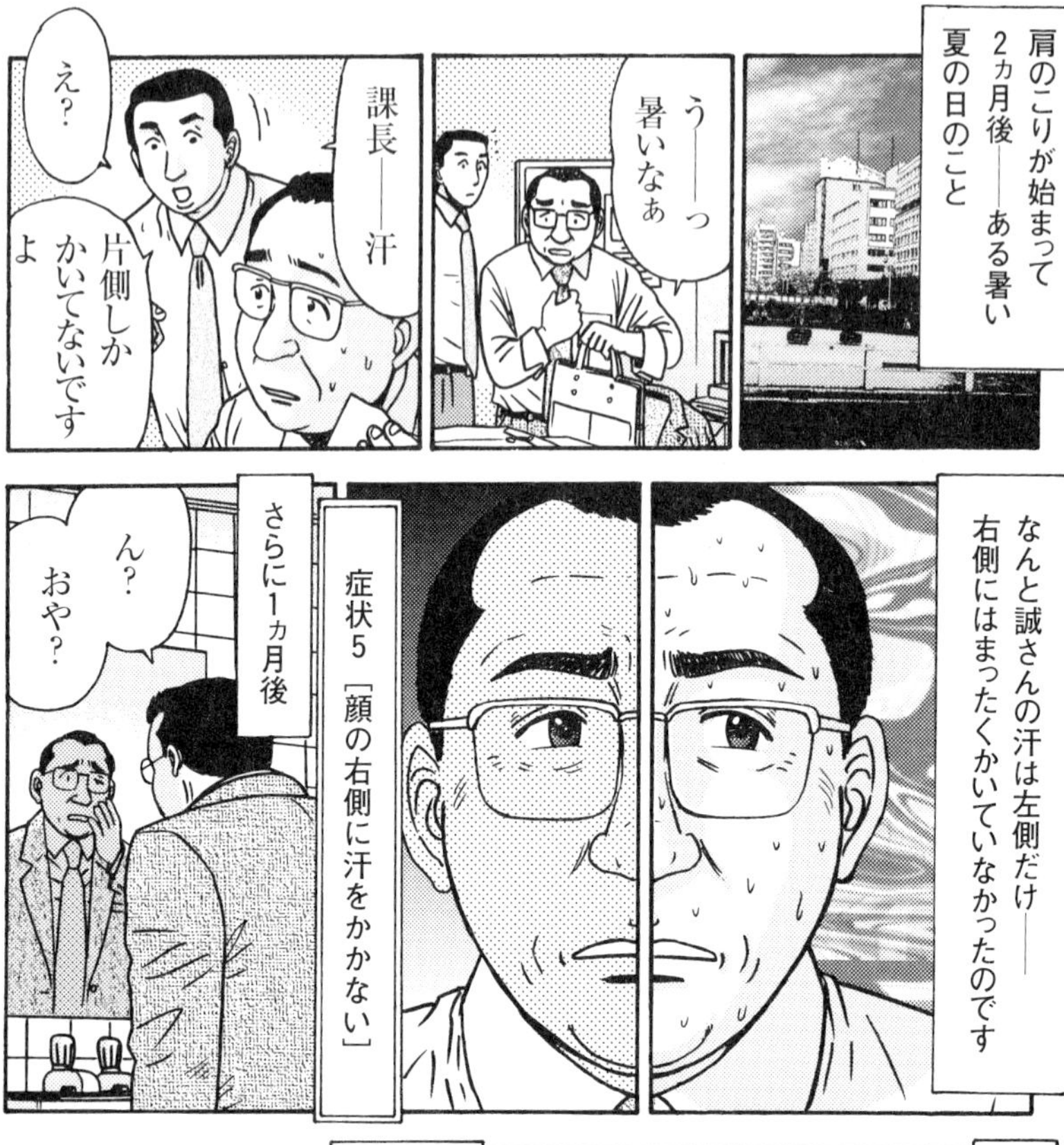

肩のこりが始まって2ヵ月後――ある暑い夏の日のこと
う――っ暑いなぁ
課長――汗
え？
片側しかかいてないですよ
なんと誠さんの汗は左側だけ――右側にはまったくかいていなかったのです
症状5［顔の右側に汗をかかない］
さらに1ヵ月後
ん？おや？
右目だけが細くなっている。――またしても右側に異変が
症状6［右目が細くなる］
このときすでに誠さんの体内では悪魔が激しく増殖を続けていたのです
そして右肩の痛みから3ヵ月後――

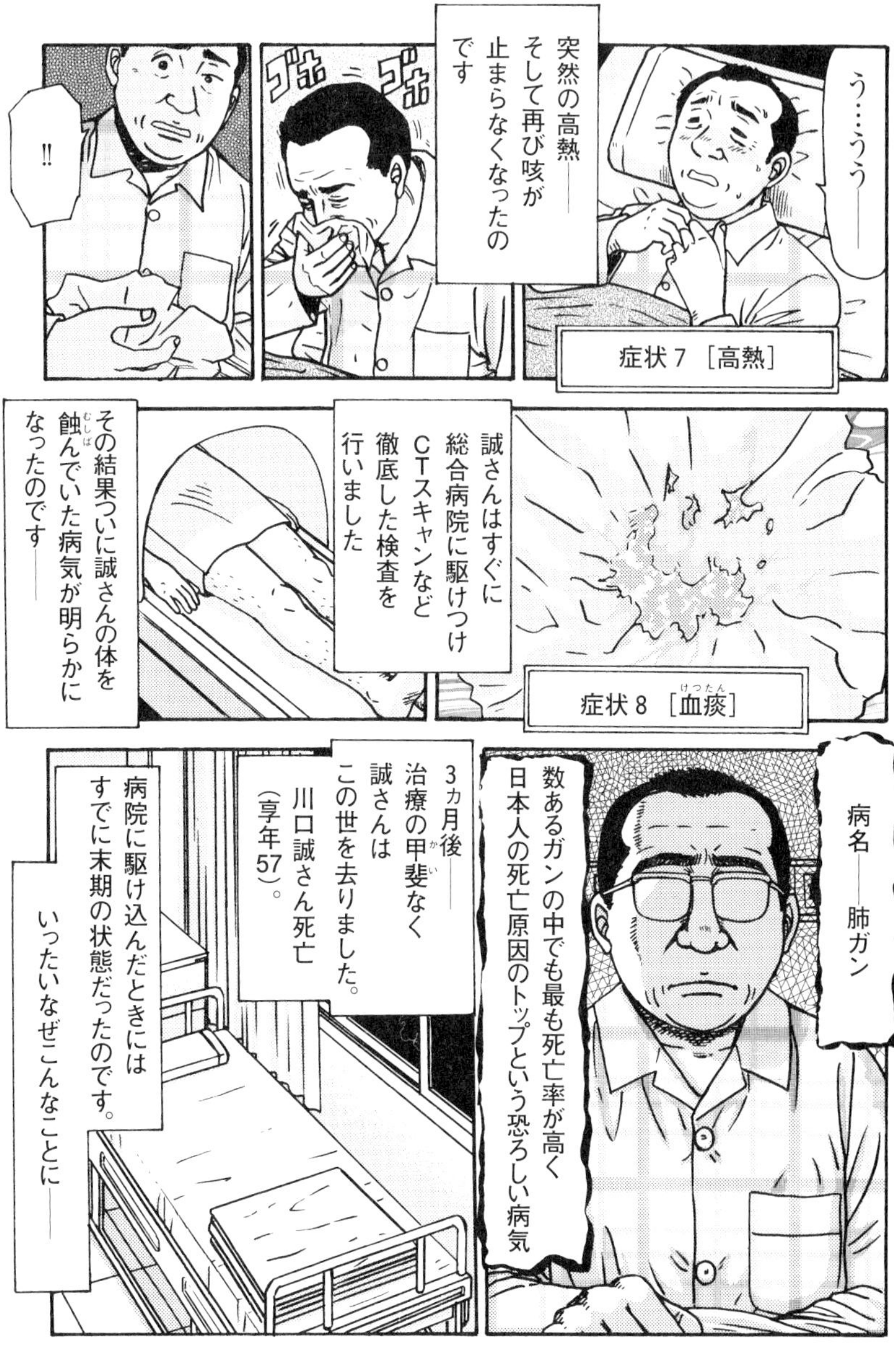

う…うう——
症状7［高熱］
突然の高熱——そして再び咳が止まらなくなったのです
ゴホ
ゴホ
!!
症状8［血痰《けつたん》］
誠さんはすぐに総合病院に駆けつけCTスキャンなど徹底した検査を行いました
その結果ついに誠さんの体を蝕《むしば》んでいた病気が明らかになったのです——
病名——肺ガン
数あるガンの中でも最も死亡率が高く日本人の死亡原因のトップという恐ろしい病気
3カ月後——治療の甲斐《かい》なく誠さんはこの世を去りました。
川口誠さん死亡（享年57）。
病院に駆け込んだときにはすでに末期の状態だったのです。
いったいなぜこんなことに——

症例⑨

肩こり ◀◀◀

肺ガン

（はいがん）

【担当医】
佐藤哲夫
（さとう・てつお）
東京慈恵会医科大学
呼吸器内科診療部長

誠さんの場合、原因は、やはりタバコの吸いすぎにありました。30年にわたる喫煙で、誠さんの肺は写真のような状態になっていたのです。

しかし、誠さんは健康診断を受けていたはずです。それなのになぜ、ガンを発見することができなかったのでしょうか？

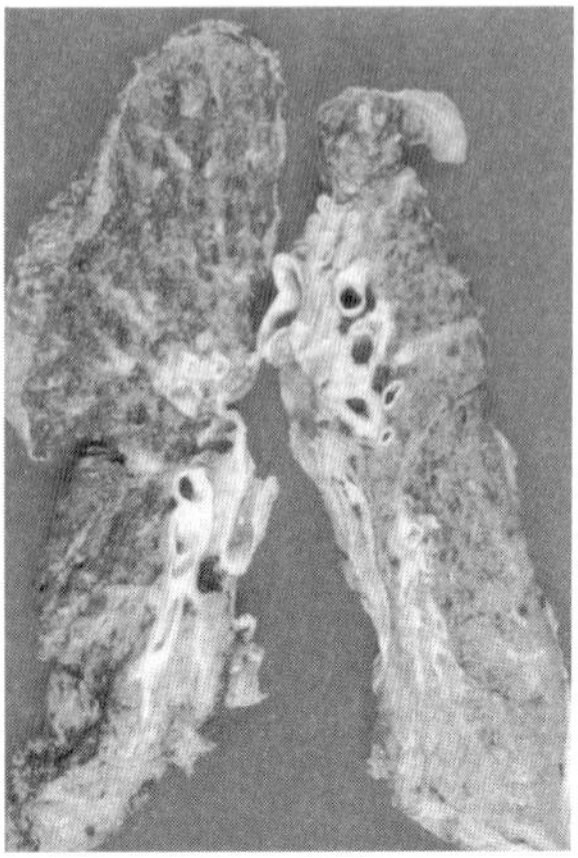

喫煙者の肺

実は肺ガンは、通常のレントゲン検査では患部が肋骨《ろっこつ》に隠れてしまったり、心臓の陰になっていたりして、病巣を確認するのが難しいことがあります。

さらに、ガンが進行してしまうまで、ほとんど症状が出ないのも特徴です。つまり、最初から肺

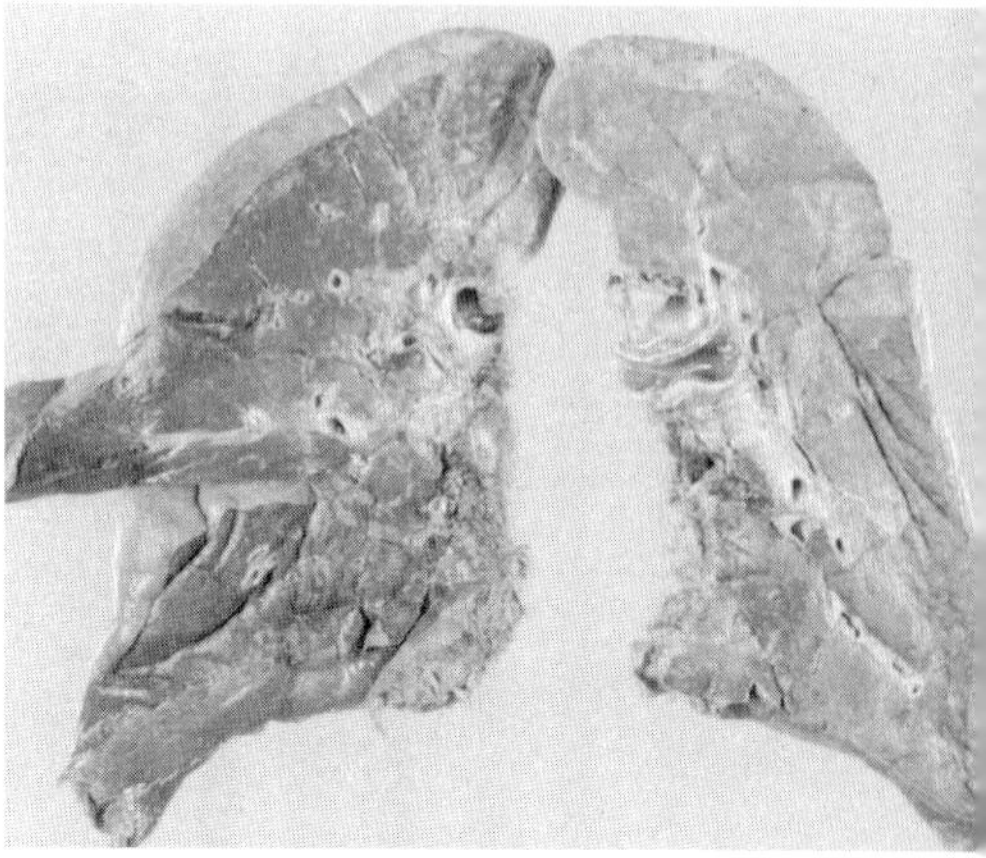

非喫煙者の肺

ガンだと疑い、詳しい検査をしなければ発見できないというのが現状なのです。

では、誠さんが肺ガンを疑うきっかけはなかったのでしょうか？　そのサインこそが、右肩だけが痛んだ肩こりでした。

誠さんの場合、右の肺の上部にガンができました。この場所で大きくなった肺ガンが、右肩に近い神経や骨を圧迫しました。そのため、右側にだ

①定年間近まで喫煙者だが、健康診断で異常なし。

⇩

②今までも肩こりはあったが、右肩だけが痛む。

⇩

③マッサージの効果なし。声がかすれ始めた。

⇩

④咳が激しく出て体に異常を感じ、病院で受診。

⇩

⑤血液検査、レントゲンでも異常がなく、一安心。

⇩

⑥2カ月後の夏、左側のみ玉のような汗が出る。

⇩

⑦さらに1カ月後、鏡の顔に違和感。右目だけ細い。

⇩

⑧突然、高熱と咳が出る。しかも痰に血が混じる。

⇩

⑨CTスキャンなどの精密検査を総合病院で受診。

⇩

⑩肺ガンの末期状態と判明し、3カ月後に死亡。

け肩こりや痛みが生じたのです。

　声がかすれてしまったのも、成長した肺ガンが声帯の神経を圧迫していたからでした。顔の右側に汗をかかなかったのも、右目だけが細くなったのも、ガンが右側の汗やまぶたの動きをコントロールする神経に影響を与えたからでした。

　そして、最後の瞬間が訪れました。痰に血液が混じっていました。血痰《けったん》です。

　これは、ガンの膨張にまわりの毛細血管が耐えきれなくなり、遂に切断されて、出血してしまったものでした。

　ここに至る以前にガンを疑って精密検査を受けていれば、こんなことにならなかったかもしれません。

肺ガンの種類と特徴

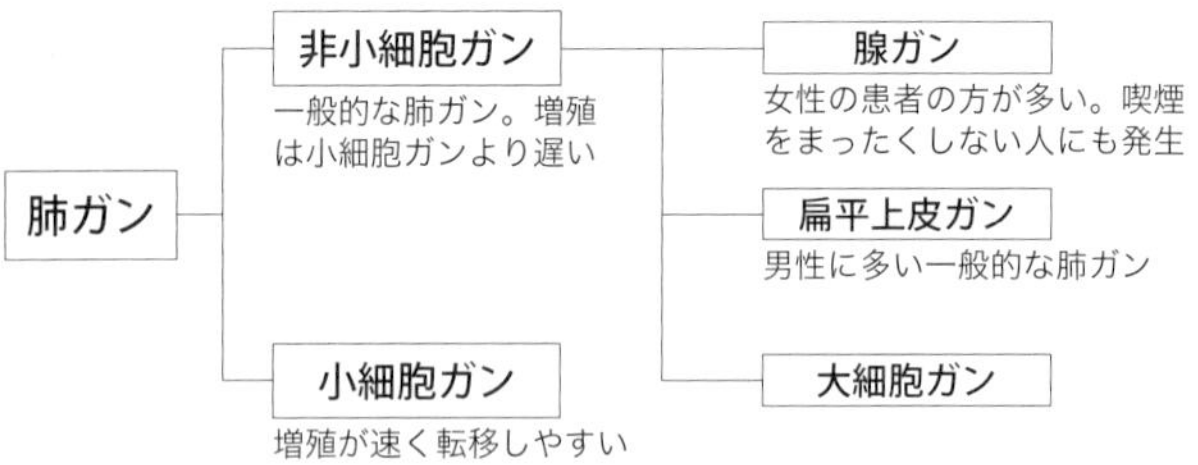
肺ガン
非小細胞ガン
一般的な肺ガン。増殖は小細胞ガンより遅い
小細胞ガン
増殖が速く転移しやすい
腺ガン
女性の患者の方が多い。喫煙をまったくしない人にも発生
扁平上皮ガン
男性に多い一般的な肺ガン
大細胞ガン

　肺ガンの発生部位による分類では、気管支の太い部分にできる肺門部型ガンと、そこから肺胞までの間にできる肺野型ガンがある。前者は、咳、痰などの自覚症状があるが、後者にはない。X線撮影では前者は発見されにくく、後者は発見される。

　上の肺ガンのうち、喫煙者に発生率が特に高いのは、扁平上皮ガンと小細胞ガンである。それぞれの肺ガンの種類によって細胞の発育と広がり方は異なり、また、治療法も違う。

肺ガン

ガンは、1981年に脳卒中に取って代わり日本人の死亡原因のトップになり、以来その座を占め続けています。ガンの中でも肺ガンは、男性では第1位、女性では胃ガンに次いで2位です。

腫瘍《しゅよう》というのは腫《は》れもので、突然変異による、分裂の歯止めが壊れた細胞が出現し、分裂が繰り返されると、これが腫瘍になります。腫瘍には良性と悪性の2種類があります。

良性腫瘍は、ガンとはいいません。イボやポリープも腫瘍ですが、周囲の細胞を破壊したり転移したりせず、取り除くとほとんどの場合、再発しません。したがって、生命にかかわることはごく稀です。

悪性腫瘍には、ガンと肉腫があります。発生する部位が上皮細胞の場合はガンで、上皮細胞以外（非上皮）の場合が肉腫です。

正常な細胞が突然変異を起こすと、細胞分裂を無秩序で無制限に繰り返す細胞（ガン細胞）に変化してしまいます。これがガンの発生（細胞のガン化）です。

ガン細胞は、周囲の組織や器官へ浸潤し、ダメージを与え、血流やリンパ系に乗って他の部位（肺ガンは、骨、脳、肝臓）に転移します。

ガンの特徴の一つは、ほとんどの場合、初期症状がなく発見が遅れることです。体の異常など自覚症状がなく、現れたときは手遅れの場合が多いのです。

ガン発生の誘因として考えられているものには、体質遺伝、継続的な刺激、発ガン物質、喫煙、ウイルス、放射線、ストレスなどがあります。

肺ガンは喫煙が原因の場合が最も多く、一般的に増殖速度は速いです。診断から1年以内に死亡する場合が多く、生存率は10〜15％と、最も致命率の高いガンです。

検査は118ページ参照。治療方法としては、手術、放射線療法、化学療法（抗ガン剤）、免疫療法、緩和医療などが行われています。

あなたの危険度と予防法

体質・環境・習慣

①年齢と性別は？

②喫煙習慣がありますか？

③血縁者にガンで死亡した人は多いですか？

④ちりやほこりが多いなど、大気が汚染されている環境に長時間いますか？

肺ガンは、40代から患者数が多くなり、50〜60代が最も多く、3：1で男性の割合が多いガンです。

ガン全般に、ガンの発生しやすい体質遺伝説がありますので、血縁者にガン患者が多い場合は注意しましょう。

肺ガンのいちばんの原因は喫煙ですが、喫煙習慣のまったくない人も肺ガンにかかりますので、安心できません。しかし、喫煙者が肺ガンになる危険率は、非喫煙者の10〜20倍高いと言われています。環境においては、ちり、ほこり以上にアスベストやラドン、ディーゼル車の排ガスなどの発ガン物質が危険度は高いです。

喫煙と発ガン物質

タバコの煙には、細胞を傷つける発ガン物質が含まれている。喫煙による発生率が高いガンは、肺ガンの他に口腔ガン、咽頭ガン、喉頭ガン、食道ガン、膀胱ガン、胃ガン、頸部のガン、膵ガンなどである。また、非喫煙者が受ける伏流煙（他人のタバコの煙を吸うこと）による受動喫煙でも、危険率は高まる。

1日の喫煙本数×喫煙年数＝（喫煙指数）が、400以上の場合、非喫煙者の5〜25倍の肺ガンのリスクがあると言われる。

兆候・症状1

⑤一方の肩だけに、こりを感じることがありませんか？

⑥首や顔が腫れぼったくありませんか？

⑦顔の片方だけに汗をかくことがありませんか？

⑧声がかすれていませんか？

⑨息切れや、息がゼーゼーすることはありませんか？

⑩咳《せき》や空咳《からぜき》が続き、咳止めを飲んでも治らないことがありませんか？

⑪指先が太鼓のバチ状に膨らんでいませんか？

⑫爪《つめ》がスプーンを伏せた形になっていませんか？

⑬水を飲むときにむせませんか？

　肺ガンが発生して腫瘍が大きくなると、その近くを通る神経を圧迫します。それが理由で、上記のような症状が出ることがあります。逆に症状が出るということは、腫瘍がそれほどの大きさに成長している証拠でもあります。

兆候・症状2

⑭肺炎や気管支炎を繰り返していませんか？

⑮突然、高熱や咳が出ていませんか？

⑯痰《たん》に血が混じっていませんか？

⑰胸に持続する痛みがありませんか？

⑱体重が減少したり、食欲不振になっていませんか？

⑱は、肺ガンだけでなく、どのガンでも体重は減少します。体重の異常な変動には注意しましょう。

前ページの⑤以降の症状のどれかがあって、体に不調を感じたら、肺ガンを疑って早期の検査を受けることをおすすめします。下記のような検査を受けてください。

肺ガンは、初期にはほとんど症状が出ませんが、咳や痰は肺ガンに特徴的で、特に血痰は重要なサインです。

肺ガンの検査

Ｘ線検査：胸部単純Ｘ線写真、ＣＴスキャンで、腫瘍の存在はわかりますが、良性か悪性かはわかりません。

痰の細胞診：吐き出した痰や、喉の奥に管を入れて吸引した痰の細胞を顕微鏡で調べる。この検査で陰性でも安心はできず、次の内視鏡検査を行う。

内視鏡検査：口から気管支鏡ファイバースコープを入れて、直接観て調べる。画像撮影して拡大もできる。また、部位の組織片を採取して調べる。肺ガンの確定診断とともに、その広がりも判明する。

症例⑩

本当は怖い

頭痛

最近、頭痛がしませんか？
段差でよくつまずきませんか？
手先が言うことをきかなくなったと感じていませんか？

そのまま放っておくと大変なことになりますよ。

忍び寄る黒い影

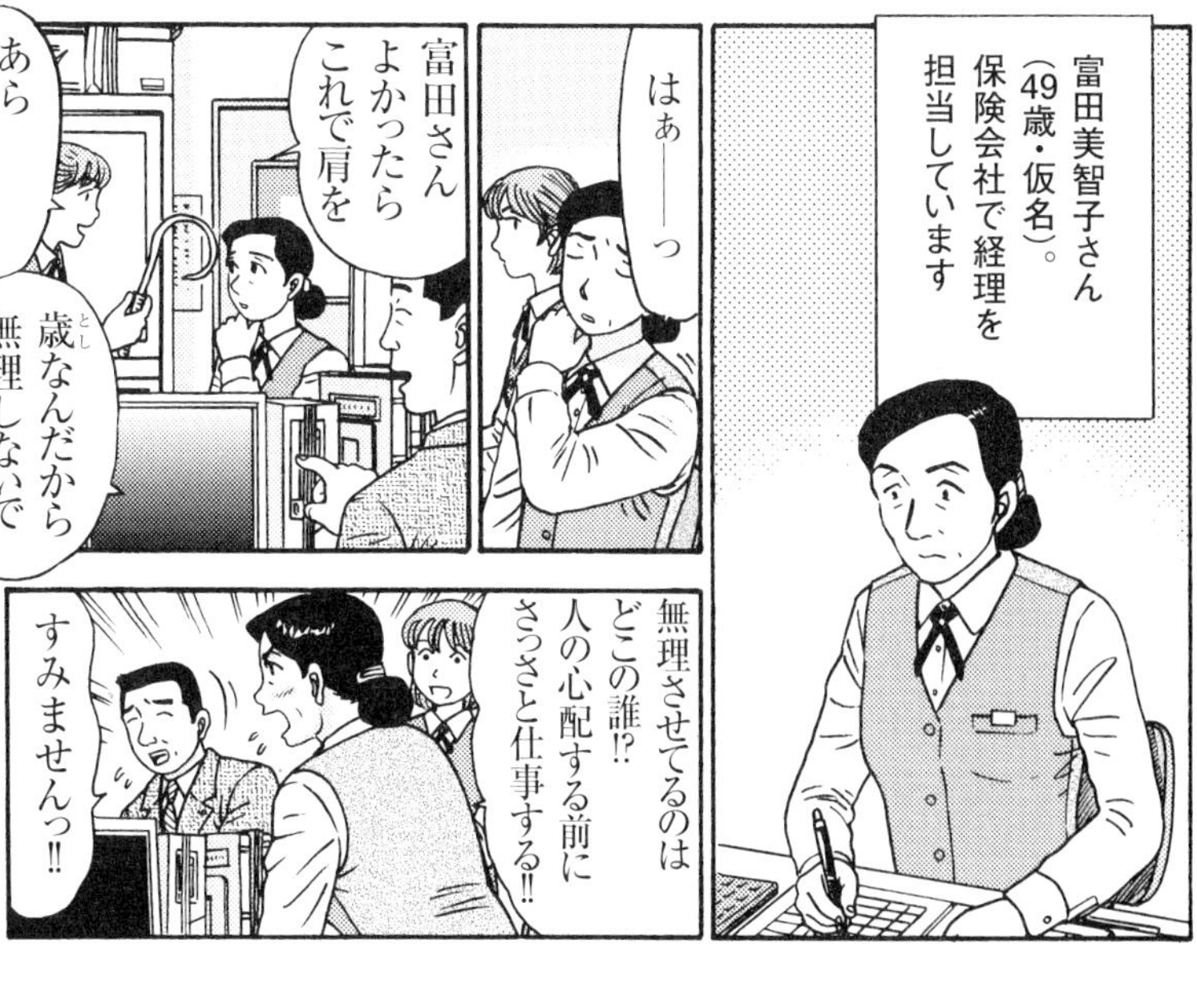
富田美智子さん（49歳・仮名）。保険会社で経理を担当しています
はぁーーっ
富田さん よかったら これで肩を
あら ありがとう
歳《とし》なんだから 無理しないで くださいよ
無理させてるのは どこの誰!? 人の心配する前に さっさと仕事する!!
すみませんっ!!

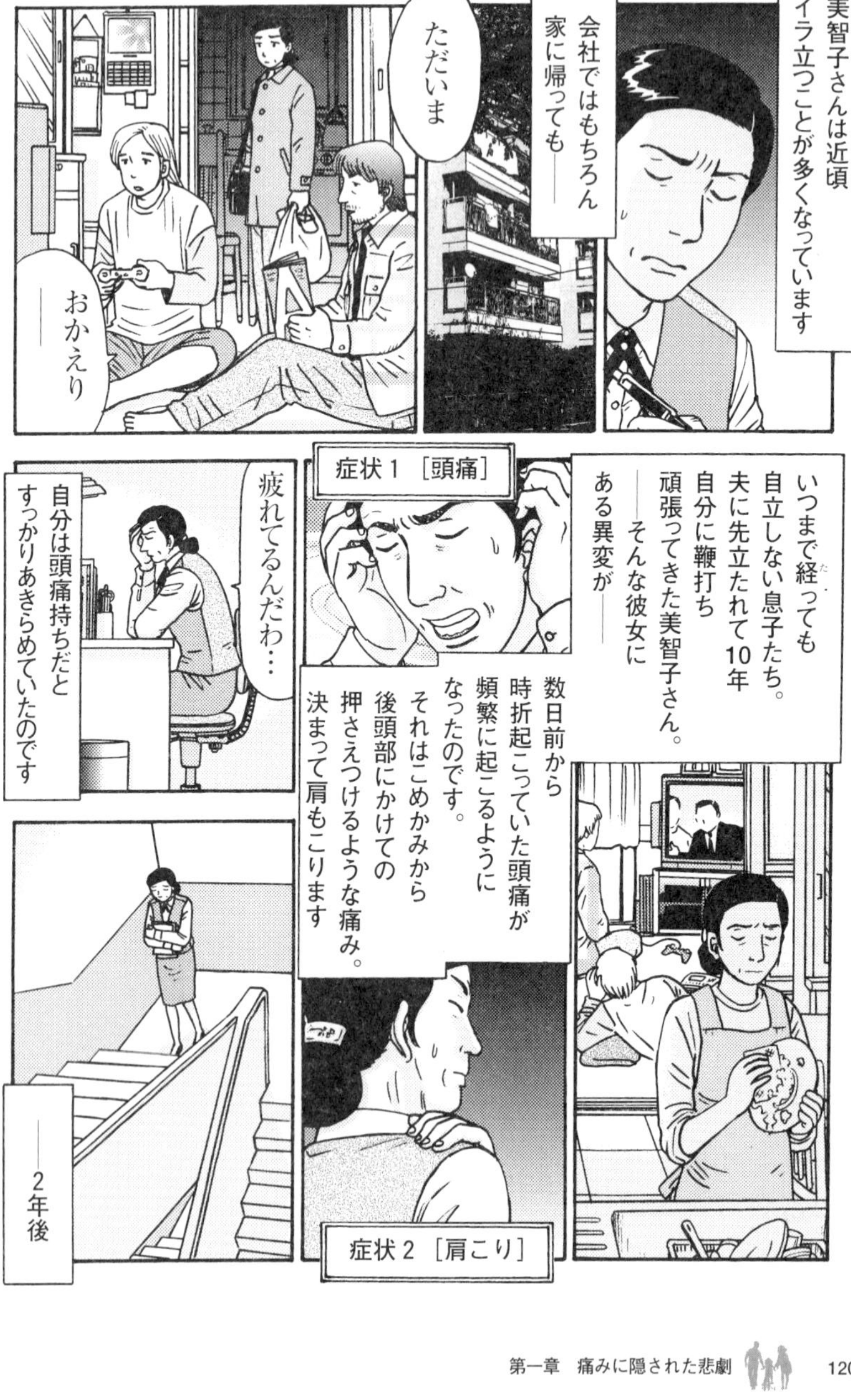
美智子さんは近頃
イラ立つことが多くなっています
会社ではもちろん
家に帰っても――
ただいま
おかえり――
いつまで経《た》っても
自立しない息子たち。
夫に先立たれて10年
自分に鞭打ち
頑張ってきた美智子さん。
――そんな彼女に
ある異変が――
症状1［頭痛］
数日前から
時折起こっていた頭痛が
頻繁に起こるように
なったのです。
それはこめかみから
後頭部にかけての
押さえつけるような痛み。
決まって肩もこります
疲れてるんだわ…
自分は頭痛持ちだと
すっかりあきらめていたのです
症状2［肩こり］
――2年後

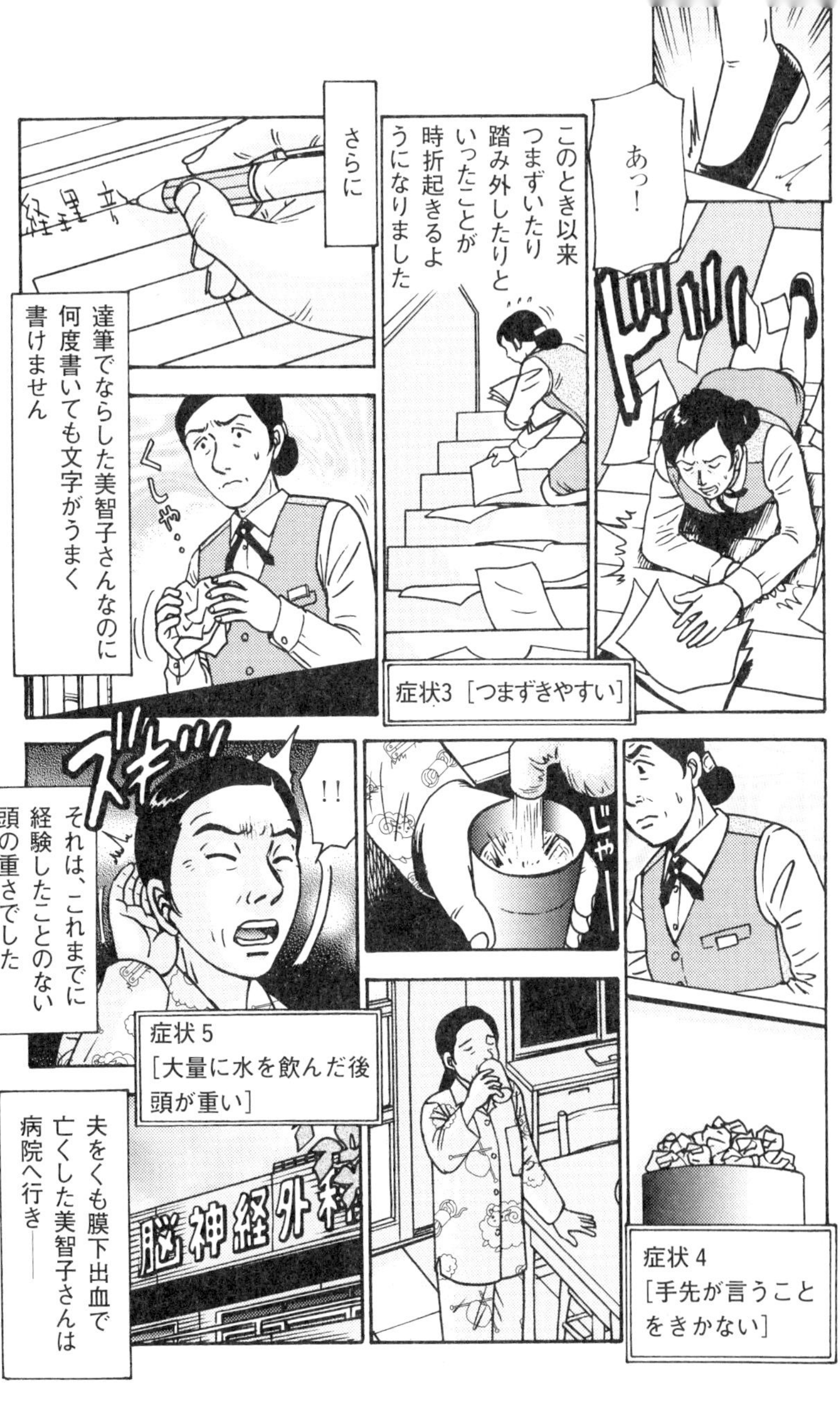

あっ!
このとき以来つまずいたり踏み外したりといったことが時折起きるようになりました
症状3［つまずきやすい］
さらに
達筆でならした美智子さんなのに何度書いても文字がうまく書けません
くしゃ。。
症状4
［手先が言うことをきかない］
じゃー
ズキッ
!!
それは、これまでに経験したことのない頭の重さでした
症状5
［大量に水を飲んだ後頭が重い］
夫をくも膜下出血で亡くした美智子さんは病院へ行き——
脳神経外

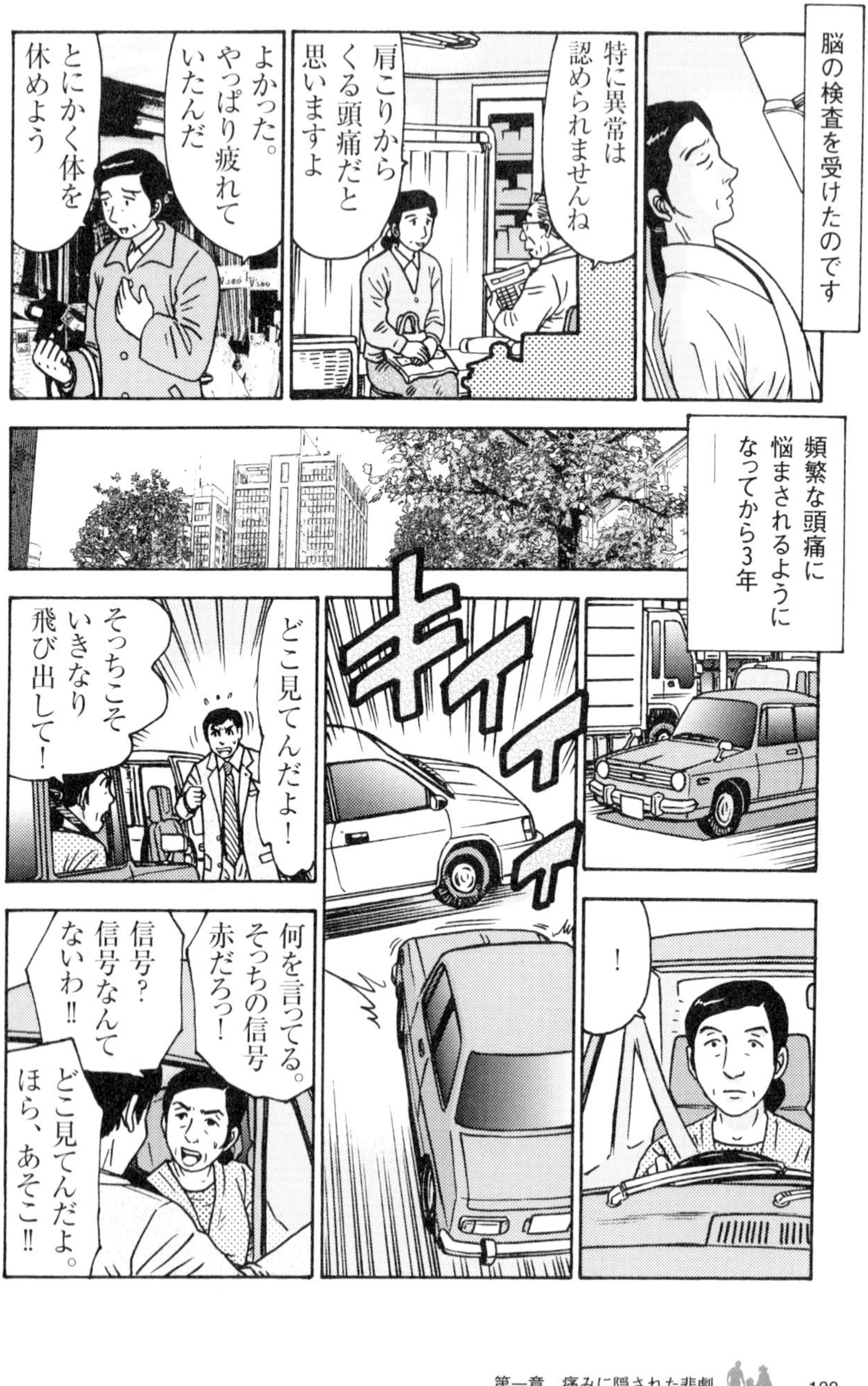
脳の検査を受けたのです
特に異常は認められませんね
肩こりからくる頭痛だと思いますよ
よかった。やっぱり疲れていたんだ
とにかく体を休めよう
頻繁な頭痛に悩まされるようになってから3年
キィィィィ
!
何を言ってる。そっちの信号赤だろっ!
信号?信号なんてないわ!!
どこ見てんだよ。ほら、あそこ!!
どこ見てんだよ!
そっちこそいきなり飛び出して!

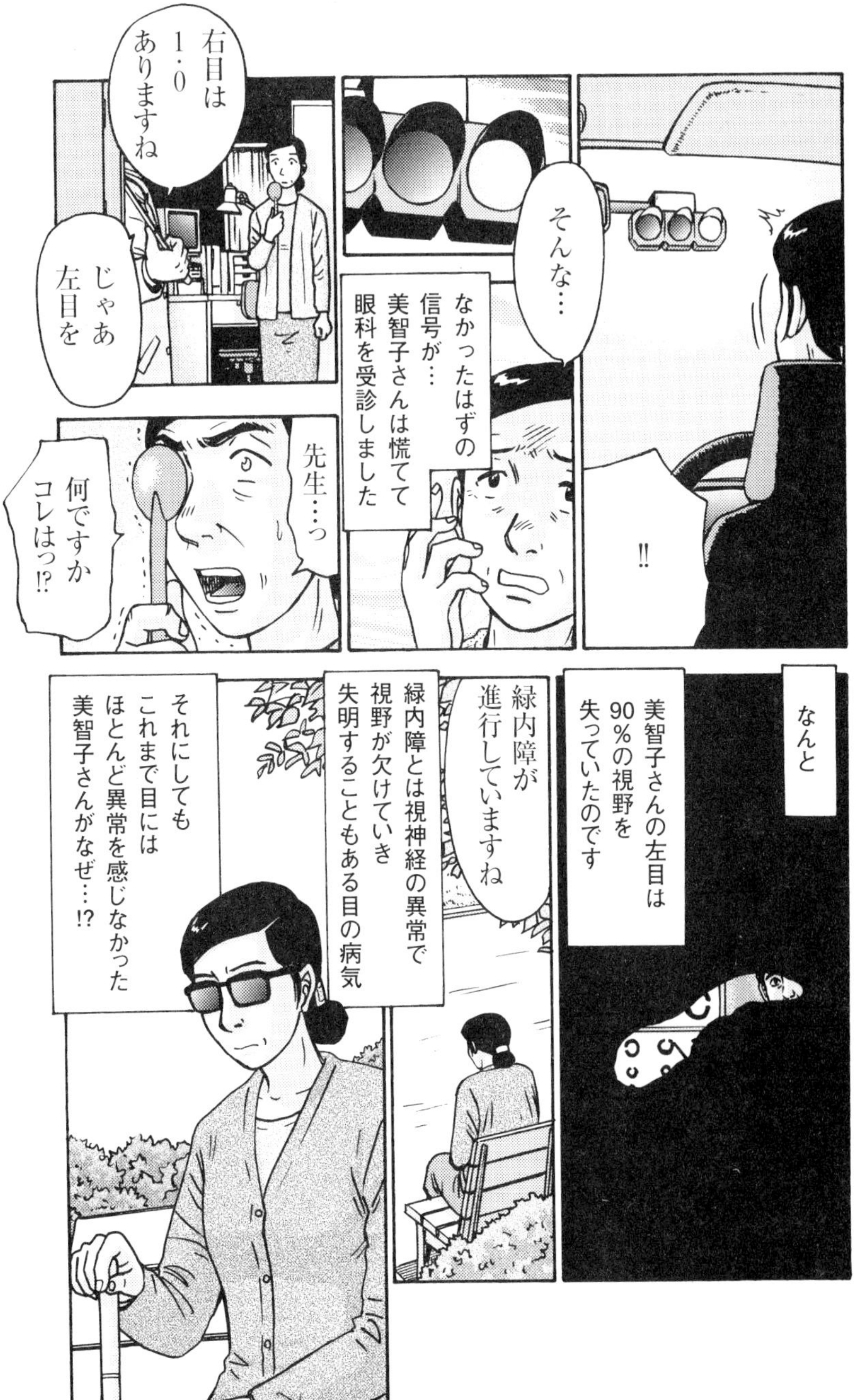
!!
そんな…
なかったはずの信号が… 美智子さんは慌てて眼科を受診しました
右目は1.0ありますね
じゃあ左目を
先生…っ
何ですかコレはっ!?
なんと
美智子さんの左目は90%の視野を失っていたのです
緑内障が進行していますね
緑内障とは視神経の異常で視野が欠けていき失明することもある目の病気
それにしてもこれまで目にはほとんど異常を感じなかった美智子さんがなぜ…!?

症例⑩

頭痛

緑内障（りょくないしょう）

【担当医】
北澤克明（きたざわ・よしあき）
日本緑内障学会理事長
赤坂北澤眼科院長

「緑内障」は、視神経の異常により徐々に視野が欠けていき、失明することもある目の病気です。これまで目にはほとんど異常を感じなかったのに、どうして急に目の病気になったのでしょう。原因は定かではありませんが、彼女の場合は、どうやら長時間下を向いていたことも一つのきっかけになったと考えられます。

私たちの目は、主に「硝子体《しょうしたい》」と呼ばれるゼリー状の成分で占められています。その硝子体の外側を「房水《ぼうすい》」と呼ばれる水分が流れていて、その量を調節することで、目の圧力、眼圧を一定に保っています。美智子さんの場合、下を向き続けたことで房水の通りが悪くなり、その量が増えすぎてしまいました。そうすると、眼圧が上昇し、目の中の組織が圧迫されて、眼の痛みが頭部組織の痛みとして伝わっていきました。それが頭痛の原因でした。

水を大量に飲んだ後の頭の重さも、体内の水分の上昇に伴って房水が増え、眼圧が上昇したことが原因でした。あのときの異常で、脳の検査ではなく、気がついて眼科に行っていれば早期発見ができたに違いありません。

精神的なイライラは血圧を上昇させ、美智子さんの眼圧も上がる一方でした。そうして症状はしだいに悪化していきました。

眼圧が上がり続けると、今度は眼の奥にある硝子体が視神経を圧迫します。視神経というのは、目が見た情報を脳に伝える役割を果たしています。その視神経が眼圧の圧迫に耐えきれず、ついには破壊されてしまったのです。

視神経の破壊によって、美智子さんの左目の視野は、どんどん狭まっていきました。そして、

①息子2人との3人暮らし。子供は自立せず。

⇩

②仕事は頑張りやで会社でも家でもイライラ。

⇩

③数年前からあった頭痛が頻発するようになる。

⇩

④こめかみから後頭部にかけての痛み。肩こりも。

⇩

⑤疲れのせいと放置。2年後、階段を踏み外す。

⇩

⑥達筆だった字がうまく書けない。手先不自由。

⇩

⑦大量の水を飲んだ後、異常に頭が重い。

⇩

⑧不安になり、脳検査を受けるが特に異常なし。

⇩

⑨車の運転中、信号が見えず、事故寸前。

⇩

⑩眼科を受診。緑内障で左目 90%の視野喪失。

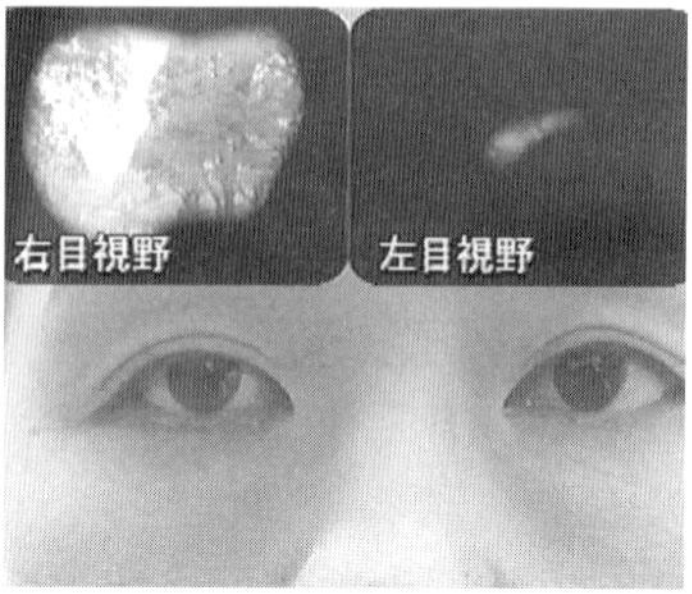

左目は90%も視野を失っていた

それを症状の軽いほうの右目が少しでも補おうとしたため、こめかみから肩にかけての筋肉に負担がかかり、それで肩こりが生じていたのです。肩こりも緑内障が原因でした。

階段の踏み外しやつまずきは、片目でしか見えていない状態なので、遠近感が測りにくくなり、段差が測れなくなっていたためです。手が言うことをきかないのも、やはり視野が欠けていたためで、全体のバランスがとれなくなり、文字を枠の中に収められなくなっていました。

頭痛という最初の警告から3年経《た》ったときには、美智子さんの左目はほとんど中心部しか見えていませんでした。運転時の彼女には、現実に信号が見えていなかったのです。

それにしても、なぜ彼女は失明寸前までこの事態に気づかなかったのでしょうか？

実は、この事例は特殊なケースではありません。ピントが合わない近視や遠視などが原因の視力の低下は誰でも気がつくのですが、視野が狭くなったことにはなかなか気づきにくいものなのです。緑内障になっても、すべて見えなくなるのではなく、ある程度まで中心の部分は見えているのです。人は無意識に視野の狭さを補おうと、視点を移動させます。その結果、全体が見えてしまうので、病気に気づかないのです。

さらに、片一方の視野が欠けても、正常なもう片方の眼が補ってくれることも異常に気づきにくい原因です。知らないうちに進行して、そして必ず両目ともかかるというのがこの病気の恐ろしさです。

美智子さんが眼科に駆けつけたときはすでに手遅れでした。右目は30%、左目はなんと90%の視野を失っていました。でも、その段階で治療に専念すればまだよかったのです。それを美智子さんは子どもたちのためを思い、その後も病院に行くのも惜しんで働き続けてしまいました。そして、その間、症状はゆっくりと進行していったのです。

現在、彼女は両目とも視野の90%を失い、一筋の光だけを頼りに暮らしています。何よりこの病気が本当に怖いのは、進行を止めることはできても、失った視野を取り戻す治療方法がないことです。

現在、緑内障を患っている人は、全国でおよそ400万人と推測されています。ところが治療を受けているのはわずか40万人、つまり360万人もの人が、緑内障が進行しているのを知らずに放置し、最悪の結末に向かって突き進んでいるのです。

あなたの 危険度 と 予防法

体質・生活

①40歳以上ですか？

②近視ですか？

③血縁者に緑内障の人がいますか？

④以前に、野球やボクシングなどで目に打撲を受けるなどのケガをしたことがありますか？

緑内障という名前は、眼圧が高くなると角膜（黒目）がむくむために瞳孔（ひとみ）が開き、緑色に見えることからきています（俗に「青そこひ」とも）。

緑内障は40歳以上で５％（20人に１人）の人がかかっていて、60歳以上では若い人の６倍、血縁者に緑内障の人がいれば４～９倍とのデータもあります。

目にケガをした経験がある人は続発生緑内障（他の病気が原因でなる緑内障）になる可能性があります。特に、目の出血を起こした場合は、定期診察を受け、絶えず注意する必要があります。

緑内障には、徐々に視野が狭くなる慢性緑内障と、急激に眼圧が高くなり、頭痛や吐き気を伴う急性緑内障の２タイプがあります。後者は吐き気の症状で内科へ行ってしまい、治療が遅れるというケースもあるようです。

兆　候

⑤デスクワークなどで、一日中下を向き続けることはありますか？

⑥毎日の仕事や生活で、イライラすることが多いですか？

⑦こめかみから後頭部にかけて頭痛がしますか？

⑧肩こりに悩まされていますか？

⑨目に疲れを感じますか？

⑩食後や、水を大量に飲んだあとに頭痛がしますか？

下向きの姿勢を続けると、目の中の房水が排出されにくくなり、目の中に溜まって眼圧を上昇させます。また、ストレスなどで血圧が高かったりしても眼圧が上昇します。

眼圧が高くなると、頭痛や吐き気、眼痛が起こります。

頭痛、肩こり、目の疲れなどが激しいときは、脳外科だけでなく、緑内障を疑って眼科も受診しましょう。

緑内障の検査

眼圧検査：目の内部の圧力測定。眼圧は一日のうちでも変動する。早朝に高く、深夜に低い。走ったり、興奮したり、食事や水分をたくさん摂ったりすると上がる。10～21㎜Hgが正常範囲とされる。

眼底検査：眼底に光を当てて検眼鏡を使って眼をのぞく検査。視神経に異常がないか調べる。

視野検査：光の点を点滅させ、視野に見えにくいところがないかを調べる。

症　状

⑪最近、階段を踏み外したり、手先が言うことをきかなくなったりしたことがありませんか？

⑫信号を見落とすなどの経験がありませんか？

⑬眼痛、吐き気、急激な視力の低下がありませんか？

⑭電灯の周りに輪が見えませんか（虹視）？

⑮片目をつぶってみて視野が狭くなっていませんか？

⑪〜⑮の症状が出ていたら、緑内障はかなり進行しています。

緑内障の治療は、投薬によって房水の循環をよくし、眼圧を低く維持することが基本です。また必要に応じてレーザー治療やレーザー手術も行います。

日々の生活でも、眼圧が上がらないように心がけます。心身が疲れたり、興奮したりしないように。また、一度に大量の水を摂らないなどの注意も必要です。

慢性型の緑内障は、自覚症状がほとんどありません。眼圧が少し上昇したくらいでは痛みは感じません。

40歳を過ぎたら、眼科で緑内障の定期検査を受けましょう。

白内障と緑内障

白内障は水晶体の濁りで、自然な老化現象である。白内障は手術によってかなりの確率で視力が回復するが、緑内障では視神経が損傷されているため、二度と回復しない。したがって、早期発見、治療が絶対に必要である。

第二章　体調の変化に潜む罠

あなたは……
夏になると咳が出ませんか？
最近、肌が荒れていませんか？
ダイエットをしたことがありますか？

そのまま放っておくと大変なことになりますよ。

本当は怖い

喉の詰まり

症例⑪

最近、喉《のど》が詰まるような感覚はありませんか？
突然、めまいを感じることはありませんか？
ひょっとして、ストレスを溜《た》め込んではいませんか？

そのまま放っておくと大変なことになりますよ。

戦慄の不協和音

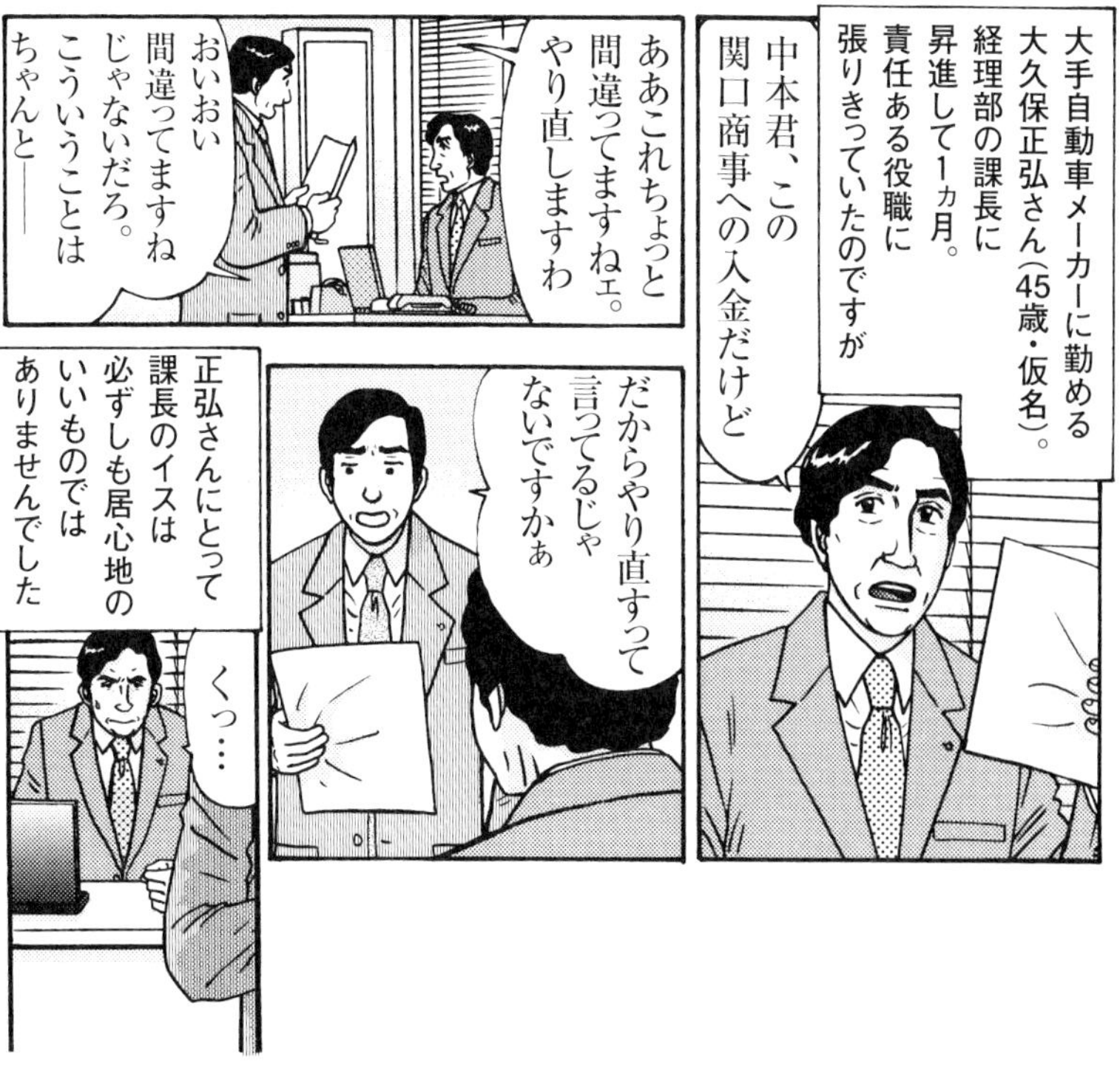
大手自動車メーカーに勤める大久保正弘さん(45歳・仮名)。経理部の課長に昇進して1ヵ月。責任ある役職に張りきっていたのですが
中本君、この関口商事への入金だけど
ああこれちょっと間違ってますねェ。やり直しますわ
おいおい間違ってますねじゃないだろ。こういうことはちゃんと——
だからやり直すって言ってるじゃないですかぁ
正弘さんにとって課長のイスは必ずしも居心地のいいものではありませんでした
くっ・・・

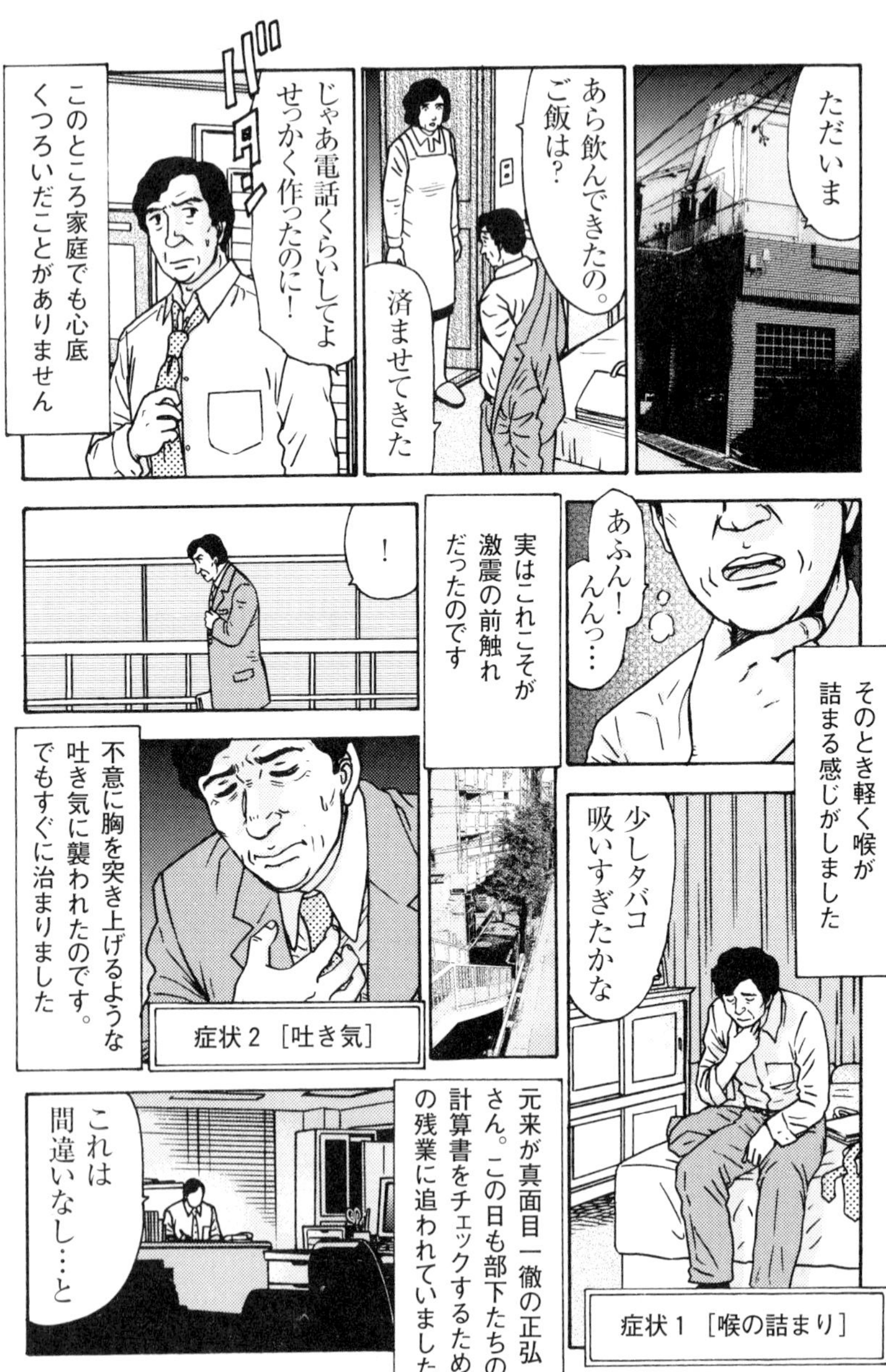

ただいま
あら飲んできたの。ご飯は？
済ませてきた
じゃあ電話くらいしてよせっかく作ったのに！
このところ家庭でも心底くつろいだことがありません
あふん！んんっ…
そのとき軽く喉が詰まる感じがしました
少しタバコ吸いすぎたかな
症状１［喉の詰まり］
実はこれこそが激震の前触れだったのです
！
不意に胸を突き上げるような吐き気に襲われたのです。でもすぐに治まりました
症状２［吐き気］
元来が真面目一徹の正弘さん。この日も部下たちの計算書をチェックするための残業に追われていました
これは間違いなし…と

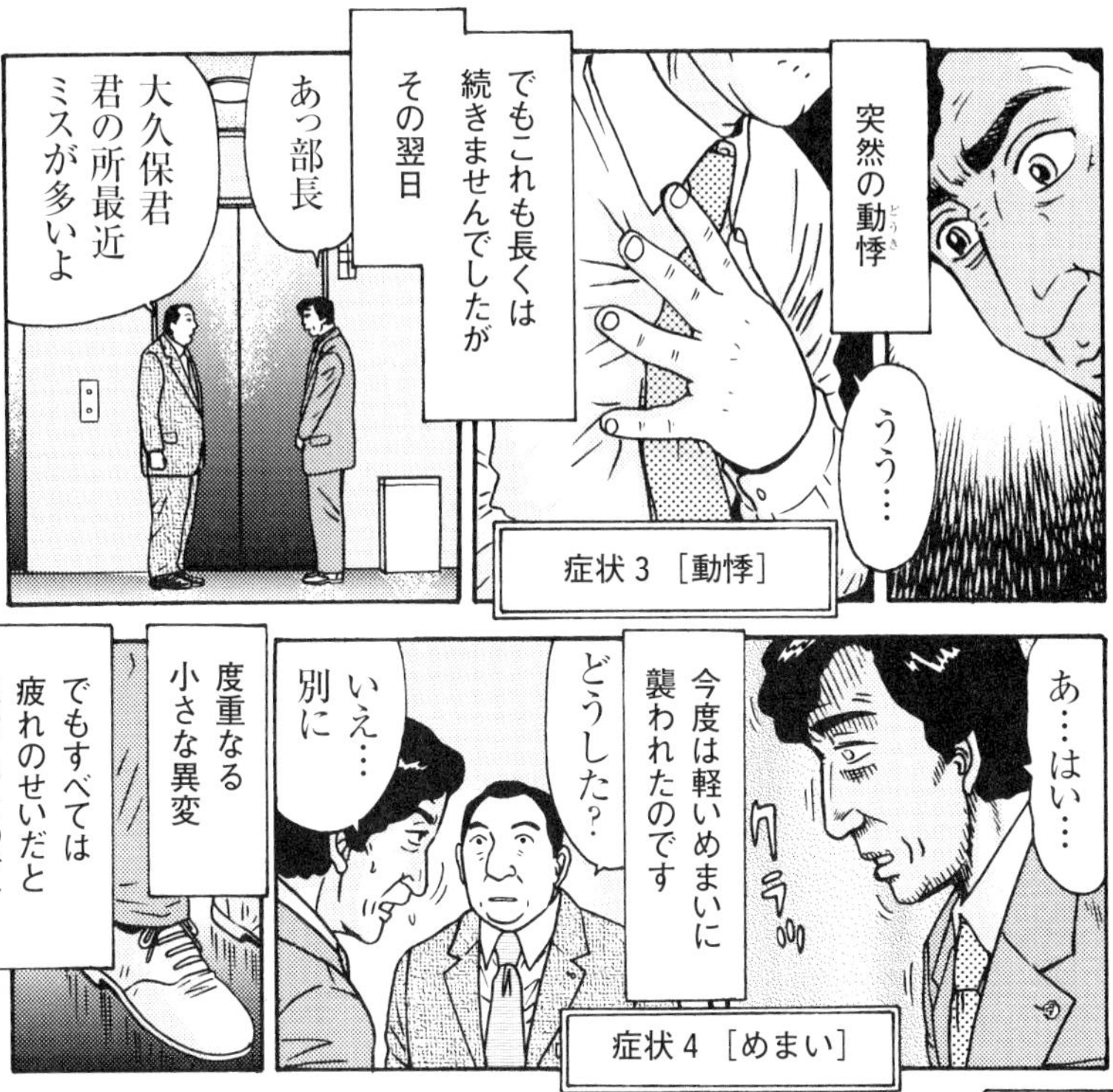
突然の動悸《どうき》
うう…
症状3［動悸］
でもこれも長くは続きませんでしたが
その翌日
あっ部長
大久保君
君の所最近
ミスが多いよ
あ…はい…
今度は軽いめまいに
襲われたのです
クラ…
どうした?
いえ…
別に
症状4［めまい］
度重なる
小さな異変
でもすべては
疲れのせいだと
思っていたのです
ところが2週間後
またもや不思議なことが――
コト
ガクッ
症状5［一瞬意識を失う］

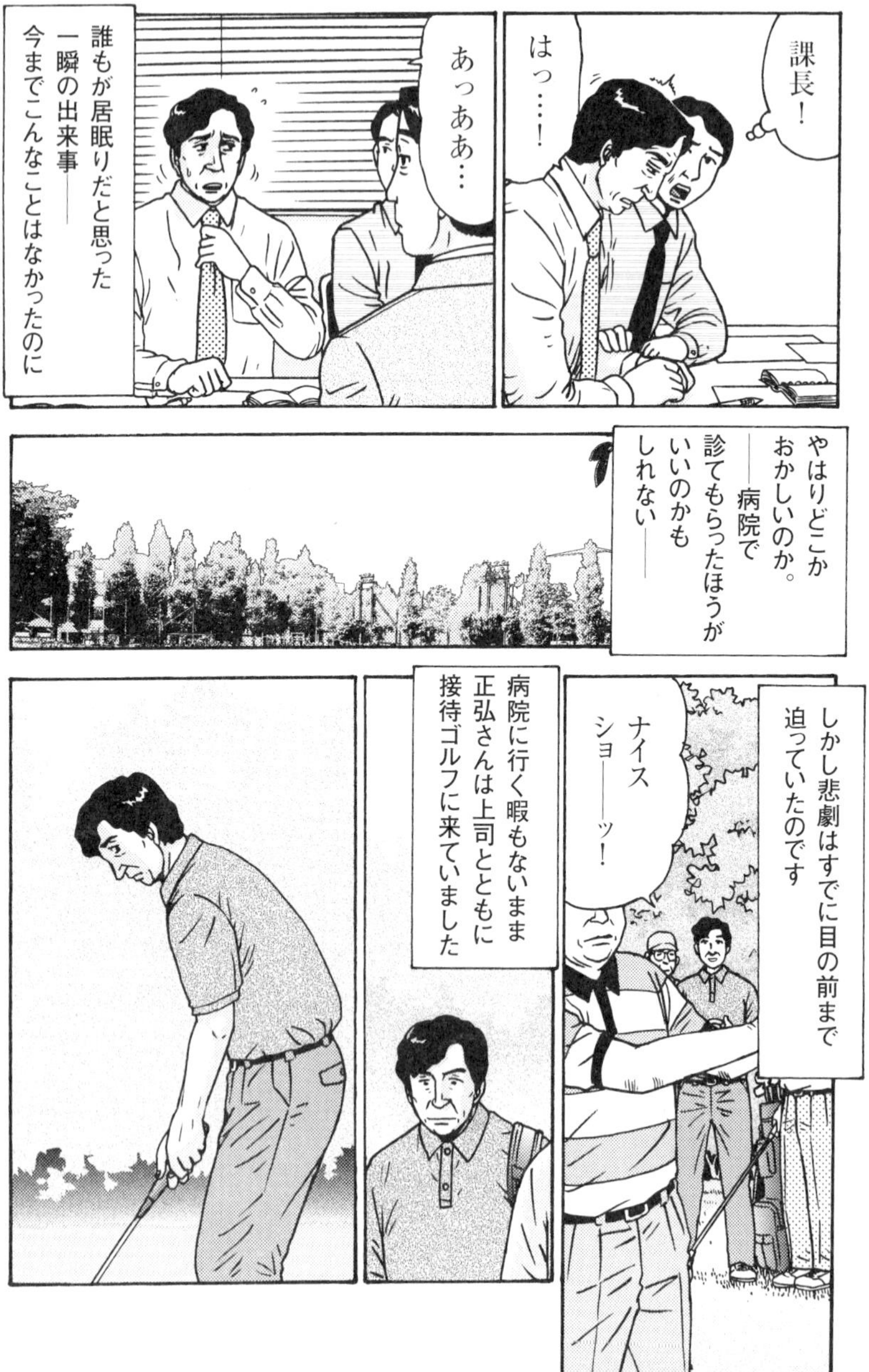
課長！
はっ…！
あっ　ああ…
誰もが居眠りだと思った
一瞬の出来事——
今までこんなことはなかったのに
やはりどこか
おかしいのか。
——病院で
診てもらったほうが
いいのかも
しれない——
しかし悲劇はすでに目の前まで
迫っていたのです
ナイス
ショ——ッ！
病院に行く暇もないまま
正弘さんは上司とともに
接待ゴルフに来ていました

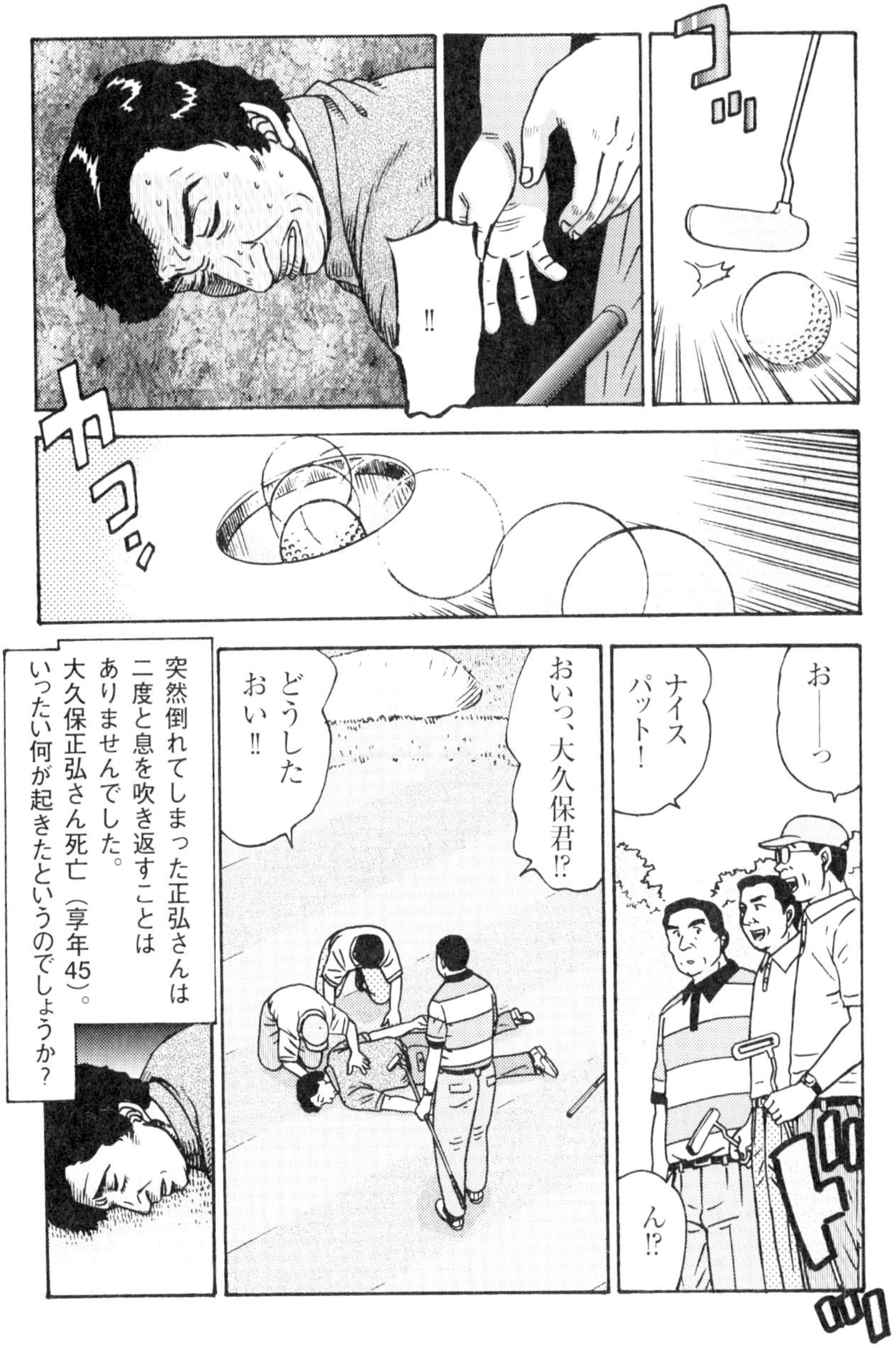
コッ
!!
カコッ
お——っ
ナイスパット！
ん⁉
ドッ
おいっ、大久保君⁉
どうしたおい‼
突然倒れてしまった正弘さんは二度と息を吹き返すことはありませんでした。大久保正弘さん死亡（享年45）。いったい何が起きたというのでしょうか？

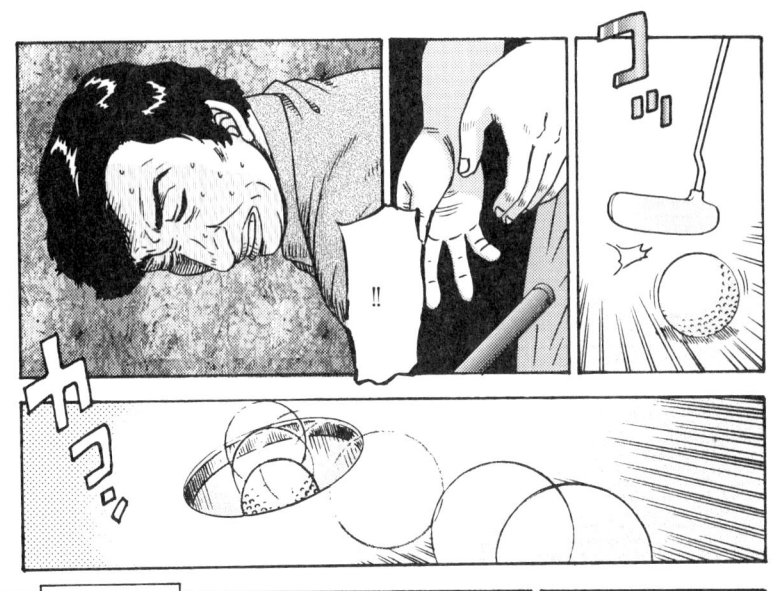

症例⑪ 喉の詰まり

心室細動（しんしつさいどう）

【担当医】
笠貫 宏（かさぬき・ひろし）
東京女子医科大学
循環器内科・主任教授

「心室細動」とは、心臓の下半分を占める心室が痙攣して、血液が送り出されなくなり、死に至る病気です。正弘さんの場合、その原因は思わぬところにありました。

それはストレスでした。昇進による新しい人間関係とハードな仕事で、寝不足と不規則な生活が続き、知らず知らずのうちに強いプレッシャーとなり、さらに、家庭でも安らぎを得られず、ストレスに拍車がかかり、心臓に大きなダメージを与えていたのです。

心臓は、脳からつながる神経の影響を受けて、一定のリズムで動いています。脳からの命令が心臓の洞結節という場所に伝えられ、電気刺激が速くなったり、遅くなったりします。これによって心臓は、規則的に収縮しているのです。

しかし、正弘さんのように極度にストレスが蓄積していると、脳からの命令が異常をきたしてしまいます。すると、洞結節以外の場所からも電気刺激が発生し、心拍のリズムが不規則になります。これがいわゆる不整脈です。すべてはこの不整脈が原因でした。最初に正弘さんを襲った喉《のど》の詰まりや突き上げるような吐き気は、心臓のリズムが乱れることで発生した症状でした（狭心症でも似た症状が出ます）。動悸《どうき》もまた、不整脈の典型的な症状です。

そして、正弘さんにさらなる症状が現れました。めまいです。血の気のひくようなめまいに襲われたとき、心臓では異常な電気刺激が１分間に２００回以上も発生していました。

こうなると、心臓が血液をうまく送り出せず、脳が一時的に酸素不足の状態になります。会議中に、一瞬意識を失った出来事も、実は脳の一時的な酸素不足が引き起こした失神でした。

もし、この時点で正弘さんがすぐに医師の診断を受けていたら、最悪の事態は避けられたか

①昇進して責任ある役職につき張りきっていた。

⇩

②仕事はハードで人間関係にも緊張感があった。

⇩

③ストレスが高じイライラ感。家庭でも癒されず。

⇩

④軽く喉が詰まる感じがし、咳が出た。

⇩

⑤不意に吐き気に襲われたがすぐに治まった。

⇩

⑥働きづめの1カ月後、突然の動悸と胸の不快感。

⇩

⑦翌日、軽いめまい。疲れのせいだと思う。

⇩

⑧2週間後、会議中に一瞬意識を喪失。

⇩

⑨忙しさのせいで病院に行かず放置。

⇩

⑩ゴルフ場でボールを打った瞬間、転倒。死亡。

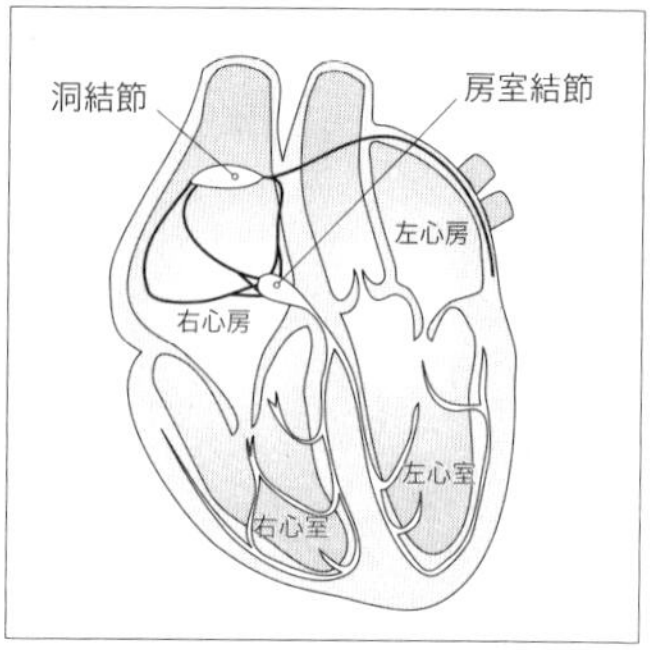

一般に筋肉は電気刺激を受けると収縮する特徴がある。心臓はその電気刺激を外部からもらうのではなく、自分自身で作り出す。この役目をしているのが洞結節という天然のペースメーカーだ

もしれません。

しかし、運命の朝が訪れます。接待ゴルフのために残業続きの疲れた体でゴルフ場へ行き、極度の緊張を強いられるパッティングに集中したその瞬間、またもや不整脈が発生しました。しかもこのときは発作がなかなか治まらず、ついに心室が激しく痙攣《けいれん》し始めたのです。この痙攣こそが心室細動でした。急性心筋梗塞が起こって、心室細動となった可能性もあります。

心室細動が起きると、心臓から血液がまったく送り出されなくなり、意識を失います。そして、この状態が3分以上続いたため、正弘さんは命を失ってしまったのです。

朝早く、疲れた体で、極度の緊張を伴う運動をすること。これこそが死に直結する心室細動を起こす条件でした。実際、朝のゴルフ場で突然死するケースがよく報道されます。

日本では成人の2人に1人は不整脈を持っており、そのうち治療の必要があるのは1割以下だと考えられています。その中には稀に致命的になるものが含まれます。そして、この不整脈の状態を悪化させる最大の原因が、他でもないストレスなのです。

不整脈と心室細動

不整脈には、たくさんの種類があります。まったく心配しなくてもいいものから、直ちに治療が必要なものまで幅広いものです。

人間の心臓は、普通、1分間に60～100回くらいの収縮運動を、規則正しく、また休まずに続けています。睡眠中は50回ぐらいに減りますが、拍動のリズムは変わりません。この運動を1日に10万回以上も繰り返し、心臓は血液を全身に送り出しているのです。

この運動は、動脈の脈拍として私たちに感じられます。脈拍が一定のリズムと正常な速さで打っている場合は、正常な脈、「整脈」です。

ところが、規則正しく打つべき脈拍が何らかの理由で乱れることがあります。1分間に100回を超えるものを「頻脈《ひんみゃく》」、50回以下と遅いものを「徐脈《じょみゃく》」といいます。最も多いのは瞬間的に脈が飛ぶなどの「期外収縮《きがいしゅうしゅく》」です。

よく見られる症状は動悸、息切れ、不快感などですが、重症な徐脈発作や頻脈発作が起こると、血液が十分に送り出されないため、頭がボーッとしたり、目の前が暗くなったり、失神したりします。

心室細動は不整脈の中で最も危険なもので、心臓がブルブルと震え、結果として心臓が止まった状態と同じになり、突然死となります。

不整脈は、正常な人でも24時間心電図（ホルター心電図）を記録すれば50～70％の人に見られますが、ほとんどは放置して良いのです。

その不整脈が危険かどうかを判断するためには、健康診断などで行う10秒程度の心電図だけでは判断できないので、専門的な検査を行う必要があります。

心室細動の原因となる病気として、心筋梗塞や心筋症などがありますが、特に心臓に病気がないこと（例えばポックリ病の一部）もあります。また、心室細動の引き金となるのは、精神的・肉体的ストレス、寝不足、不規則な生活、飲酒、コーヒー（カフェイン）などがあります。

あなたの危険度と予防法

体質・性格・ライフスタイル

①いつも仕事に追われていませんか？

②頑張りやで負けず嫌いですか？

③家族に心筋梗塞や突然死の人はいませんか？

④ストレスが多い毎日ですか？　イライラすることは多いですか？

⑤生活が不規則ですか？

⑥夜はよく眠れますか？

⑦普段、運動不足なのに、急に激しい運動をしていませんか？

心臓にとってよくない性格があります。競争心が強く攻撃的で、どんどんいくつもの仕事を進めていく、責任感が非常に強い人は、心臓発作を起こしやすいタイプです。逆におっとりして、マイペースで、趣味を持っている人は、心臓発作が起きにくいと言われています。

また、家族に高血圧、糖尿病、心筋梗塞、突然死の人がいる場合は、心臓発作を起こしやすいのです。

ストレスやイライラが心臓には非常に悪いのです。

スポーツマンにも突然死があります。今まで無症状の人が突然死する場合、運動時に心臓発作が起きることが多くあります。これからスポーツを始める人は、心臓の検査を受けておきましょう。

生活習慣・病のチェック

⑧喫煙習慣はありますか？

⑨血液検査で、高コレステロール、中性脂肪が高いなどの結果が出ませんでしたか？

⑩血圧が高いと言われたことはありませんか？

⑪体重は増えていませんか？　血糖は高くありませんか？

⑫心電図検査で異常を指摘されたことはありませんか？

心臓突然死で、最も危険な疾患は、心筋梗塞です。

心筋梗塞は冠動脈の動脈硬化で起こります。その危険因子が⑧～⑪です。これらの因子が重複すると、高率に冠動脈疾患が発症することから、高中性脂肪血症、高血圧、耐糖能異常、上半身肥満の４つを合併すると「死の四重奏」と呼んでいます。

心筋梗塞の発症直後に、心室細動が高率に起こります。心室細動では、心臓が細かく震えるだけで収縮しなくなり、血液を肺や全身に送り出せなくなってしまいます。

突然死

突然死は、外傷が原因ではないのに体に変調をきたし、24時間以内に急死するもの。その６割以上が心臓病（心臓突然死）が原因と言われている。他に脳血管障害、消化器疾患がある。

心臓突然死の原因は、急性心筋梗塞、狭心症、不整脈、弁膜症、心不全などで、日本での死亡者数は年間5万人にのぼるという報告もある。

心臓突然死のうちの８～９割を心室細動が占める。うち大半は健康診断で異常がなかったが、実際には、冠動脈の動脈硬化などの基礎疾患があることが多い。

兆候・診断

⑬喉の詰まりや、脈の乱れがありましたか？

⑭動悸が続いたり息切れがして、胸が苦しくなったことはありますか？

⑮めまいがして、一瞬、意識がなくなったことがありますか？

⑬〜⑮は、すでに危険ですので、すぐに受診してください。

心室細動は自然によくなることはほとんどありません。発作が起きて３〜５秒で意識がなくなり、呼吸が停止します。３分以上続くと、脳の機能も停止します。心臓マッサージや人工呼吸などの蘇生術を行わなければ、死亡してしまいます。処置が１分遅れるごとに救命率が１割ずつ低下すると言われるほど、一刻を争います。

心臓の痙攣は、「除細動」といって電気的ショックをかけることにより、その震えを取り除き、正常なリズムに戻すことができます。

従来、電気ショックを与える「電気的除細動器」は、救急救命士など医療従事者しか使用できませんでした。しかし、救急車の到着を待つ間に、発作から５分以内に行えば半数が救命されるとあって、2004年７月からは「自動体外式除細動器」（AED）の一般使用が認められました。実際にホテルなどに設置される例も出てきています。

本当は怖い

咳

症例⑫

夏になると咳《せき》が出ませんか？
夏になると息が切れたりしませんか？
その症状、家にいるときほど長く出たりしませんか？

そのまま放っておくと大変なことになりますよ。

主婦を襲った夏の悲劇

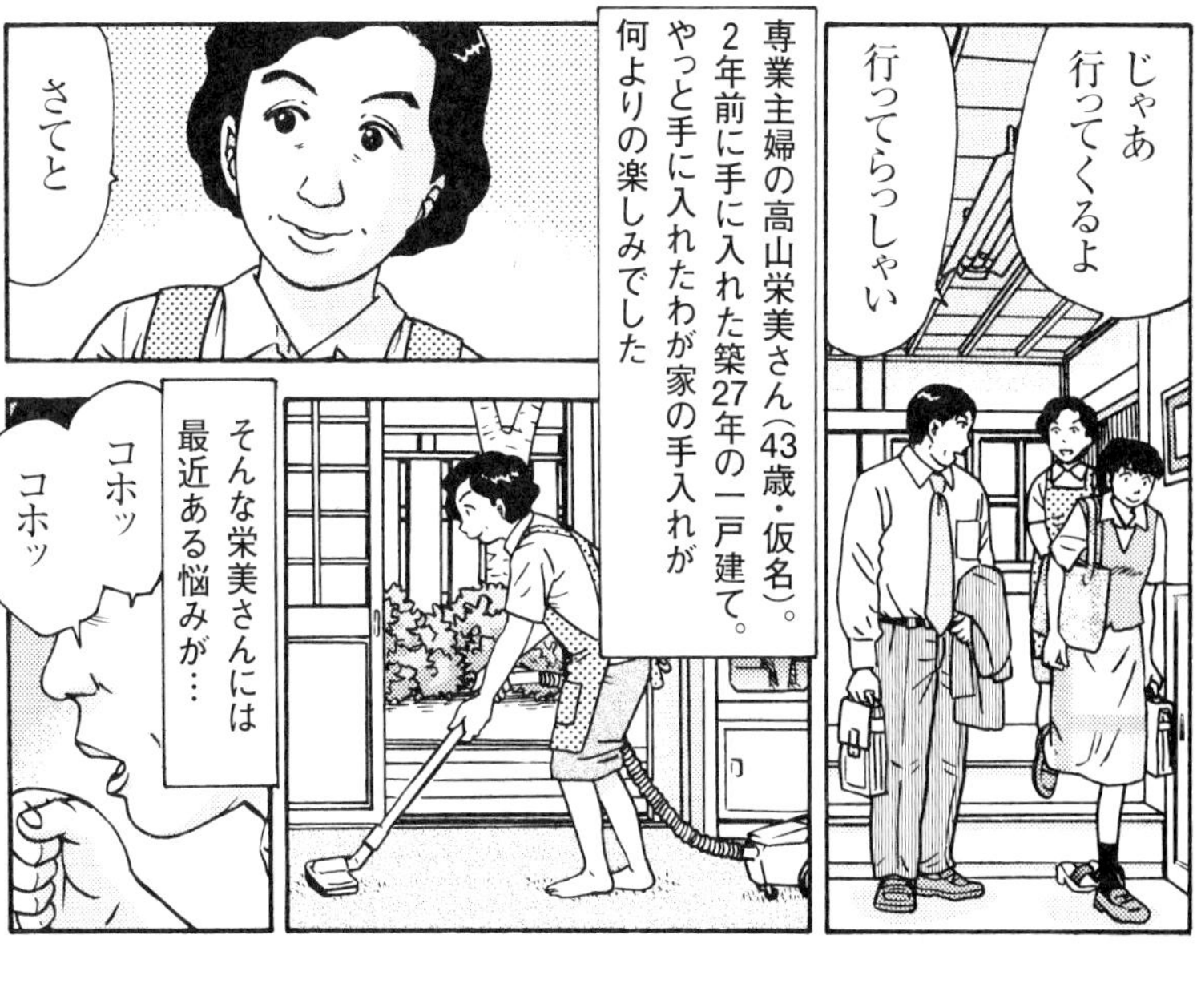
じゃあ 行ってくるよ
行ってらっしゃい
専業主婦の高山栄美さん（43歳・仮名）。2年前に手に入れた築27年の一戸建て。やっと手に入れたわが家の手入れが何よりの楽しみでした
さてと
そんな栄美さんには最近ある悩みが…
コホッ コホッ

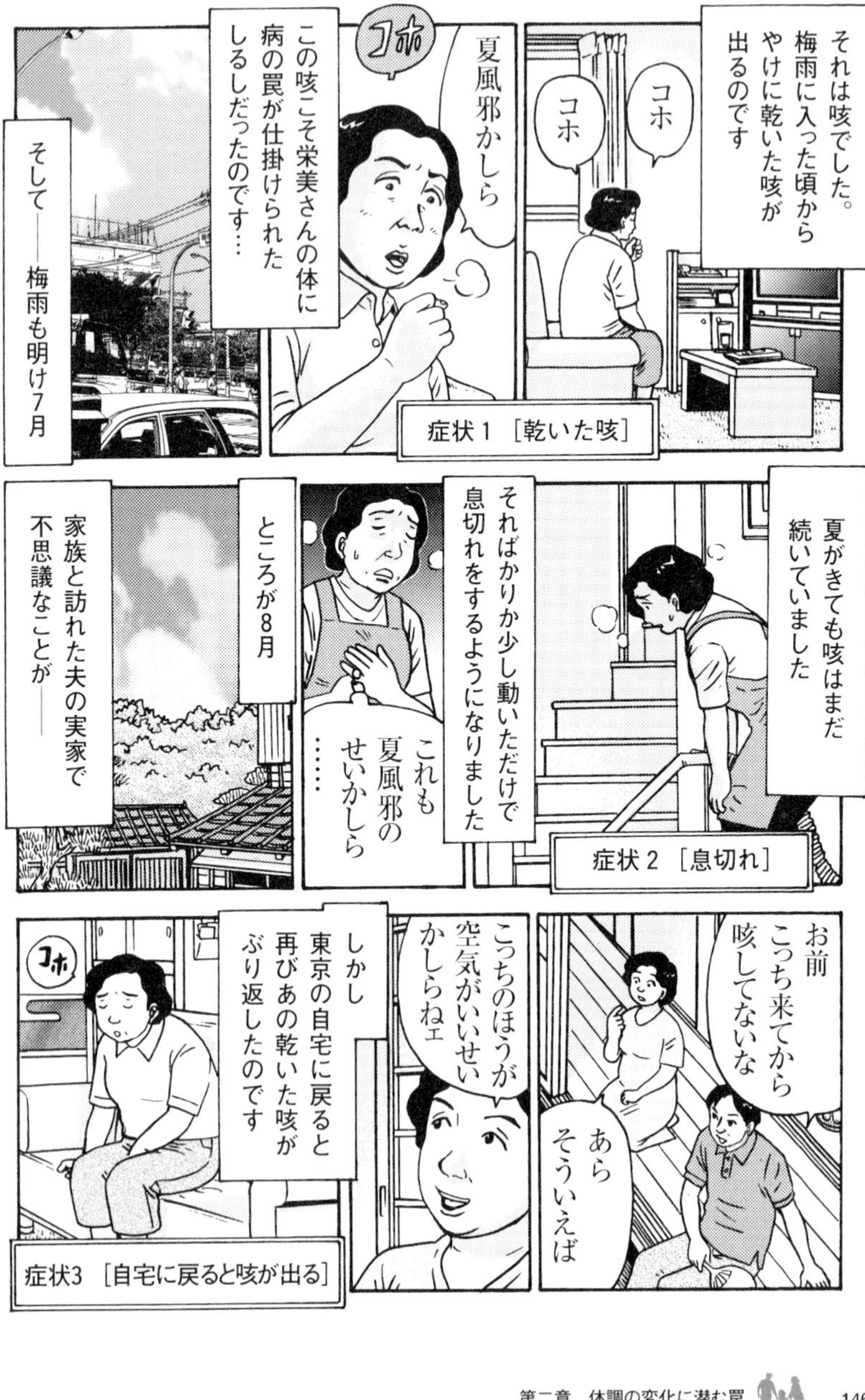
それは咳でした。
梅雨に入った頃から
やけに乾いた咳が
出るのです
コホ
コホ
症状1 ［乾いた咳］
夏風邪かしら
コホ
この咳こそ栄美さんの体に
病の罠が仕掛けられた
しるしだったのです…
そして——梅雨も明け7月
夏がきても咳はまだ
続いていました
症状2 ［息切れ］
そればかりか少し動いただけで
息切れをするようになりました
これも
夏風邪の
せいかしら
……
ところが8月
家族と訪れた夫の実家で
不思議なことが——
お前
こっち来てから
咳してないな
あら
そういえば
こっちのほうが
空気がいいせい
かしらねェ
しかし
東京の自宅に戻ると
再びあの乾いた咳が
ぶり返したのです
コホ
症状3 ［自宅に戻ると咳が出る］

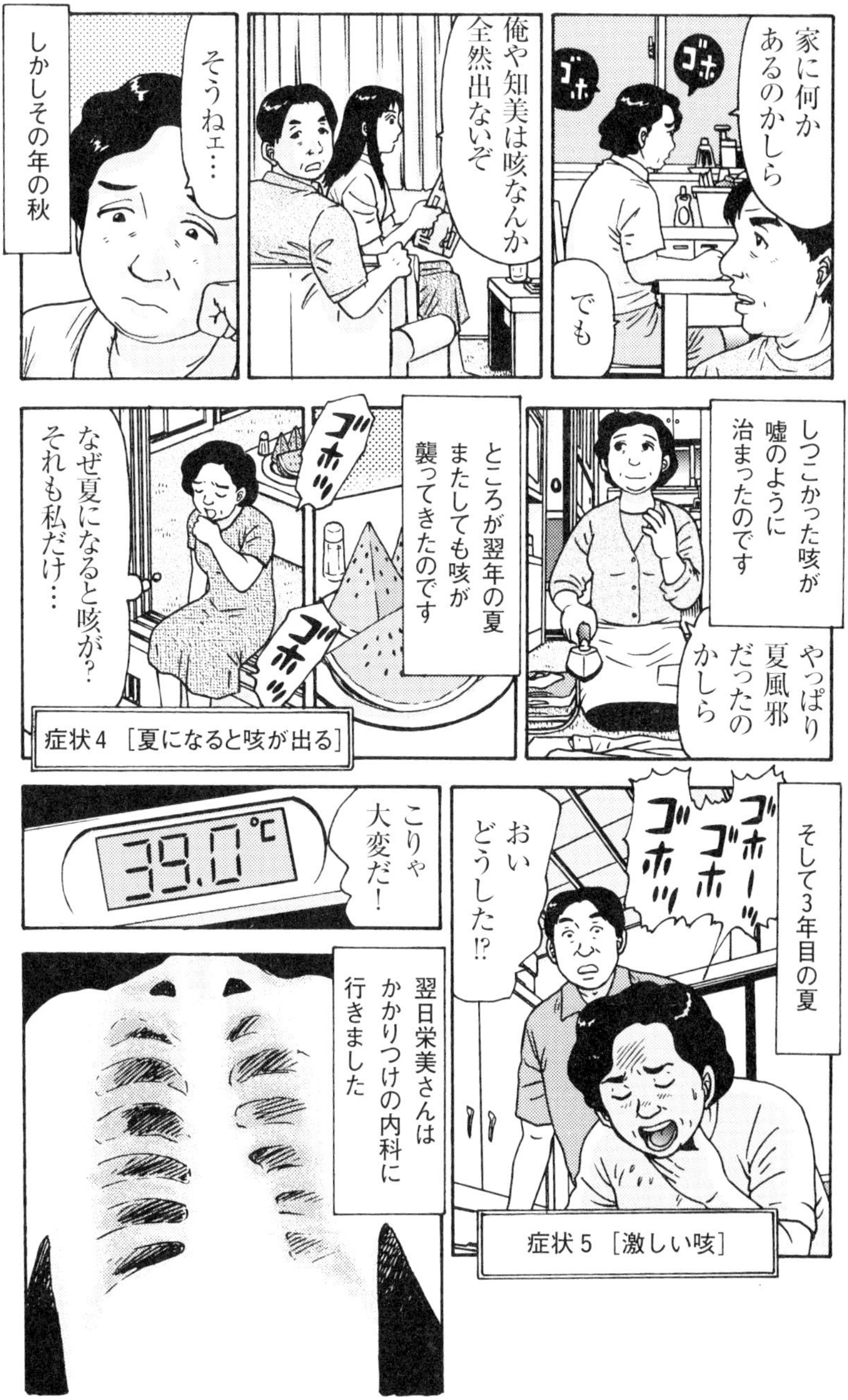
家に何か
あるのかしら
ゴホ
ゴホ
でも
俺や知美は咳なんか
全然出ないぞ
そうねェ…
しかしその年の秋
しつこかった咳が
嘘のように
治まったのです
やっぱり
夏風邪
だったの
かしら
ところが翌年の夏
またしても咳が
襲ってきたのです
ゴホッ
ゴホッ
なぜ夏になると咳が?
それも私だけ…
症状4 ［夏になると咳が出る］
そして3年目の夏
ゴホーッ
ゴホ
ゴホッ
おい
どうした⁉
症状5 ［激しい咳］
39.0℃
こりゃ
大変だ!
翌日栄美さんは
かかりつけの内科に
行きました

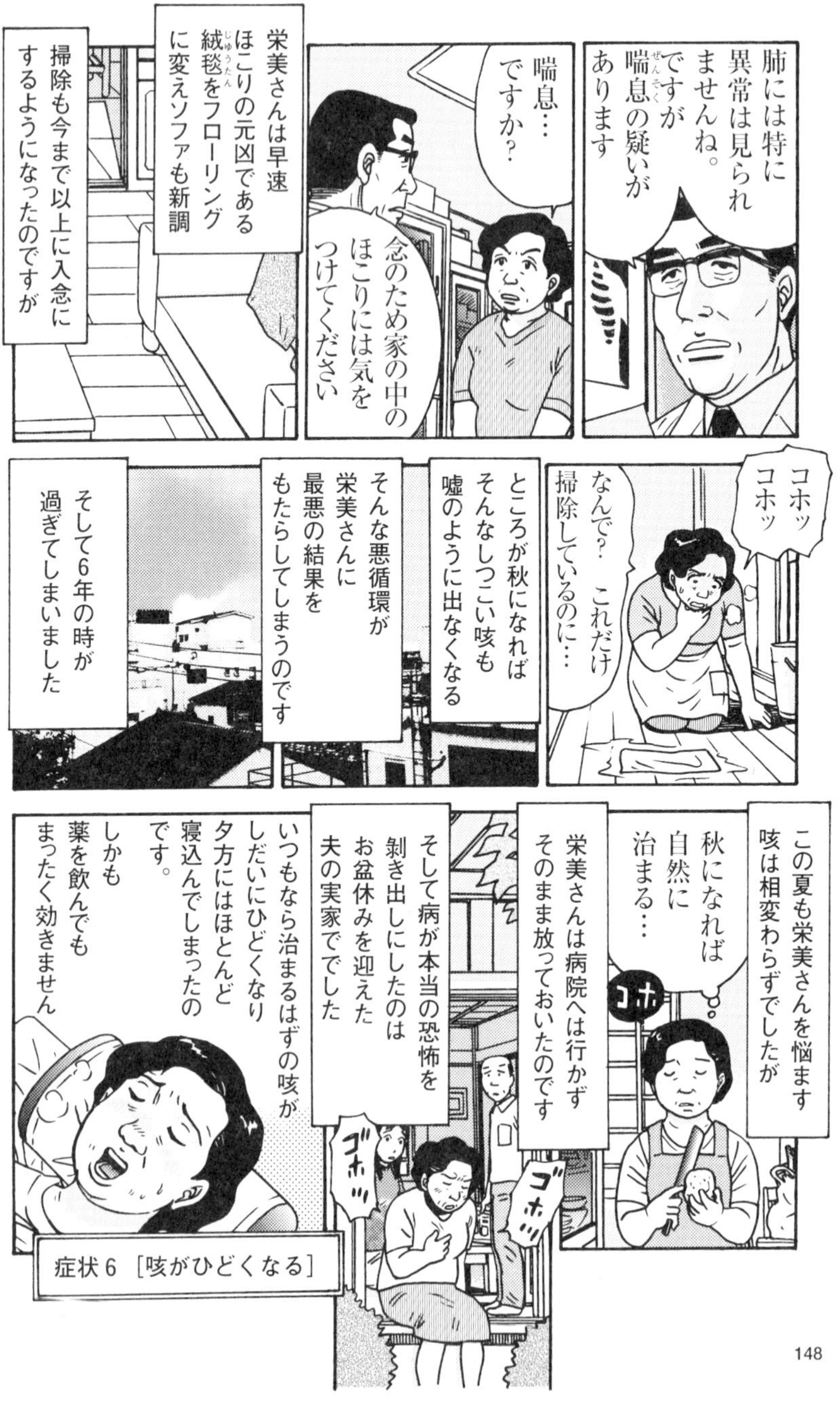
肺には特に異常は見られませんね。ですが喘息《ぜんそく》の疑いがあります
喘息…ですか?
念のため家の中のほこりには気をつけてください
栄美さんは早速ほこりの元凶である絨毯《じゅうたん》をフローリングに変えソファも新調
掃除も今まで以上に入念にするようになったのですが
コホッコホッ
なんで? これだけ掃除しているのに…
ところが秋になればそんなしつこい咳も嘘のように出なくなる
そんな悪循環が栄美さんに最悪の結果をもたらしてしまうのです
そして6年の時が過ぎてしまいました
この夏も栄美さんを悩ます咳は相変わらずでしたが
秋になれば自然に治まる…
コホ
栄美さんは病院へは行かずそのまま放っておいたのです
そして病が本当の恐怖を剥き出しにしたのはお盆休みを迎えた夫の実家ででした
ゴホッ
ゴホッ
いつもなら治まるはずの咳がしだいにひどくなり夕方にはほとんど寝込んでしまったのです。
しかも薬を飲んでもまったく効きません
症状6［咳がひどくなる］

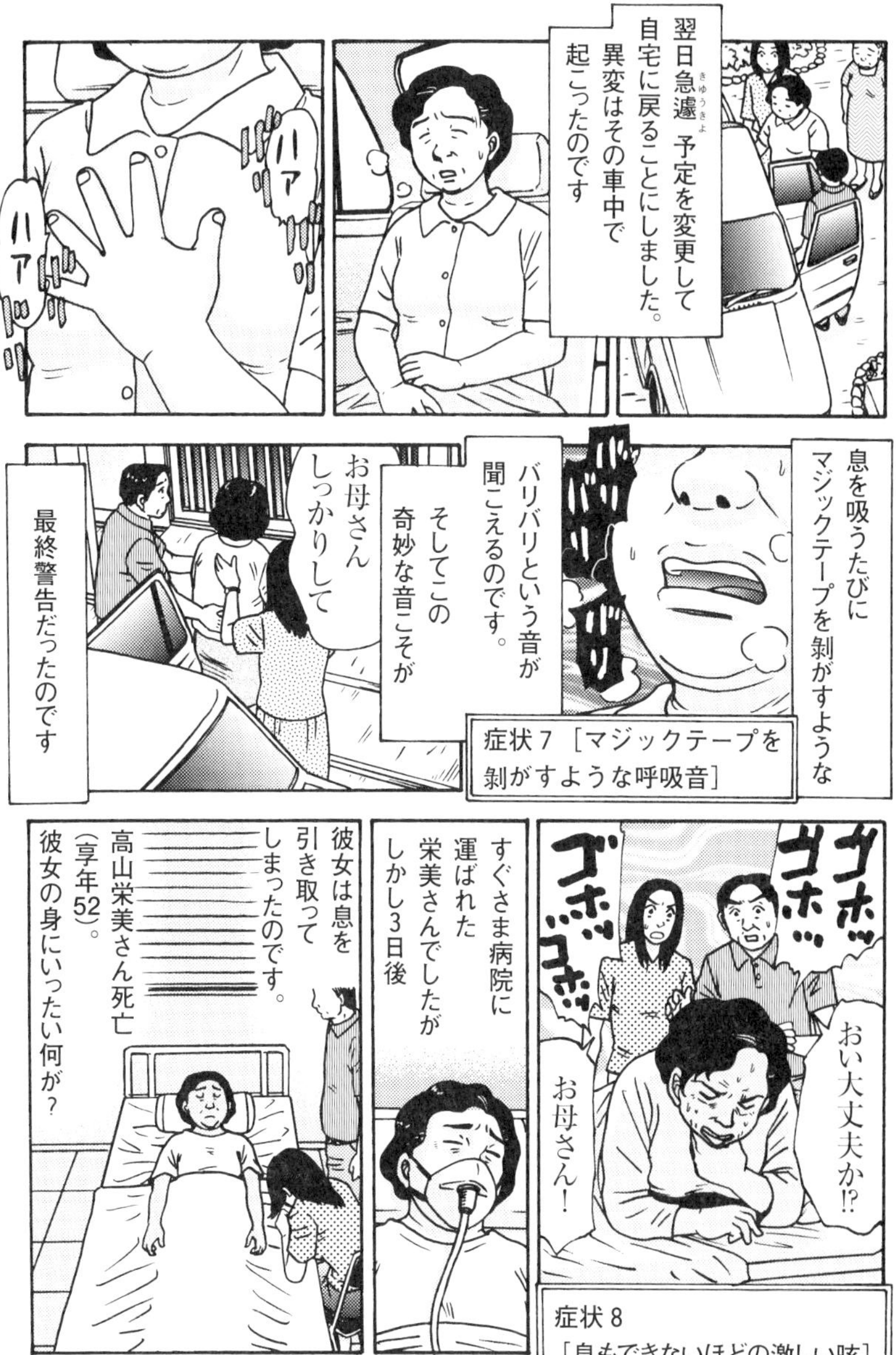
翌日急遽《きゅうきょ》予定を変更して
自宅に戻ることにしました。
異変はその車中で
起こったのです
ハァ
ハァ
息を吸うたびに
マジックテープを剥がすような
バリバリという音が
聞こえるのです。
症状7［マジックテープを剥がすような呼吸音］
そしてこの
奇妙な音こそが
お母さん
しっかりして
最終警告だったのです
ゴホッ
ゴホッ
ゴホッ
ゴホッ
おい大丈夫か!?
お母さん!
症状8
［息もできないほどの激しい咳］
すぐさま病院に
運ばれた
栄美さんでしたが
しかし3日後
彼女は息を
引き取って
しまったのです。
高山栄美さん死亡
（享年52）。
彼女の身にいったい何が？

症例⑫ 咳

夏型過敏性肺炎

（なつがたかびんせいはいえん）

【担当医】
吉澤靖之
（よしざわ・やすゆき）
東京医科歯科大学病院
呼吸器内科教授

「夏型過敏性肺炎」とは、空気中のある物質を吸い込むことによって起きるアレルギー性の肺炎です。その物質は、「トリコスポロン」といい、家の中の高温で湿気の多い場所や、腐った木の部分などに生息するカビの一種です。

原因は、やはり家にありました。栄美さん一家が購入したのは、築27年の古い木造住宅でした。陽当たりと風通しが悪く、このカビが生息するには絶好の条件だったのです。

この古い家の台所にトリコスポロンが生息していました。台所のシンクと壁のすき間や、脱衣所とお風呂場のすき間などが発生しやすい場所です。いくらていねいに掃除をしても、普段は見落としがちであったり、手の届かないような場所に、トリコスポロンは生息しています。

この家に引っ越してからというもの、栄美さんはこのカビを吸い続けていました。こうして、大量のカビを吸い込んだ栄美さんの肺は、アレルギー反応を起こしました。それがあの咳となって現れたのです。

栄美さんの咳は、夫の実家に行くと治まりました。実はこの病気、トリコスポロンを吸わなくなると、いったん症状が治まるのです。秋になると咳が止まったのも、トリコスポロンが夏（6～9月）しか胞子を飛ばさないためでした。

しかし、栄美さんは内科で診察を受けたはずです。そのとき、なぜこの病気を発見できなかったのでしょうか？

実はトリコスポロンは、10年にも及ぶ長いサイクルで人体を冒しますが、早期の段階では胸部レントゲン写真に異常がないか、あっても微妙な異常なのです。そのことが原因で、専門医

①2年前、中古の一戸建て住宅を入手して転居。

⇩

②梅雨期、乾いた咳に悩まされる。夏まで続く。

⇩

③同時に、少し動いただけで息切れがする。

⇩

④夫の実家に行くと咳は出ず、戻ると再発。

⇩

⑤秋になると咳は止まるが、翌夏には再発。

⇩

⑥3年目、激しい咳と高熱。胸部レントゲン写真で異常なし。

⇩

⑦喘息を疑われ、フローリングに変え、雑巾がけ。

⇩

⑧6年目の夏は、実家でも寝込むほどの症状。

⇩

⑨帰宅途中の車中で、息の音がバリバリとした。

⇩

⑩自宅で呼吸困難になって入院。そのまま死亡。

でない限り、喘息と判断してしまうことが多いのです。

毎年続く咳などの軽い症状に、栄美さんの体はしだいに慣れていってしまいました。それがこの病気の最も恐ろしいところです。その間にも、肺の炎症は慢性的に進行していきました。炎症が治るたびに肺胞の壁は厚くなり、肺全体が硬くなっていきます。すると、肺はついに伸び縮みできなくなり、最後には酸素と炭酸ガスを交換する場所がつぶれてしまうのです。

実家からの帰り、栄美さんが息を吸おうとしたときに聞こえたマジックテープを剥がすような音は、縮んだ肺を広げて、必死になって酸素を取り込もうとしている音だったのです。

そして最後の瞬間、自宅に帰ってきた栄美さんを大量のカビの胞子が襲い、彼女は死に至るほどの呼吸困難に陥りました。

では、同じ家に住んでいる家族の中で、なぜ栄美さんだけがこの病気にかかったのでしょうか?

夫や子どもは家にいる時間が短く、栄美さんよりトリコスポロンを吸う量が少なかったためでした。実はこの夏型過敏性肺炎は、女性患者が男性の2倍以上になります。そして患者の女性のほとんどが、一日の大半を家の中で過ごす専業主婦なのです。

まさにトリコスポロンは、わが家を守る主婦たちを狙う病だったのです。

あなたの 危険度 と 予防法

生活環境

①主婦ですか？

②家は古い家ですか？
陽当たりや風通しの悪い部屋や、高温多湿で、木が腐ったような箇所がありますか？

③家の中にいる時間が長いですか？

この病気の患者は、一日の大半を家で過ごす専業主婦です。また、梅雨も関係があり、秋田県以北には患者はいません。

トリコスポロンは、木造で築21年以上、鉄筋で12年以上など住居が古い場合に発生しやすいので要注意です。また、埋め立て地などで水気の多いところや、風通しの悪い部屋、マンションでは１、２階などの低層階で発生しやすくなります。

予防は、水回りに注意することです。台所、風呂の脱衣所などを調べてみましょう。トリコスポロンは、腐った木を栄養源にするので、防カビ剤をまいて予防し、もし、板などがすでに腐っている場合は、取り替えてください。

小鳥などのペットの糞の片付け、エアコンのフィルターの取り替えなどもこまめにしましょう。

家の手入れを心がけ、まめに空気を隅々まで入れ換えて、湿気を溜めないようにしましょう。

症　状

④しつこい咳が出たり、息切れがしませんか？
⑤旅行などで家を離れると、その咳はやみますか？
⑥秋になると治まり、翌年の夏に再発しますか？
⑦そんな状態が、何年も続いていませんか？
⑧激しい咳と高熱が出ませんでしたか？
⑨息を吸うと、バリバリという音がしませんでしたか？

夏型過敏性肺炎は、普通の咳とは違い、肺の奥から出る重い咳が特徴です。息苦しさと微熱が伴います。咳や呼吸困難、発熱の他に、全身の倦怠感や頭痛、体重減少がある場合もあります。

症状が夏風邪と間違えやすいので、要注意です。

この病気は、肉眼では見えないトリコスポロンの胞子を何度も吸い込むことにより、胞子に対するアレルギー反応として肺炎が起こります。アレルギー性なので、カビを完全に除去しなければ病気は治りません。

カビの存在に気づかず、毎年この肺炎を繰り返していると、栄美さんのように肺線維症（肺が線維化し、硬くなって縮む）になることもあります。

家族全員がこの病気になることもあります。

肺炎にも注意

夏型過敏性肺炎と同じような症状が出る病気には、肺炎連鎖球菌による肺炎、マイコプラズマ肺炎、クラミジアによるオウム病、結核、レジオネラ肺炎（在郷軍人病）などがある。

レジオネラ肺炎の病原は、ビルのエアコンの冷水塔などで増殖する細菌で、そこで冷やされた空気を吸うことで感染する。

症例⑬

本当は怖い

むくみ

長旅をする予定はありますか？
最近、疲れ気味ではありませんか？
運転中、足がむくんだりしませんか？

そのまま放っておくと大変なことになりますよ。

死の渋滞

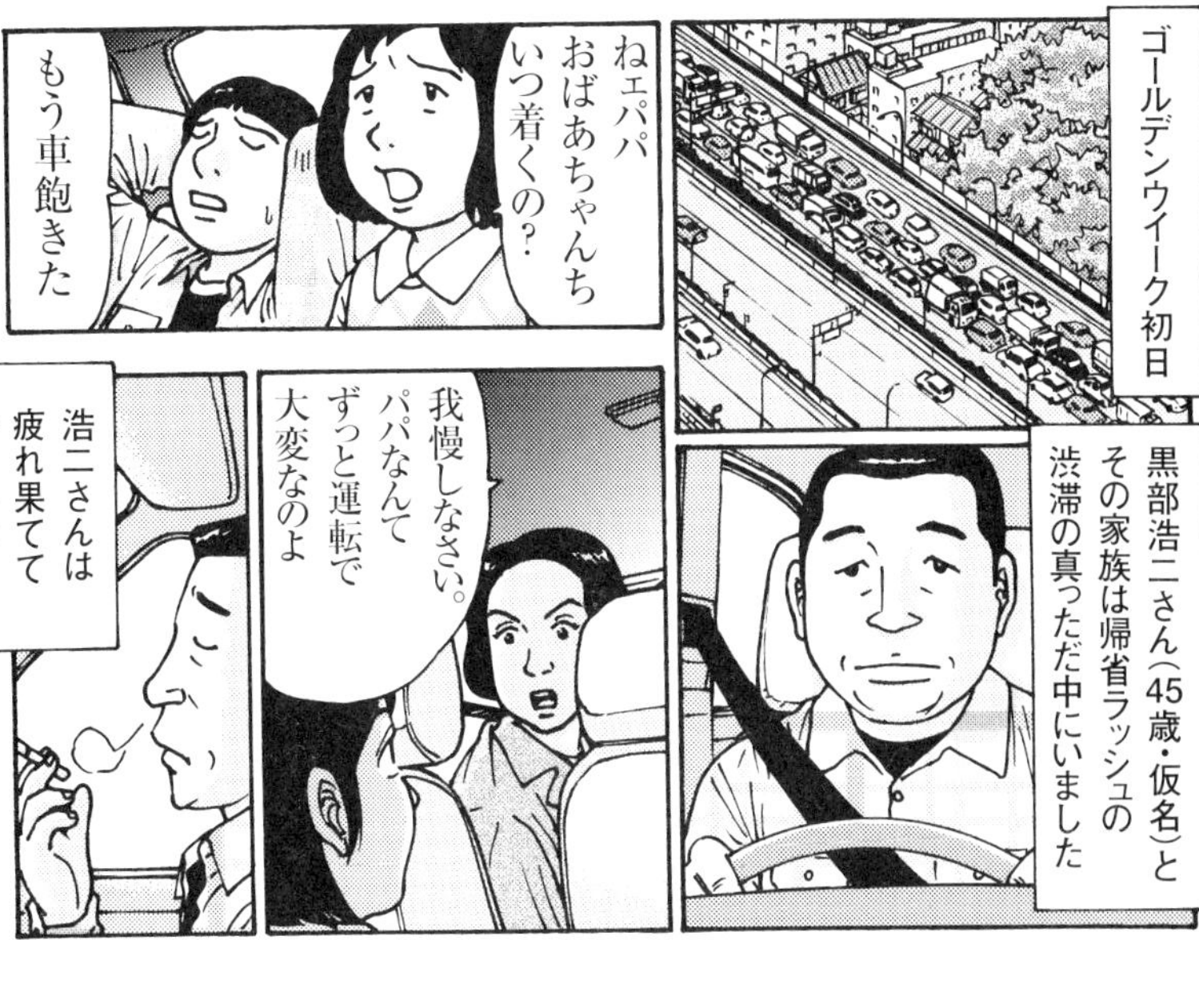

ゴールデンウィーク初日
ねェパパ おばあちゃんち いつ着くの？
もう車飽きた
黒部浩二さん（45歳・仮名）と その家族は帰省ラッシュの 渋滞の真っただ中にいました
我慢しなさい。 パパなんて ずっと運転で 大変なのよ
浩二さんは 疲れ果てて いました

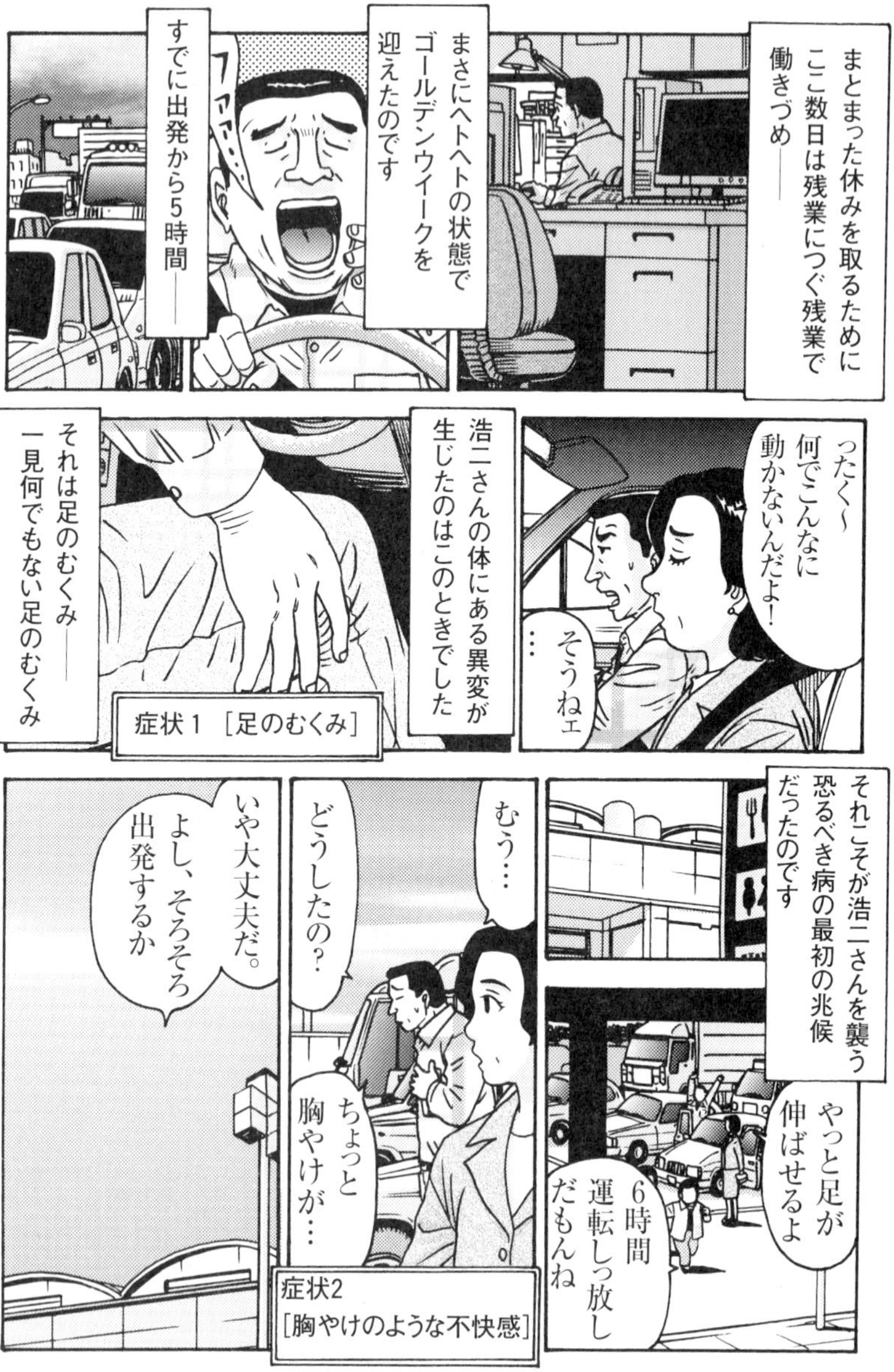

まとまった休みを取るために
ここ数日は残業につぐ残業で
働きづめ――
まさにヘトヘトの状態で
ゴールデンウイークを
迎えたのです
ファァ…
すでに出発から5時間――
ったく～
何でこんなに
動かないんだよ！
そうねェ…
浩二さんの体にある異変が
生じたのはこのときでした
症状１［足のむくみ］
それは足のむくみ――
一見何でもない足のむくみ
それこそが浩二さんを襲う
恐るべき病の最初の兆候
だったのです
やっと足が
伸ばせるよ
6時間
運転しっ放し
だもんね
むう…
どうしたの?
ちょっと
胸やけが…
症状2
［胸やけのような不快感］
いや大丈夫だ。
よし、そろそろ
出発するか

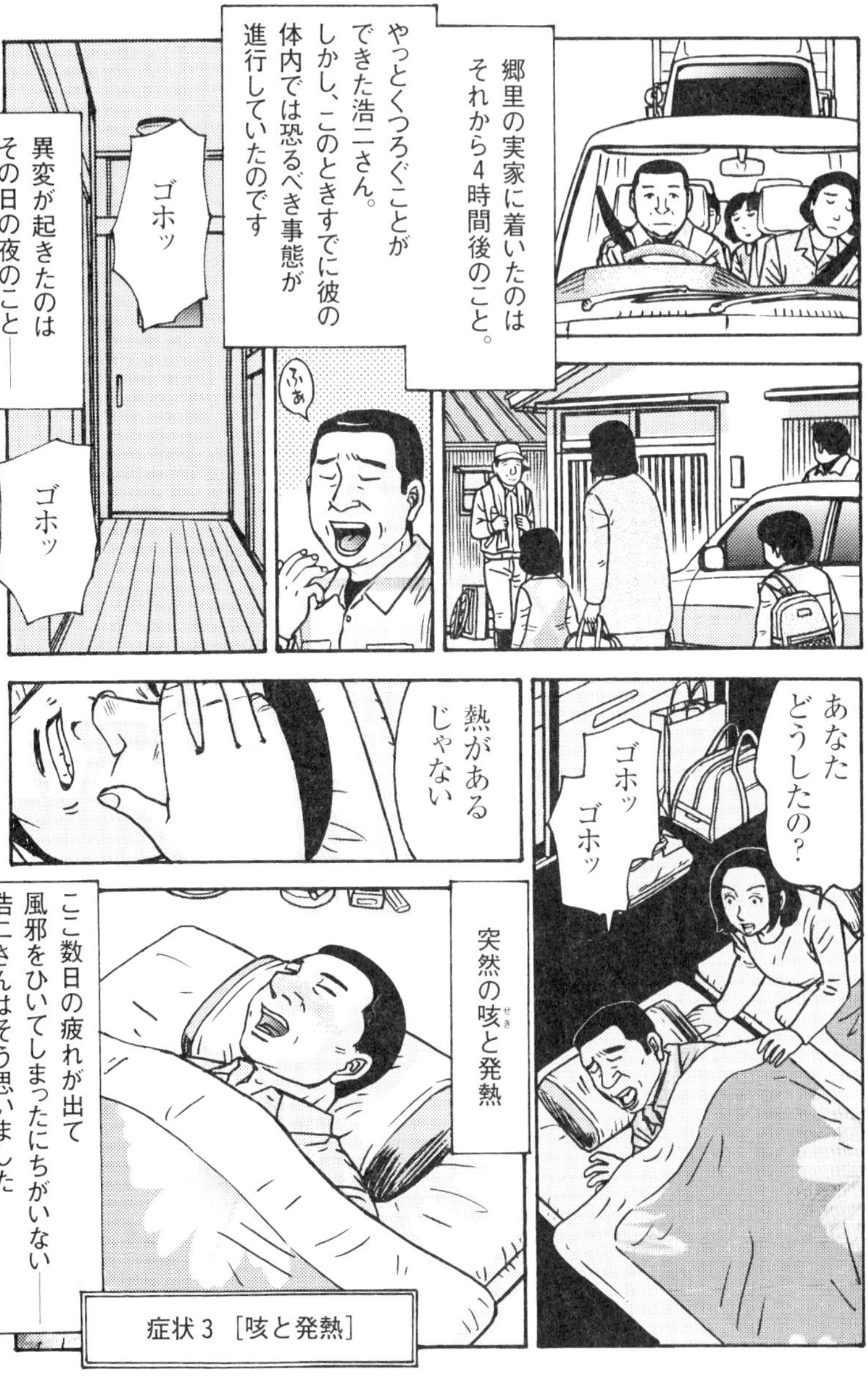
郷里の実家に着いたのはそれから4時間後のこと。
やっとくつろぐことができた浩二さん。しかし、このときすでに彼の体内では恐るべき事態が進行していたのです
ふぁ
異変が起きたのはその日の夜のこと——
ゴホッ
ゴホッ
あなたどうしたの?
ゴホッ
ゴホッ
熱があるじゃない
突然の咳《せき》と発熱
ここ数日の疲れが出て風邪をひいてしまったにちがいない——浩二さんはそう思いました
症状3［咳と発熱］

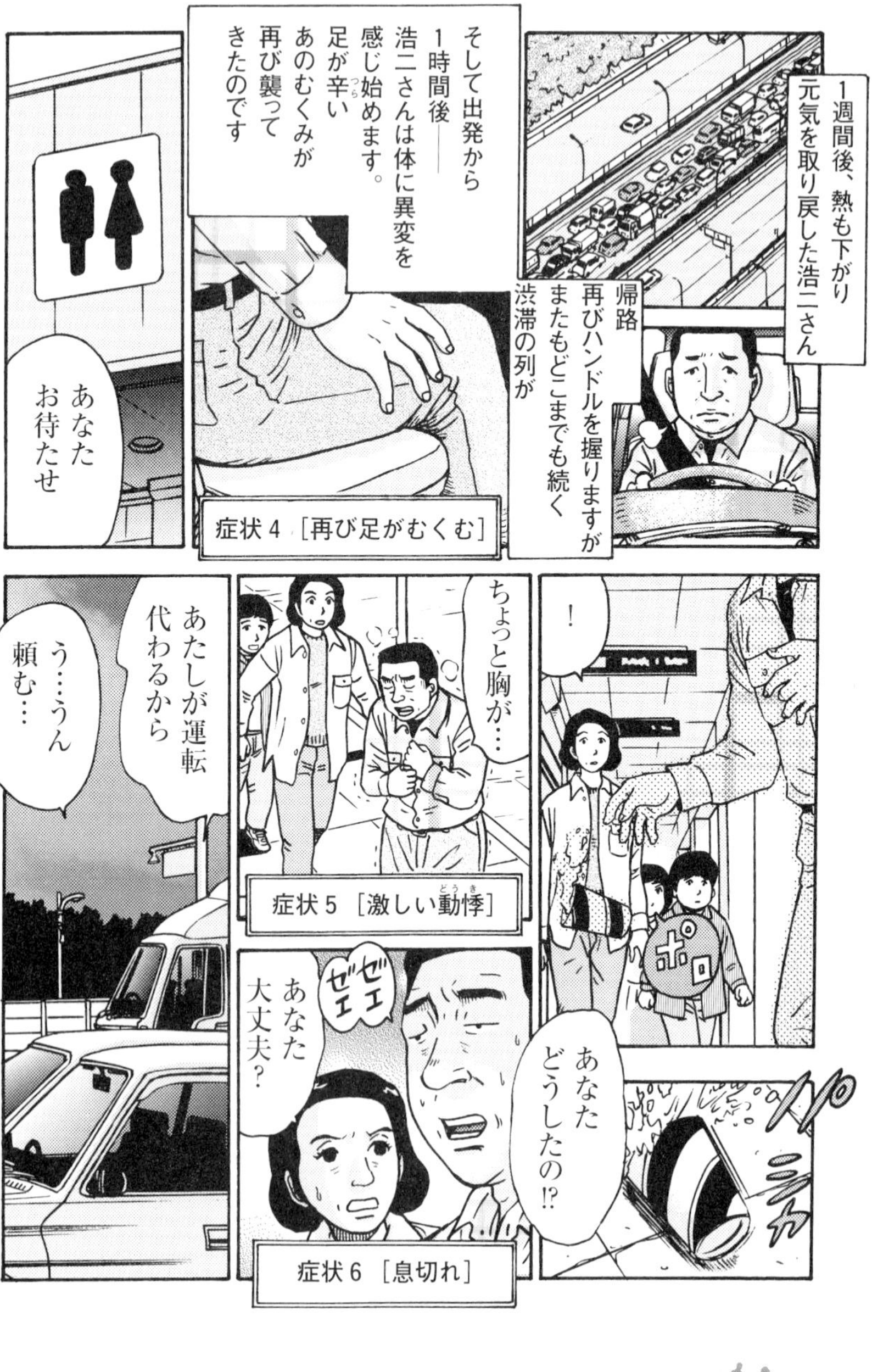
1週間後、熱も下がり
元気を取り戻した浩二さん
帰路
再びハンドルを握りますが
またもどこまでも続く
渋滞の列が
そして出発から
1時間後——
浩二さんは体に異変を
感じ始めます。
足が辛《つら》い
あのむくみが
再び襲って
きたのです
症状4［再び足がむくむ］
あなた
お待たせ
！
あなた
どうしたの!?
ちょっと胸が…
症状5［激しい動悸《どうき》］
ゼェゼェ
あなた
大丈夫？
症状6［息切れ］
あたしが運転
代わるから
う…うん
頼む…

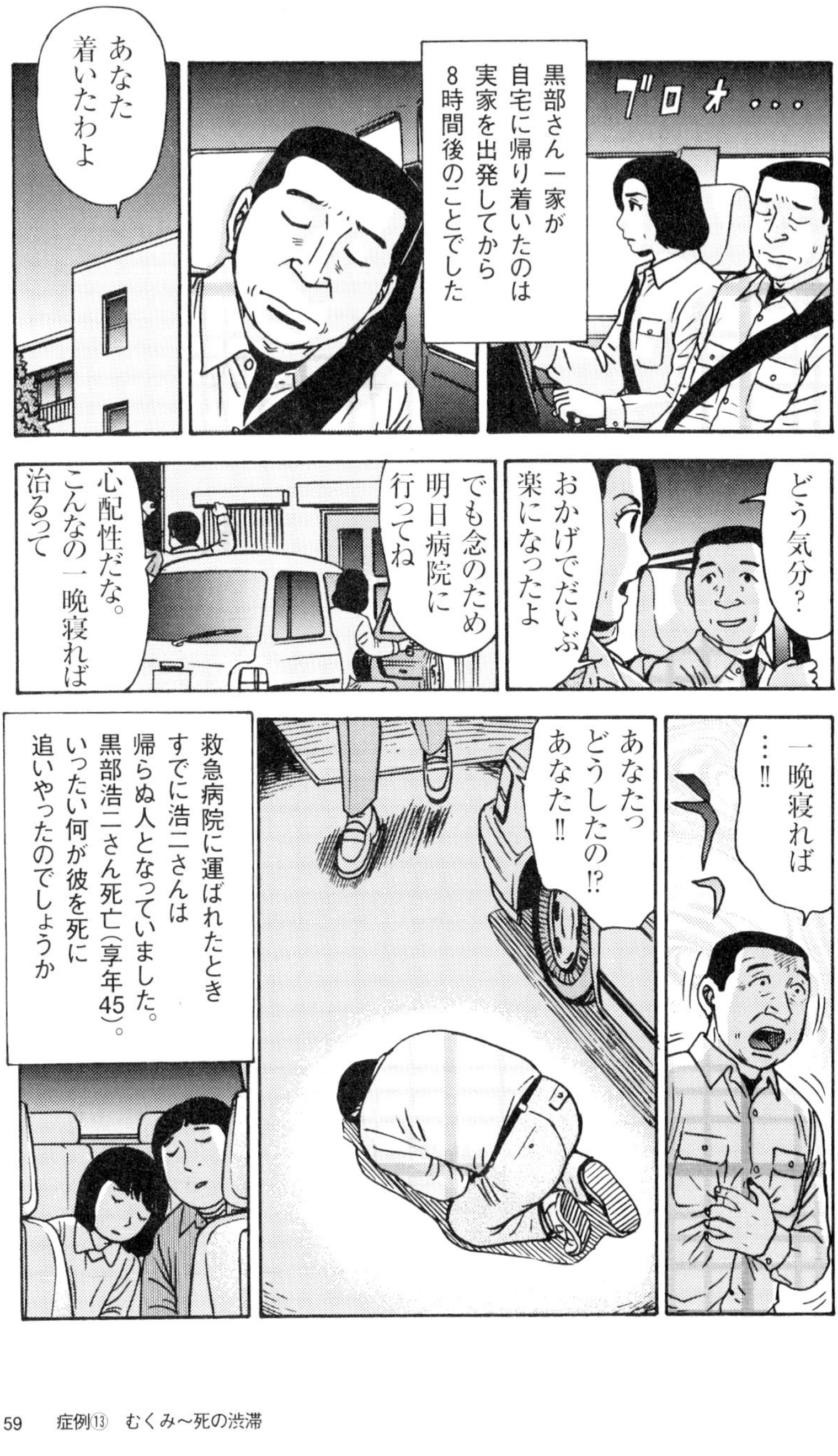
ブロオ…
黒部さん一家が
自宅に帰り着いたのは
実家を出発してから
8時間後のことでした
あなた
着いたわよ
どう気分?
おかげでだいぶ
楽になったよ
でも念のため
明日病院に
行ってね
心配性だな。
こんなの一晩寝れば
治るって
一晩寝れば
…!!
あなたっ
どうしたの!?
あなた!!
救急病院に運ばれたとき
すでに浩二さんは
帰らぬ人となっていました。
黒部浩二さん死亡(享年45)。
いったい何が彼を死に
追いやったのでしょうか

症例⑬

むくみ ◀◀◀

肺血栓塞栓症

（はいけっせんそくせんしょう）

【担当医】
牧野俊郎
（まきの・としろう）
成田国際空港クリニック所長

この病気は、「いわゆるエコノミークラス症候群」です。長時間、同じ姿勢をとり続けたことがきっかけになり、突然死に至る恐ろしい病気です。

原因は道路の渋滞でした。運転中に浩二さんを襲った足のむくみこそが、危険を知らせるサインだったのです。

大渋滞のため、浩二さんは、長時間同じ姿勢を余儀なくされました。この間、常に太股《ふともも》は車の座席に押しつけられ、筋肉が静脈を圧迫し続けました。すると、血液の流れは遅くなり、血管から水分が染み出していきます。

むくみの正体は、この足に溜《た》まった水分だったのです。さらにこのとき、浩二さんの足の静脈にあるものが発生していました。

血の固まり、つまり血栓です。血液の流れるスピードが遅くなったことで、血が固まってしまったのです。

この血栓が牙《きば》をむくのは、浩二さんが車を降りたときでした。足の筋肉を急に動かすと、それまで滞っていた血液が一気に流れ出します。すると、その衝撃で血栓は血管の壁から離れ、猛スピードで移動を開始します。そして血流に乗ってわずか数十秒で心臓を通り過ぎ（心臓の血管は比較的広いため詰まることは少ないのです）、肺に血液を送る肺動脈に到達します。そこで再び血管の壁に張りつき、血の流れを邪魔し始めます。

すると、浩二さんの肺は、さまざまな異常を訴えるようになるのです。酸素不足になった肺は、胸やけのような不快感を引き起こし、さらに咳《せき》や発熱など風邪に似た症状が現れました。

①帰省前、残業続きの日々で過労気味だった。

⇩

②帰省は自家用車で、長時間の渋滞だった。

⇩

③長時間の運転で、ふくらはぎがむくむ。

⇩

④サービスエリアで、胸やけのような不快感がした。

⇩

⑤実家に着いた深夜、咳と発熱に襲われる。

⇩

⑥1週間後、熱も下がり再び帰宅のドライブ。

⇩

⑦1時間後に足のむくみが再発して休憩。

⇩

⑧激しい動悸と息切れに襲われる。

⇩

⑨運転を交代して助手席で眠り8時間後に帰宅。

⇩

⑩車を降りたとたんに倒れ、救急病院で死亡。

しかし、同じ車に乗っていた家族の中で、なぜ浩二さんの足だけがむくんでしまったのでしょう？　その謎を解くカギは、「濃縮型血液」にありました。

残業続きで溜まる一方の疲れ、浩二さんが毎日20本以上吸うタバコ、脂分の多い食事と太り気味の体型など、こういった要因が重なると、赤血球や血小板がくっつき合って、粘ついた血液になってしまうのです。これが濃縮型血液です。濃縮型血液の状態で長時間同じ姿勢をとり続けたことが血栓を作り出す条件となったのです。

里帰りから1週間後、十分な休養をとったことで、浩二さんの症状は表面上治まったかに見えました。ところが、帰り道で再び大渋滞が襲います。粘ついた血液でとる長時間の同じ姿勢。さらに、助手席で眠っている間、浩二さんは飲み物を何も口にしていません。水分が減った血液はさらに粘つき、足にいくつもの血栓を発生させたのです。

そして、最後の瞬間。血栓は完全に肺動脈を封鎖しました。それが、致命的な心臓のショック症状を引き起こしたのです。こうなってしまうと、素早く的確な治療を施さない限り、回復は難しくなります。

肺血栓塞栓症の死亡率は、実に30％。しかもそのうちの1割が、発生からわずか1時間以内に亡くなっているのです。

エコノミークラス症候群

海外旅行を終えた女性が、成田空港で飛行機を降りたとたんに倒れ、意識不明に陥りました。彼女は長時間、飛行機の狭い座席に座りっぱなしで、トイレを我慢するために水分を摂るのも控えていたそうです。

これはいわゆる旅客機の狭い座席、「エコノミークラス」に座っていた人に起きやすいため、「エコノミークラス症候群」と呼ばれています。成田空港では年間１００～１５０人の患者が出るそうです。

浩二さんの場合と同じで、同じ姿勢でずっと座り続けていると、足の血管が圧迫され、血行が悪くなり、血栓ができやすくなります。また、機内の空気は乾燥している上、水分摂取も十分でないために血液が濃くなり、血栓ができやすくなります。

病名から、「エコノミークラスでなければ大丈夫」と思われがちですが、ファーストクラスでも起こりますし、自動車や電車でも、とにかく同じ姿勢で長時間座り続けるものは同様に血栓ができる危険があります。

その後、急に動くと、その血栓が肺まで達し、肺血栓塞栓症になるのです。

予防策としては、

・水分を十分に摂る
・血行を妨げないゆったりとした服装にする
・飛行機ではトイレに立つなど、座りっぱなしを避ける
・ふくらはぎを揉《も》んだり、つま先やかかとを動かしたりするなど、足の運動を意識的に行う
・タバコは血行を悪くするので、控えめにする

などを心がけましょう。

あなたの 危険度 と 予防法

生活習慣・状態

①普段の生活で過労気味ですか？

②ヘビースモーカーですか？

③脂っこい食べ物が好物ですか？

④肥満気味ですか？

①〜④は、「濃縮型血液」になる危険因子です。

濃縮型血液になる要因をまとめると、

食べすぎ、野菜不足、脂肪分の多い食事、食事時間が不規則、喫煙、飲酒、肥満、高血圧、糖尿病、痛風、体質遺伝、ストレス、過労、内分泌異常などがあります。

血液が濃くなると、血栓ができやすいのです。

このような体質の人が、飛行機や車の運転など長時間同じ姿勢で、水分摂取不足の場合、エコノミークラス症候群は発症しやすくなります。

バランスのとれた食事(脂肪分を減らしたもの、野菜)をきちんと摂り、軽い運動をするだけで濃縮型血液になることを予防できます。

また、肥満体型だと、座ったときなどに血管にかかる圧力が増え、血流がさらに悪くなります。

要　因

⑤旅行などで、狭い座席に長時間座り続けることがありますか？

⑥その場所は空気が乾燥していますか？

⑦そのとき、水分の補給を心がけていますか？

⑧そのとき、アルコール類を飲みますか？

水分が不足すると、血液が濃くなります。また、乾燥した場所では、時間の経過とともにかなりの水分が体内から奪われます。

水分摂取のためにとお酒などを飲むと、アルコールは利尿作用があるために、水分摂取量より排出量のほうが多く、かえって脱水症状の原因になってしまいます。お酒を飲む場合は、同時に水分も補給しましょう。

狭い場所に長時間同じ姿勢でいる場合は、ときどき深呼吸をし、体を動かしましょう。ストレッチ体操や膝《ひざ》の屈伸などを行ってください。車の運転をするなら、ゆったりとした服装をして、２時間に１回は休憩をとりましょう。

飛行機の中では、スリッパなどに履き替え血行が悪くならないようにします。トイレに立つなど座りっぱなしを避けてください。また座ったままでも、かかとを上下に動かしたり足首を反らすなどしてください。

症状・診断

⑨同じ姿勢をとり続けていると足にむくみが出ませんか？

⑩息苦しくなりませんか？　胸の痛みはありませんか？

⑪太股から下部の足が熱く感じられませんか？

⑫歩き始めたとき、胸やけのような不快感がありませんでしたか？　呼吸が苦しくありませんでしたか？

⑬咳や発熱など、風邪に似た症状はありませんか？

上記の症状は、エコノミークラス症候群による肺血栓塞栓症によるものです。

他には、頻呼吸、血痰《けつたん》、咳、呼吸困難、背部痛、冷や汗、動悸、下肢痛などの自覚症状があります。自覚症状以外では、血圧の低下、頻脈、徐脈、肺雑音、チアノーゼなどの症状があります。

肺血栓塞栓症を起こしやすい人には、高脂血症、糖尿病、妊娠中、ピル（経口避妊薬）の服用中、悪性腫瘍などの場合があります。

また、長期間の入院などで、ベッドで安静を強いられたり、寝たきりの状態にあると、足を動かすことが少ないため、足の静脈に血栓ができやすくなります。

検査は、血液検査、肺動脈造影、心電図、肺血流シンチグラフィ、造影ＣＴなどを行います。

肺血栓塞栓症は、発症すると死亡率が高いため、起こさないように予防することが大切です。

症例⑭

本当は怖い

肌荒れ

最近、肌が荒れていませんか？
夜遊びが続いていませんか？　まぶたが痙攣しませんか？
そして何より、ちゃんと太陽に当たっていますか？

そのまま放っておくと大変なことになりますよ。

昼夜逆転に潜む影

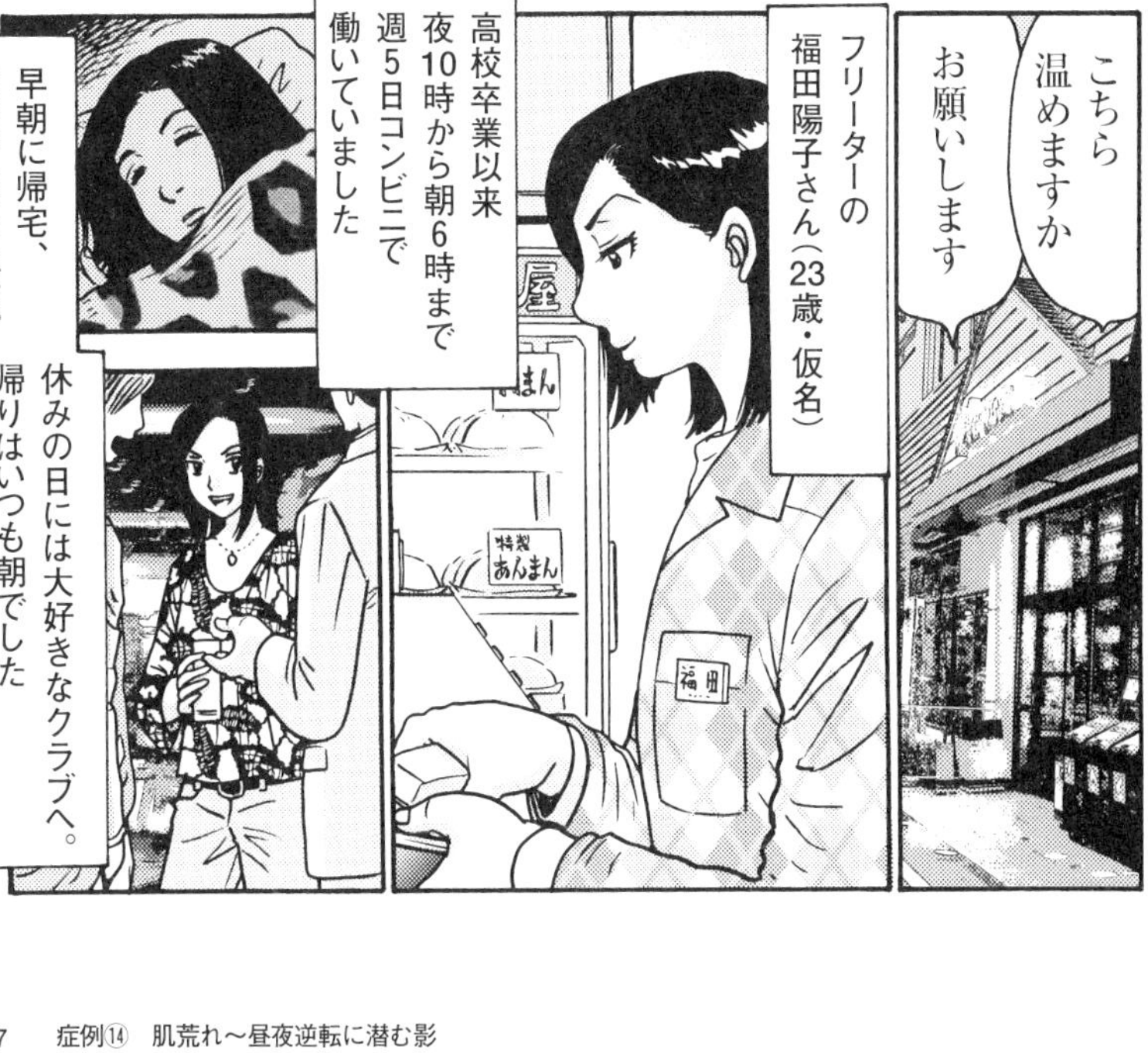
こちら温めますか
お願いします
フリーターの福田陽子さん（23歳・仮名）
福田
高校卒業以来夜10時から朝6時まで週5日コンビニで働いていました
特製あんまん
早朝に帰宅、夜まで寝る生活。
休みの日には大好きなクラブへ。帰りはいつも朝でした

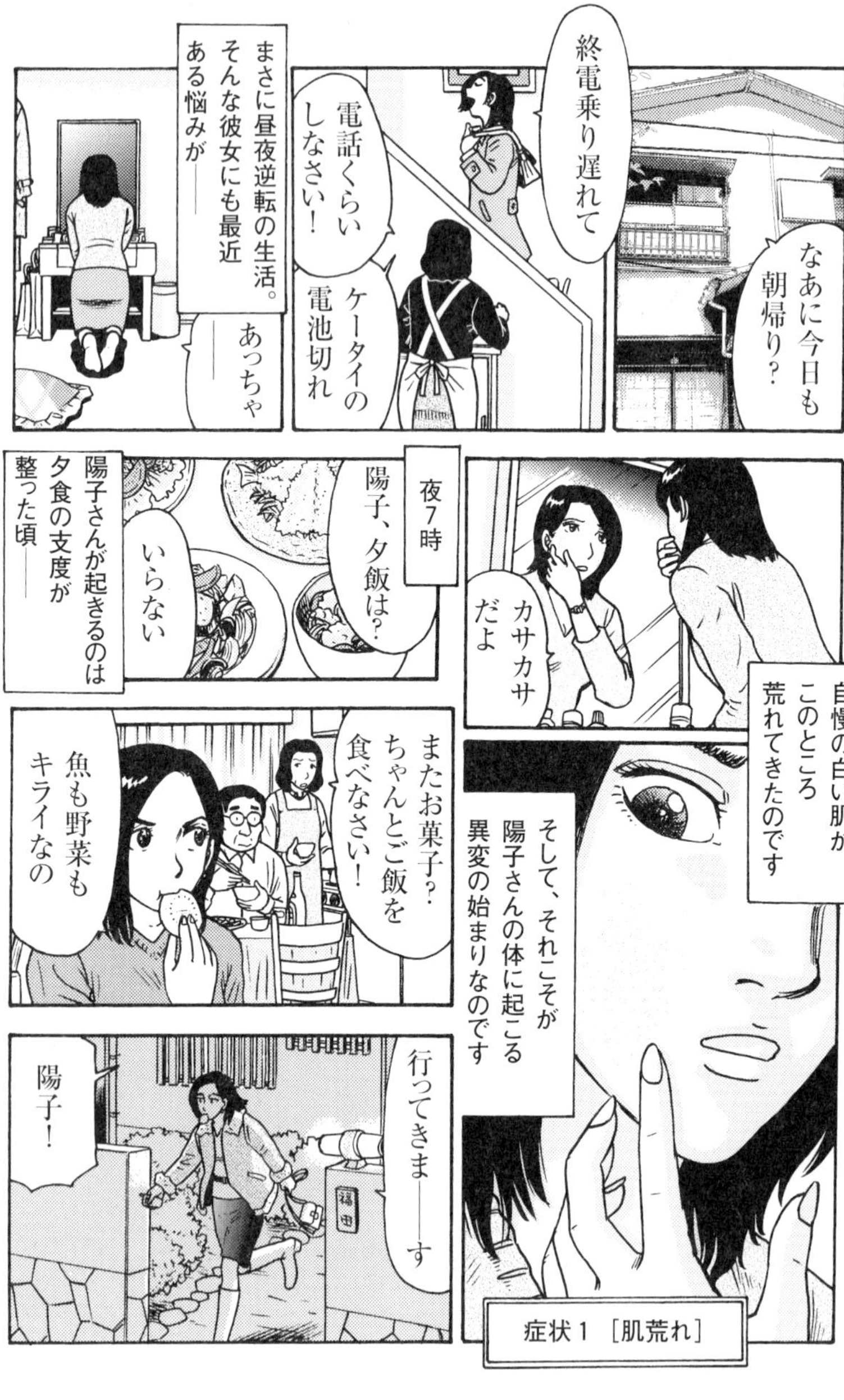
なあに今日も朝帰り？
終電乗り遅れて
電話くらいしなさい！
ケータイの電池切れ
まさに昼夜逆転の生活。そんな彼女にも最近ある悩みが――
あっちゃ――
カサカサだよ
自慢の白い肌がこのところ荒れてきたのです
夜7時
陽子、夕飯は？
いらない
陽子さんが起きるのは夕食の支度が整った頃――
そして、それこそが陽子さんの体に起こる異変の始まりなのです
またお菓子？ちゃんとご飯を食べなさい！
魚も野菜もキライなの
行ってきま――す
陽子！
福田
症状1［肌荒れ］

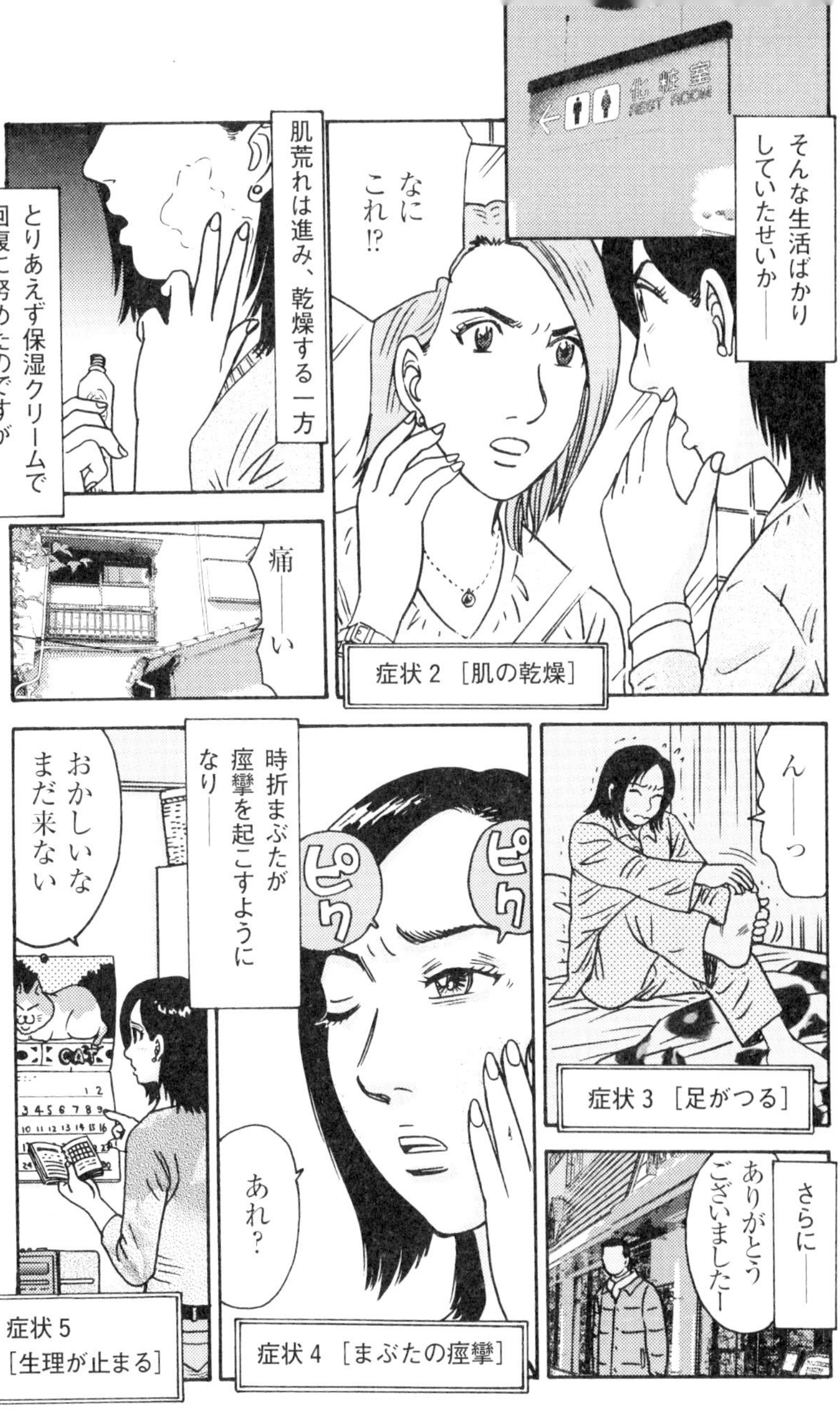
化粧室
REST ROOM
そんな生活ばかりしていたせいか——
肌荒れは進み、乾燥する一方
なにこれ⁉
症状2［肌の乾燥］
とりあえず保湿クリームで回復に努めたのですが
痛——い
ん——っ
症状3［足がつる］
さらに——
ありがとうございましたー
時折まぶたが痙攣を起こすようになり——
ピク
ピク
あれ？
症状4［まぶたの痙攣］
おかしいなまだ来ない
症状5［生理が止まる］

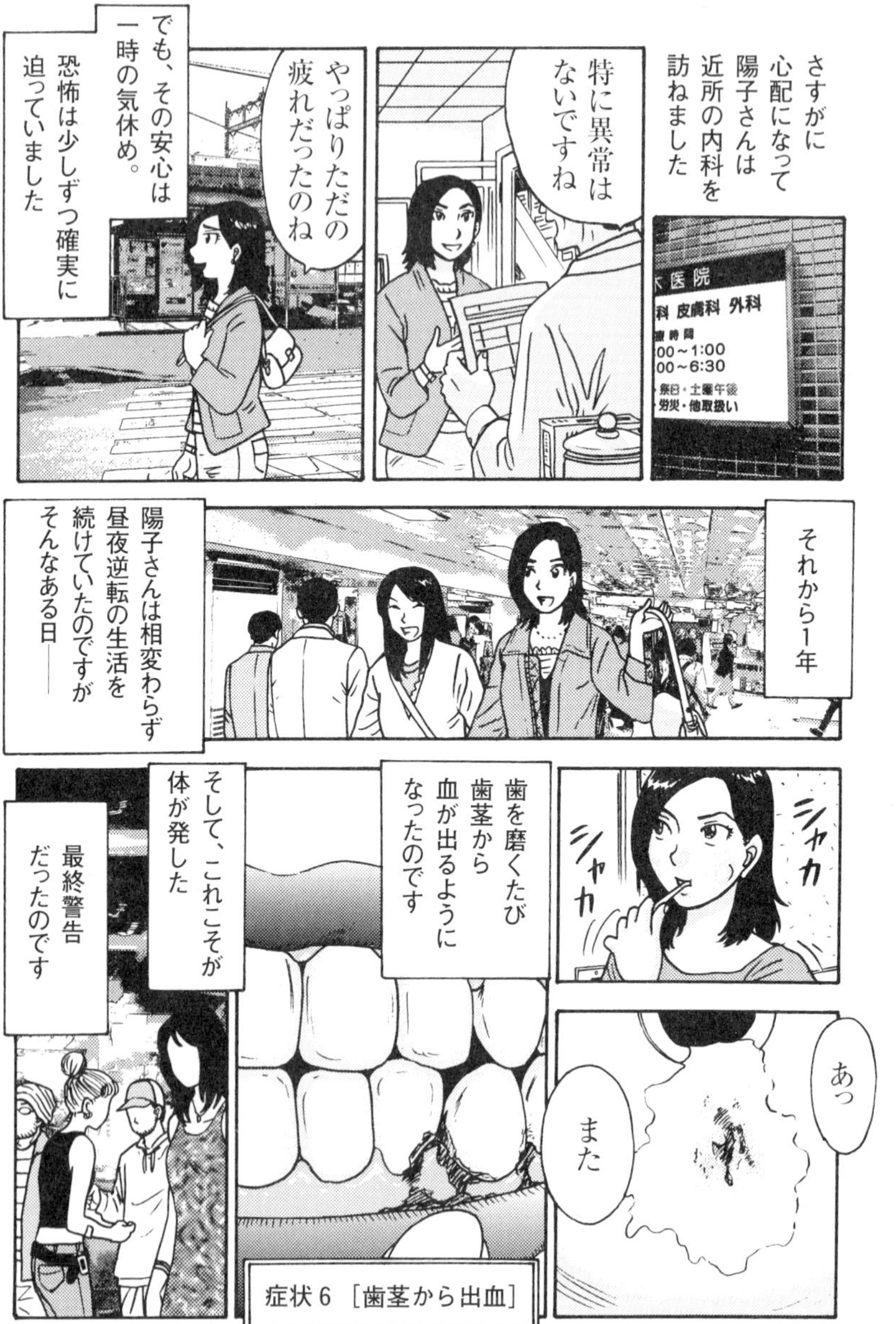
さすがに心配になって陽子さんは近所の内科を訪ねました
科 皮膚科 外科
特に異常はないですね
やっぱりただの疲れだったのね
でも、その安心は一時の気休め。
恐怖は少しずつ確実に迫っていました
それから1年
陽子さんは相変わらず昼夜逆転の生活を続けていたのですがそんなある日——
シャカ
シャカ
歯を磨くたび歯茎から血が出るようになったのです
そして、これこそが体が発した
最終警告だったのです
あっ
また
症状6［歯茎から出血］

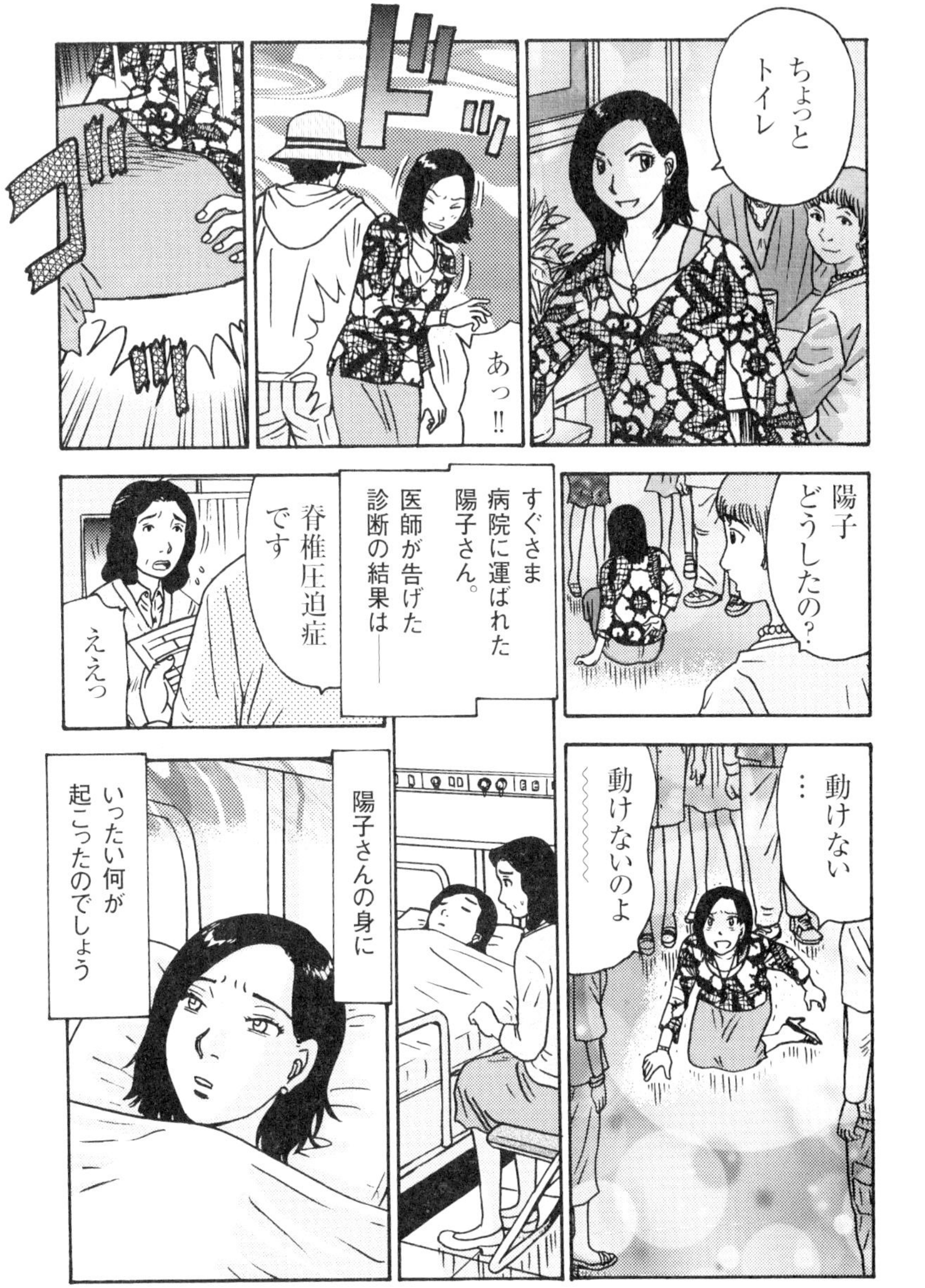

ちょっと
トイレ
ドッ
あっ!!
陽子
どうしたの？
すぐさま
病院に運ばれた
陽子さん。
医師が告げた
診断の結果は――
脊椎圧迫症
です
ええっ
動けない
……
動けないのよ
〜〜〜〜
陽子さんの身に
いったい何が
起こったのでしょう

症例⑭

肌荒れ ◀◀

骨粗鬆症（こつそしょうしょう）
脊椎圧迫骨折（せきついあっぱくこっせつ）

【担当医】
板橋 明（いたばし・あきら）
埼玉医科大学病院
中央検査部教授

陽子さんは、背中の中央、体を支える脊椎《せきつい》の一部がつぶれてしまったのです。

彼女の場合、その原因となったのが「骨粗鬆症」でした。骨粗鬆症は、骨の密度が低くなり、骨がもろくなる病気です。通常の人の骨と比べると、明らかに骨粗鬆症の人の骨は、その内部がスカスカになってしまっているのがわかります（写真・浜松医科大学整形外科 井上哲朗、齋藤清人制作）。

しかし、そもそも骨粗鬆症とは高齢者の女性に多い病気です。骨を保護する役目を持つ女性ホルモンが、閉経後、急激に減少して、骨からカルシウムが溶け出し、もろくなってしまうのです。

しかし、20代の陽子さんが、いったいなぜ、骨粗鬆症になってしまったのでしょう。

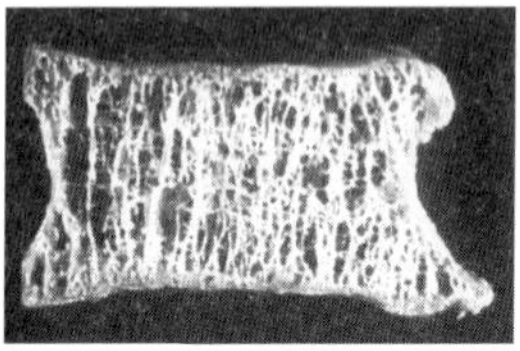

骨粗鬆症の人の椎体

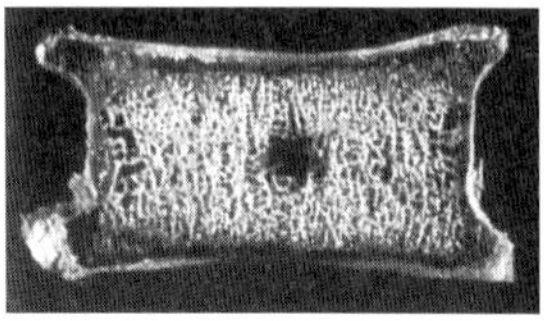

通常の人の椎体

原因は、昼夜逆転の生活と乱れた食生活にありました。彼女は日頃、ほとんど太陽の光を浴びない生活を送っていました。また、食事も極端な偏食でした。その結果、ビタミンDが欠乏してしまったのです。ビタミンDは、食事で補われるほか、皮膚に紫外線を浴びることで作られます。そしてビタミンDは、腸でカルシウムの吸収を助けるという重要な役目を担っています。

陽子さんの場合、このビタミンDが欠乏したためにカルシウムが吸収されなくなり、極度の

①深夜のコンビニで働く23歳のフリーター。

⇩

②早朝帰宅、夜まで睡眠の昼夜逆転生活の毎日。

⇩

③魚と野菜が大嫌い。主にスナック菓子類の食事。

⇩

④肌がカサカサに乾燥し始め、保湿クリームで対処。

⇩

⑤起きがけに突然、足が引きつってしまう。

⇩

⑥勤務中、まぶたが突然痙攣を起こした。

⇩

⑦生理が乱れる。または生理がとまる。

⇩

⑧近所の内科を受診するが、特に異常はない。

⇩

⑨歯を磨くと、歯茎から出血するようになった。

⇩

⑩尻もちで背中に激痛。動けず病院へ搬送。骨折。

カルシウム不足に陥っていたのです。さらに、ひどい偏食の食事習慣もカルシウム不足に拍車をかけました。

肌荒れは、皮膚の保湿因子が、カルシウム不足によって一定の水分を保てなくなったことが原因でした。まぶたの痙攣《けいれん》や、足がつること、疲れやすいなどの症状も、すべてはカルシウム不足で筋肉が正常に動かなくなったためでした。急に痩せたり、生理が止まると、女性ホルモンの不足のために骨が溶けてしまうのです。歯茎からの出血も、カルシウムを含むさまざまな栄養不足から、歯肉が炎症を起こしてしまったのです。

この時点で、陽子さんの体はもはや危険な状態でした。実はカルシウム不足に陥った人間の体は、血液中のカルシウム低下を補うため、なんと自分の骨からカルシウムを補給してしまうのです。

こうして、陽子さんの骨は、まだ20代だというのにスカスカになっていきました。もろくなってしまった骨は、ちょっとした衝撃にも耐えることができずにつぶれてしまったのでした。一度つぶれた脊椎は、二度と元に戻ることはありません。幸い、命にかかわることはなかったものの、陽子さんの腰は曲がり、一生杖《つえ》の手放せない体になってしまったのです。

何の気なしに始めた昼夜逆転の生活で、まさかこんなことになろうとは。

骨粗鬆症《こつそしょうしょう》

人間の骨は、運動の支点となったり内臓を保護する役目のほかに、カルシウムの貯蔵庫という役割があります。体内のカルシウムの99%が骨に存在しています。

骨には、骨を作る「骨芽《こつが》細胞」と、骨を溶かす「破骨《はこつ》細胞」があり、新しい骨の形成と古い骨を溶かすことのバランスを保っています。この骨を形成するときにカルシウムが必要となります。

人間はカルシウムを食物から摂ります。一方、尿や便と一緒に、カルシウムは毎日体から排出されます。カルシウムが摂取不足になると、骨を溶かす力が強くなり、骨に貯蔵されているカルシウムがどんどん減っていき、骨の強度が弱まります。それが骨粗鬆症の原因になります。

骨粗鬆症という名前は、「粗」が「粗い」という意味で、「鬆《す》」は、「松の葉がまばらで向こう側が透けて見える状態」です。骨の組織が松の葉のようにスカスカになっている様子を示します。

老化すると、活性型ビタミンDの産生低下で、腸でのカルシウム吸収量が少なくなります。

また、女性が閉経して女性ホルモンが低下すると、破骨細胞の働きが骨芽細胞の働きより活発になります。

骨粗鬆症で最も困るのは、ちょっとした衝撃で骨折しやすくなることです。転んで手をついて手首を骨折する手関節骨折の他、上腕骨頸部《けいぶ》骨折、大腿骨《だいたいこつ》頸部骨折、肋骨《ろっこつ》骨折、そして脊椎圧迫骨折などがあります。

骨折は、若い人に比べ回復が遅い高齢者の場合、「寝たきり」になってしまう大きな要因となります。一度寝込んでしまうと、筋肉や骨が弱ってしまい、骨折が治っても自力で歩けなくなってしまうのです。

あなたの 危険度 と 予防法

生活習慣

①年齢と性別は？　女性の場合、生理が乱れていませんか？　または閉経していますか？

②偏食をしていませんか？

③運動不足になっていませんか？

④喫煙、飲酒の習慣はありますか？　また、コーヒーを多量に飲みますか？

⑤昼夜逆転など、日光に当たらない生活をしていませんか？

⑥極端なダイエットをしていませんか？

高齢になれば、誰にでも骨の老化は起こるものです。特に、50歳以上の女性は、閉経に伴う女性ホルモンの急激な減少が骨粗鬆症の原因の一つになります。

若い人でも、極端な偏食だったり、運動不足だったり、日光に当たらない生活を送っていると、カルシウムが不足し、骨が弱くなります。

極端なダイエットは、総体的な栄養不足により、カルシウムも摂取不足になります。また、生理が止まってしまった場合、女性ホルモンも減少し、骨が溶けやすくなります。

骨粗鬆症と食事・栄養

カルシウムは、乳製品、魚介類、大豆類、野菜・海藻に多く含まれています。ビタミンDは、日光浴で得られる他、食事では、特に魚介類に多く含まれています。下記の食品類を極端に摂らなかったり、逆にスナック菓子、インスタント食品や炭酸飲料を多く摂ると、カルシウムの排出を促し、吸収を妨げる働きのあるリンを摂りすぎることになりますので、さらにカルシウム不足が加速されます。

カルシウムの多い食品

●乳製品
チーズ、牛乳、低脂肪乳、エバミルク、プレーンヨーグルトなど

●魚介類
干しエビ、煮干し、桜エビ、マイワシ、ドジョウ、ワカサギ、シラス干し、シシャモ、オイルサーディン、シジミなど

●大豆類
豆腐、油揚げ、がんもどき、きなこ、おから、納豆、大豆など

●野菜・海草類
ヒジキ、昆布、切り干し大根、小松菜、チンゲンサイ、春菊など

ビタミンDの多い食品

卵、シイタケ、シラス干し、サケ、メカジキ、カレイ、ウナギ、イサキ、サバ、サンマ、イワシ、マグロ、ブリ、カツオなど

骨粗鬆症の予防と治療

食事：日頃からカルシウムやビタミンDが豊富な食品を食べる。

運動：骨は、運動をすると強くなるので、軽い運動でも習慣的に行う。とにかく、毎日歩くことを心がける。

日光に当たる：人体でカルシウムの吸収に必要なビタミンDは、太陽に当たると作られる。日に当たる時間が少ないとビタミンDが不足し、カルシウムが吸収されにくくなる。

兆候・診断

⑦皮膚が乾燥してカサカサの肌荒れ状態ではありませんか？

⑧まぶたの痙攣、足の引きつりはありませんか？

⑨歯茎から出血していませんか？

⑩些細《ささい》な原因で骨折したことがありませんか？

⑪腰、背中に痛みがありませんか？

⑫身長が低くなっていませんか？

カルシウムは、筋肉を収縮させたり弛緩《しかん》させたりする大切な働きを持っています。そのためカルシウムが不足すると、この機能がうまく働かず、まぶたの痙攣や足の引きつりなど、筋肉が痙攣を起こすのです。

また、ホルモン分泌にも異常が起こり、肌荒れや生理不順になります。

骨粗鬆症で骨量が減ると、骨がもろくなり骨折しやすくなります。腰や背中にだるさを感じたり、痛みが出ます。また、立ったり歩いたりすることなども辛《つら》くなります。症状がひどくなると腰が曲がったり、背が縮むこともあります。

痛みがなくても、病気が進んでいることもありますので、心配な場合は、医療機関で精密検査を受けるか、骨粗鬆症検診を受けてください。

検査

X線検査：骨の変形や骨折がないかを調べる。
骨量検査：骨密度の測定
尿検査：尿中のカルシウム排泄や骨の代謝状態を調べる。
血液検査：カルシウム濃度の測定や骨の代謝状態を調べる。

症例⑮

本当は怖い

かすみ目

目がかすんだり、眩しく感じたことはありませんか？
突然の頭痛はありませんか？
その時、微熱や吐き気はありませんでしたか？
そのまま放っておくと大変なことになりますよ。

見逃される恐怖

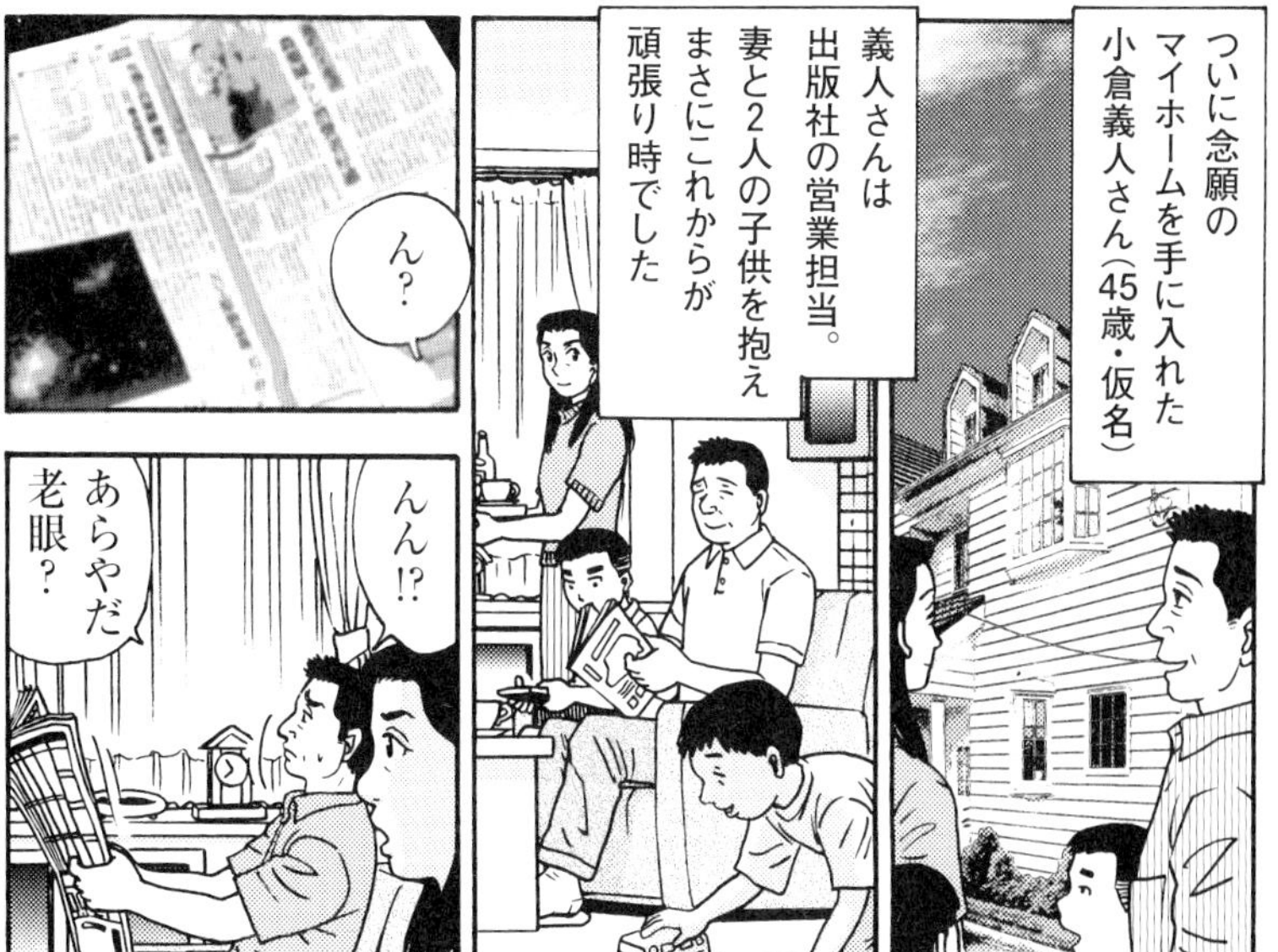

ついに念願のマイホームを手に入れた小倉義人さん（45歳・仮名）
義人さんは出版社の営業担当。妻と2人の子供を抱えまさにこれからが頑張り時でした
ん？
んん!?
あらやだ老眼？

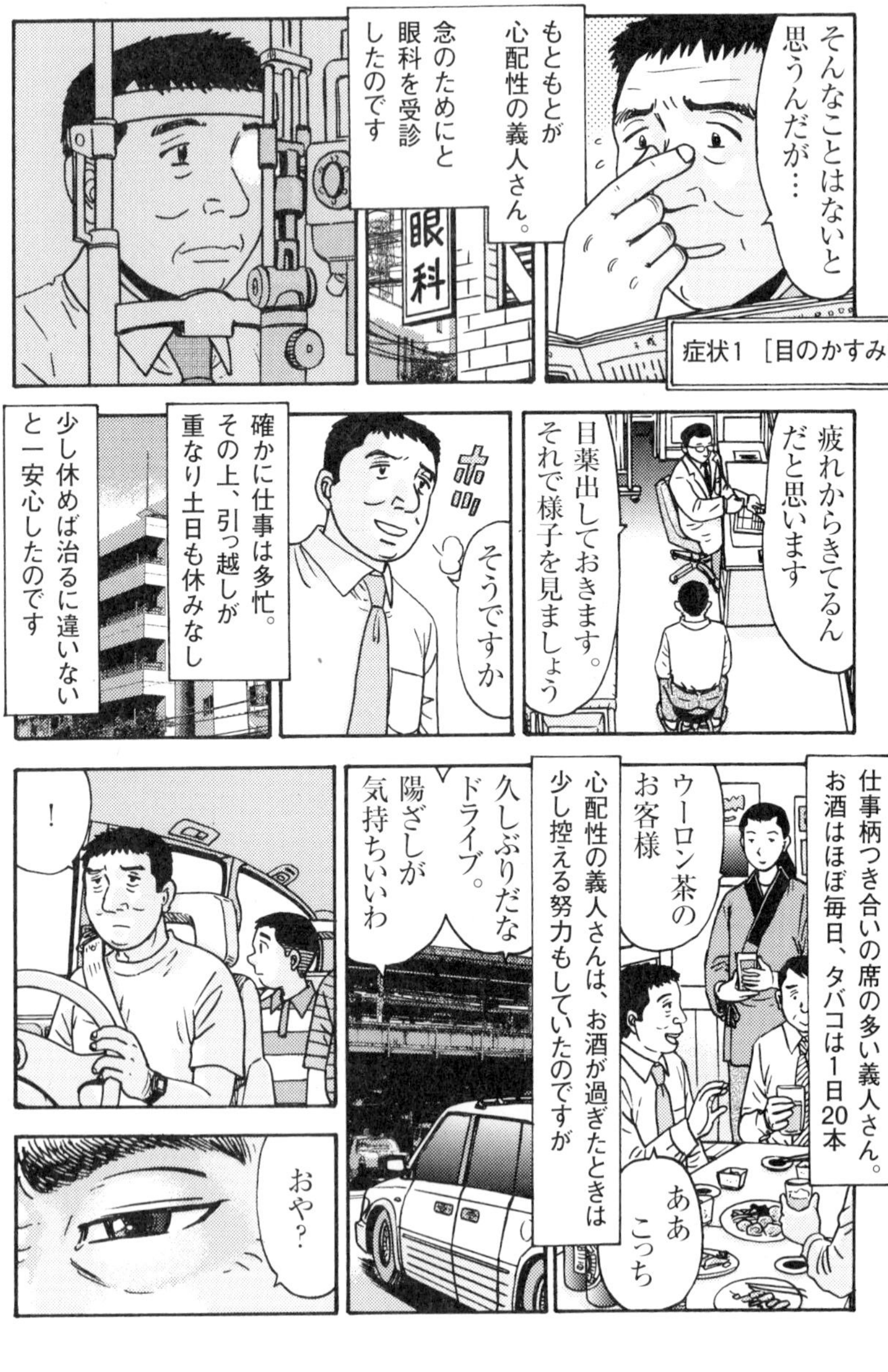
症状1［目のかすみ］
そんなことはないと思うんだが…
もともと心配性の義人さん。念のためにと眼科を受診したのです
眼科
疲れからきてるんだと思います
目薬出しておきます。それで様子を見ましょう
ホッ
そうですか
確かに仕事は多忙。その上、引っ越しが重なり土日も休みなし
少し休めば治るに違いないと一安心したのです
仕事柄つき合いの席の多い義人さん。お酒はほぼ毎日、タバコは1日20本
ウーロン茶のお客様
ああこっち
心配性の義人さんは、お酒が過ぎたときは少し控える努力もしていたのですが
久しぶりだなドライブ。
陽ざしが気持ちいいわ
！
おや？

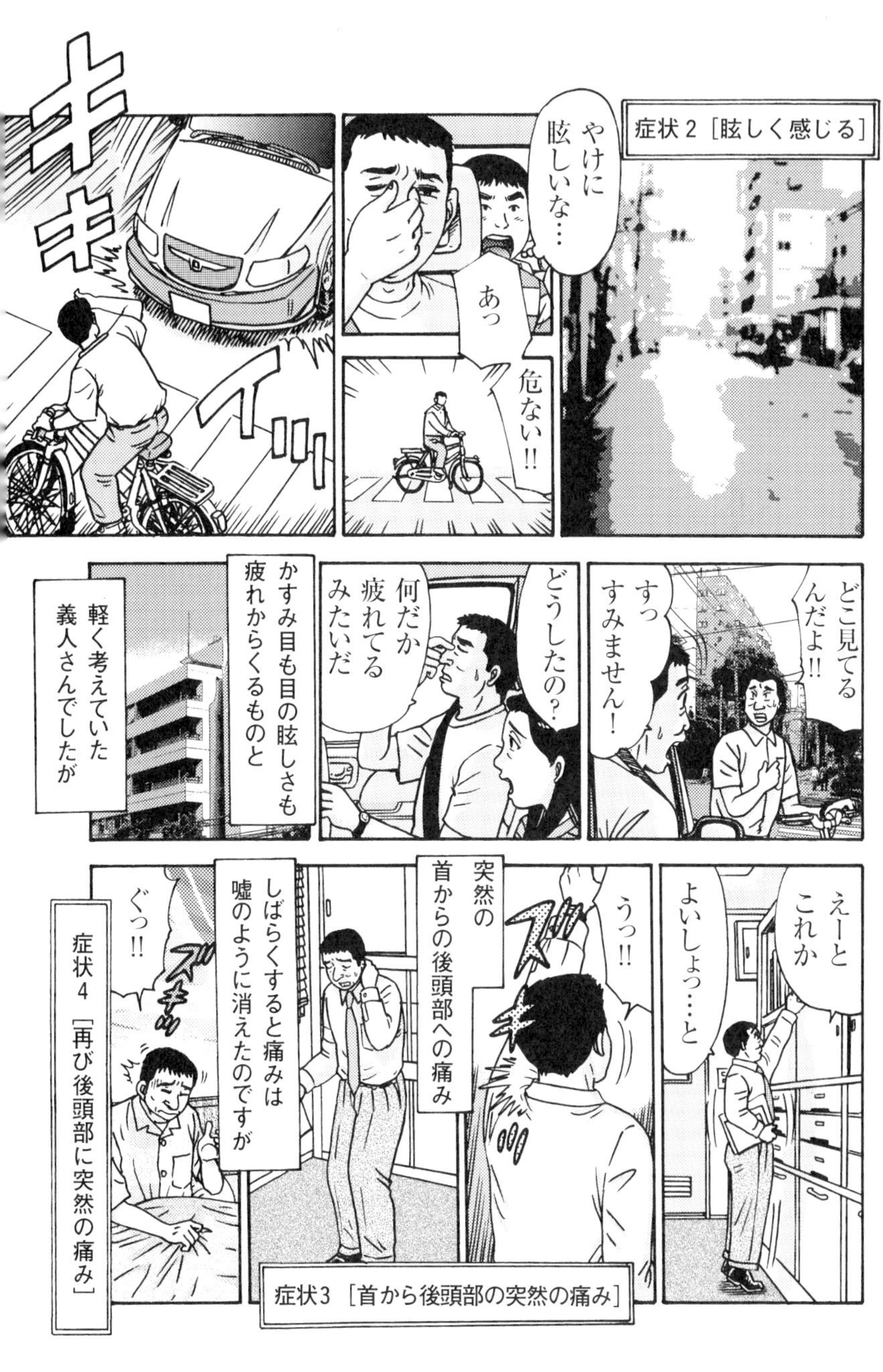
症状2［眩しく感じる］
やけに眩しいな…
あっ
危ない!!
キキーッ
どこ見てるんだよ!!
すっすみません！
どうしたの？
何だか疲れてるみたいだ
かすみ目も目の眩しさも疲れからくるものと
軽く考えていた義人さんでしたが
えーとこれか
よいしょっ…と
うっ!!
突然の首からの後頭部への痛み
しばらくすると痛みは嘘のように消えたのですが
症状3［首から後頭部の突然の痛み］
ぐっ!!
症状4［再び後頭部に突然の痛み］

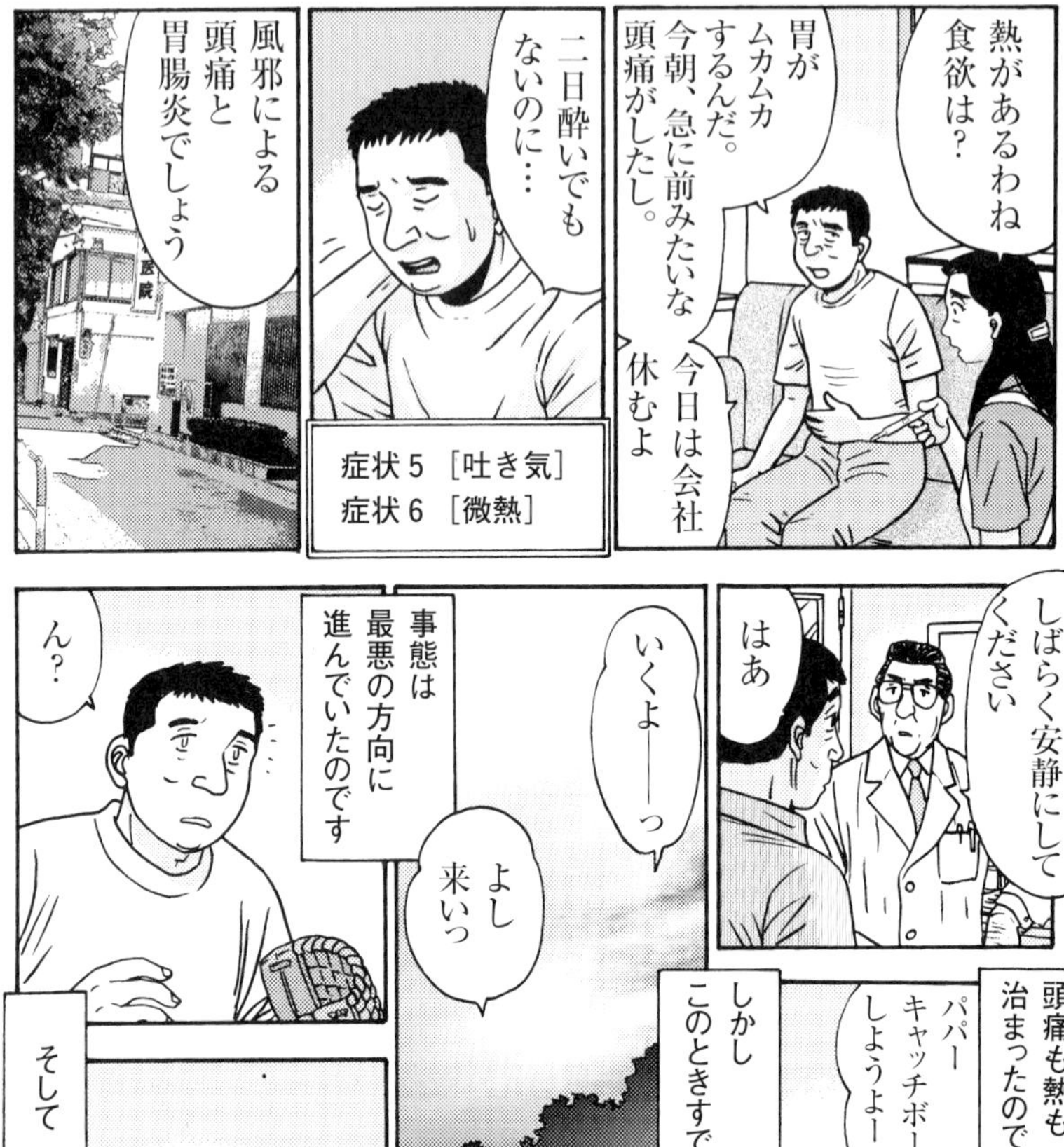
熱があるわね
食欲は？
胃がムカムカするんだ。今朝、急に前みたいな頭痛がしたし。
今日は会社休むよ
二日酔いでもないのに…
症状5 ［吐き気］
症状6 ［微熱］
風邪による頭痛と胃腸炎でしょう
お薬出しますからしばらく安静にしてください
はあ
診断通り2日後には頭痛も熱も治まったのですが
パパーキャッチボールしようよー
よーし公園行くか
しかしこのときすでに
事態は最悪の方向に進んでいたのです
いくよ——っ
よし来いっ
ん？
そして

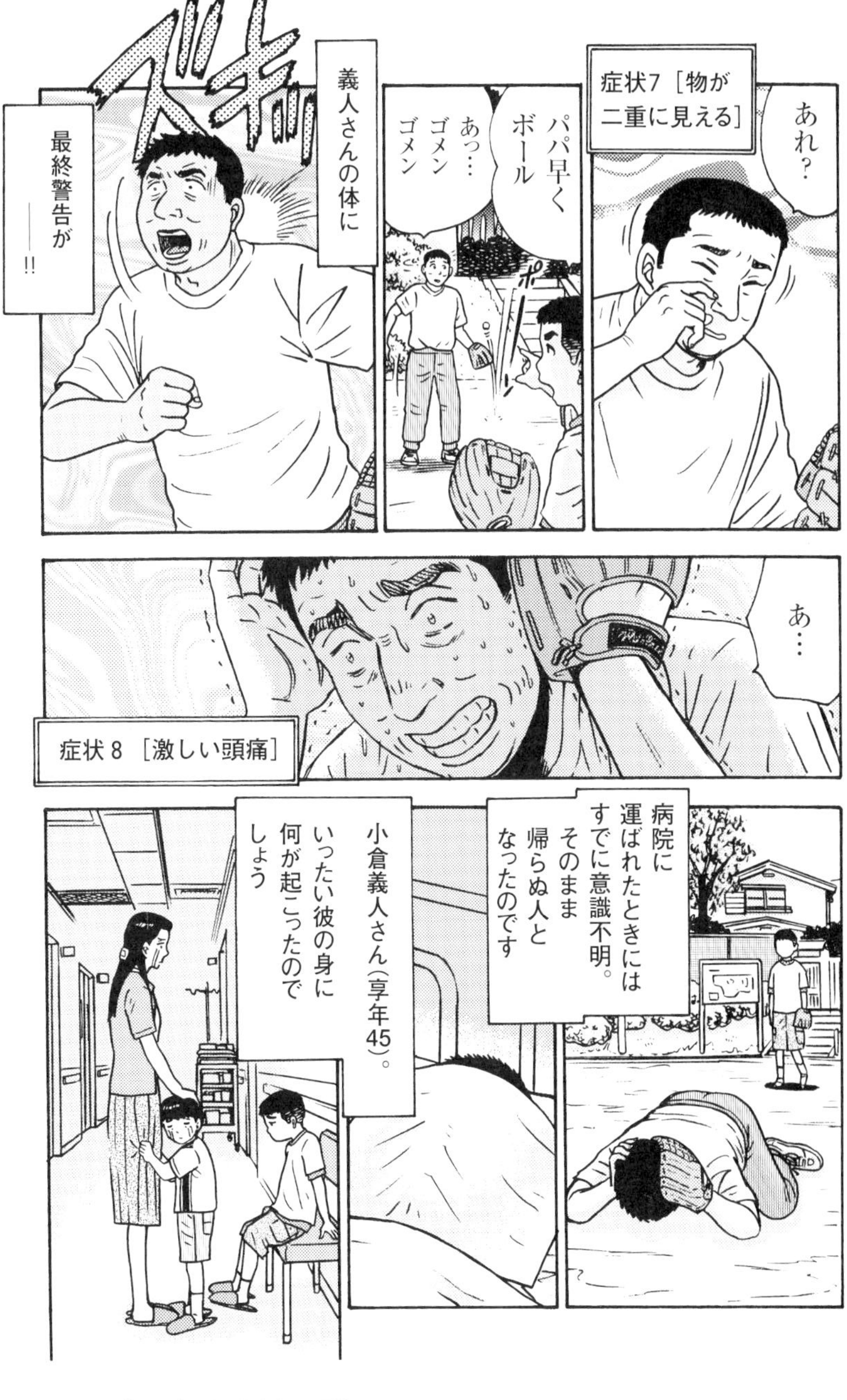
あれ？
症状7［物が二重に見える］
パパ早くボール
あっ…ゴメンゴメン
ポ
義人さんの体に
ズキッ
最終警告が――!!
あ…
症状8［激しい頭痛］
病院に運ばれたときにはすでに意識不明。そのまま帰らぬ人となったのです
小倉義人さん（享年45）。いったい彼の身に何が起こったのでしょう

症例15 かすみ目

くも膜下出血（くもまくかしゅっけつ）

【担当医】
宮坂佳男（みやさか・よしお）
大和市立病院・診療部長

義人さんの場合は、脳の血管にできた動脈瘤《どうみゃくりゅう》が破裂し、大量出血して、脳の機能が停止してしまいました。病名は、「くも膜下出血」でした。

そもそも、くも膜とはどこにあるのでしょうか？　くも膜は、脳を保護する3つの膜の真ん中に位置する膜です。脳の動脈は、このくも膜の内側を通っています。このあたりの脳の動脈は太く、中の圧力は血圧ほど高いので、もし、この動脈の分岐部に動脈瘤ができたら、それは死への時限爆弾のようなものです。

ではいったいなぜ、動脈瘤がここにできるのでしょうか？

義人さんの場合、日頃の喫煙が原因の一つでした。タバコに含まれるニコチンが、生まれつき壁の薄い脳動脈の分岐点の弾性線維を傷つけ、この部分の血管壁をさらに薄くしていったのです。

しかも義人さんは、お酒の席が多く、どうしても塩分の多い食事を摂りがちで、それが慢性的な高血圧を招いていました。

そして、薄っぺらくなった血管の分岐点に、高い圧力で血液が突き当たります。こうして動脈瘤が発生し、それが少しずつ大きくなっていったのです。

義人さんの目がかすんだり、眩《まぶ》しく見えたりという異常な症状は、動脈瘤のできやすい場所が眼球の動きを司る動眼神経のすぐ近くにあるためです。動眼神経が圧迫を受けると、レンズの役割を果たす水晶体の調節を行っている毛様体の筋肉がうまく働かず、ピントが合いにくくなって、かすみ目を起こすのです。さらに光の量を調整する瞳孔《どうこう》までも、うまく動かせず、光

①新聞の文字がかすんで読みにくくなった。

⇩

②眼科を受診したが、特に異常なく、目薬を処方。

⇩

③飲酒、喫煙をなるべく控えるようにした。

⇩

④ドライブ中に急に目が眩しくなって視界を失う。

⇩

⑤首から後頭部にかけて突然痛みを感じた。

⇩

⑥2週間後、再び急に後頭部の痛みを感じた。

⇩

⑦吐き気と37.5度の微熱があり、内科を受診。

⇩

⑧異常はなく、風邪による頭痛、胃炎と診断。

⇩

⑨かすみ目から2カ月後、物が二重に見える。

⇩

⑩激しい頭痛に突如襲われ、意識不明のまま死亡。

が入りすぎて眩しく感じたのです。

そして、腫《は》れ上がった義人さんの動脈瘤は大破裂の寸前に2回の小破裂を起こし、さらなる警告を発していた可能性があります。

1回目は会社で、突然首から後頭部にかけての痛みがあったときでした。急に立ち上がったため血圧が上がり、小さな破裂が起こったのです。流れ出た血液はくも膜の内側を流れる脳脊髄液を真っ赤に染めたために、頭痛や首の痛みを引き起こしました。しかし、このときは破れた穴が小さかったため、血液が固まって穴を塞ぎ、周りの脳も穴を圧迫して出血は止まり、何ごともなかったかのように症状はおさまったのです。

2回目の小さな破裂は、その2週間後でした。このとき義人さんは頭痛と吐き気を訴え、微熱もありました。これもまた、動脈瘤の小さな破裂で、脳脊髄液に血液が混じったことが原因でした。2度にわたる小さな破裂。それでもここまではなんとか血液のかさぶたと瘤の周りの脳が圧迫して、穴を塞いでくれました。

しかし、度重なる警告に気づかないまま、ついに大爆発の日を迎えたのです。体はこのとき、義人さんに最終警告を発していました。

それは息子の投げたボールが突然二重に見えたときでした。運動したことにより血圧が上昇

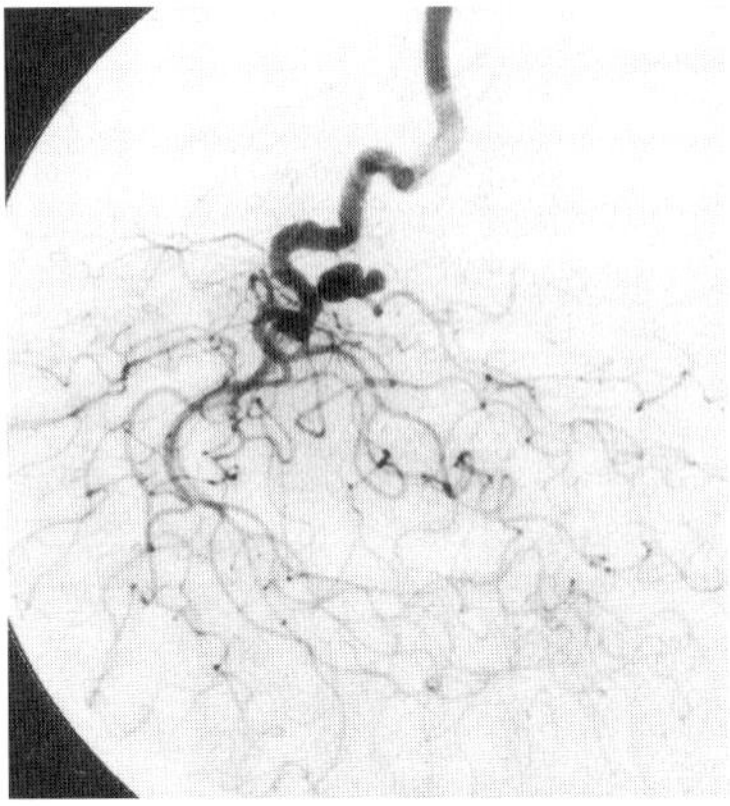

動脈瘤の圧迫を受ける動眼神経

動眼神経は動脈瘤によって圧迫されて麻痺すると、圧迫された側の水晶体のコントロールができなくなってかすみ目が見られ、瞳が開いてまぶしくなり、目が動かず、ものが二つに見え、さらに瞼が下がります。

したため、パンパンに膨れ上がった動脈瘤がこれまでにない強さで動眼神経を圧迫しました。その結果、眼球がコントロールを失い、物が二重に見えたのです。

しかし、せっかくの警告も義人さんには届きませんでした。「パパ早く取ってきてよ」。ついに、この一言が爆弾のスイッチを押してしまったのです。

穴を塞いでいたかさぶたは耐えきれず、ついに大爆発しました。くも膜の内側の脳脊髄液に、それまでとは比べものにならないほどの量の血液が一気に流出。それで、頭蓋骨の内側で、脳の圧力が異常に高くなったために脳が圧迫され、脳の機能がストップして命を落としてしまったのです。

くも膜下出血の前触れは、症状も軽く、他の病気によく似ているため、専門医以外には診断が難しいのが実状です。それほど、この病気のサインは見落とされやすいのです。

あなたの 危険度 と 予防法

生活習慣・状態

①あなたの年齢は？

②血圧は高いほうですか？

③喫煙と飲酒の習慣はありますか？

④血縁者にくも膜下出血だった人はいますか？

脳動脈瘤は、生まれつき脳動脈の壁の一部が薄いためにできる場合と、成人になってからの原因によって起こる場合があります。

くも膜下出血は、脳梗塞などの成人病と比べると、若年者にも見られます。ピークは、40〜60歳代です。

この例では、年齢から見て、成人病になってからの要因が関係していたと思われます。

禁煙しても、それまでにニコチンが血管の壁をひどく傷めてしまったときには手遅れです。しかしながら、喫煙で血圧を上げることが原因という説もあるので、あきらめずに禁煙したほうがよいでしょう。

血縁（特に親子、兄弟）にくも膜下出血の方がいるときは、危険度が増すと言われています。無症状の脳動脈瘤が発見される確率は、脳ドックでは６％程度です。しかし、家族にくも膜下出血のある人では、この率が10%を超えるという報告があります。実際にくも膜下出血をきたす数は、１年間に人口10万人当たり15〜20人程度です。

兆候・症状

⑤頭痛がありますか？　どんな頭痛ですか？

⑥突然の激しい頭痛、吐き気はありませんか？

⑦目がかすんだり、眩しかったり、二重に見えたり、まぶたが下がることはありませんか？

くも膜下出血による頭痛の特徴は、突然に始まる「バットで殴られたような激しい頭痛」です。徐々に頭痛が始まるのではありません。また、吐き気や嘔吐を伴います。軽い頭痛でも、始まりが「何時何分何秒」までわかるような、突然の頭痛には注意が必要です。

片頭痛のときにも、くも膜下出血と区別がつかないことがあります。しかし、片頭痛では発作がおさまるとけろっとして、何でもなくなるのに対して、くも膜下出血では、１～２時間でおさまることはなく、数日続きます。どちらの頭痛かは自己判断が難しいことがありますので、激しい頭痛に襲われたときは、脳神経外科か神経内科の専門医を受診しましょう。

脳動脈瘤は、場所によっては出血以外の症状で見つかることがあります。瘤が大きくなって動眼神経を圧迫したときです。これは破裂の警告症状です。眼がかすんだり、片方の瞳孔が開いて眩しく見えたり、眼が動かなくなってものが二重に見えたり、まぶたが下がってきたときは注意が必要です。

検査・治療

前ページのような脳動脈瘤の破裂の警告症状が出たら、眼科、脳神経外科、神経内科を受診しましょう。

突然に激しい頭痛（軽くても急激な頭痛）、嘔吐、意識障害などの症状は、くも膜下出血の症状です。この病気は一刻を争いますので、救急車で専門医を受診してください。１回目の出血で約半数は命がなくなる怖い病気です。

くも膜下出血の診断はＣＴで行いますが、数％はＣＴで診断できず、腰椎穿刺で髄液検査を行い、出血を確認することがあります。出血が認められたら、その原因である脳動脈瘤を探します。これは足の付け根の大腿動脈からカテーテルを入れて、脳血管撮影で診断します。

脳動脈瘤が見つかったら、再度、出血して死亡することを防ぐために、治療しなければなりません。治療は頭をあけて（開頭術）、親動脈から飛び出している脳動脈瘤の首の部分をクリップでとめるクリッピング手術か、カテーテルを使って脳動脈瘤の中にコイルを詰める血管内手術があります。

最近では、脳ドックでＭＲＩやＣＴを使った血管撮影など、痛くない方法で、破裂する前に脳動脈瘤を診断することが可能です。

症例16

本当は怖い便秘

最近、しつこい便秘に悩まされていませんか？
肌が粉をふくように荒れていませんか？
そして、原因不明のだるさが続いていませんか？

そのまま放っておくと大変なことになりますよ。

私の人生返して！

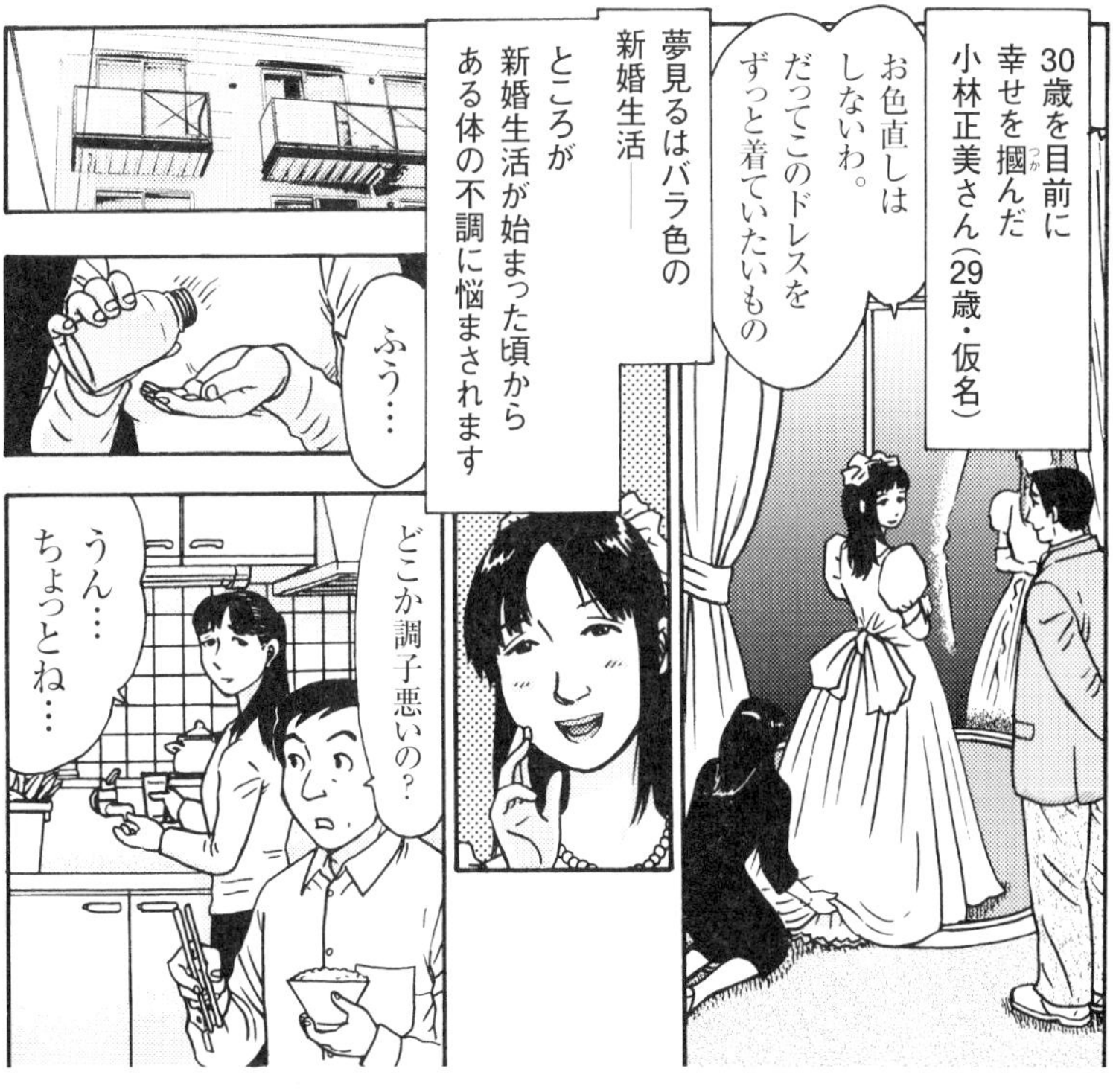
30歳を目前に幸せを摑《つか》んだ小林正美さん（29歳・仮名）
お色直しはしないわ。だってこのドレスをずっと着ていたいもの
夢見るはバラ色の新婚生活——
ところが新婚生活が始まった頃からある体の不調に悩まされます
ふう…
どこか調子悪いの？
うん…ちょっとね…

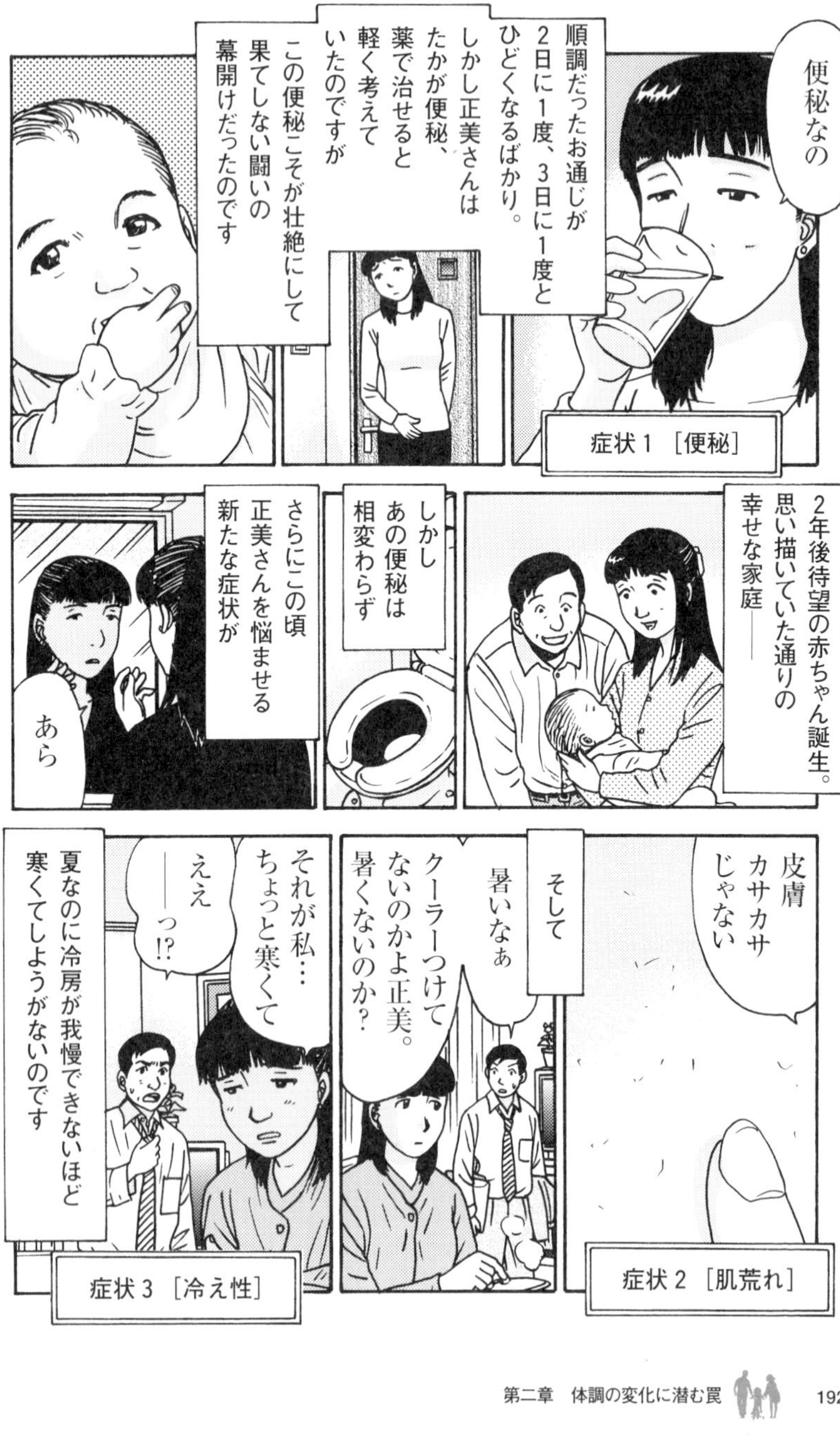
便秘なの
症状1 ［便秘］
順調だったお通じが
2日に1度、3日に1度と
ひどくなるばかり。
しかし正美さんは
たかが便秘、
薬で治せると
軽く考えて
いたのですが
この便秘こそが壮絶にして
果てしない闘いの
幕開けだったのです
2年後待望の赤ちゃん誕生。
思い描いていた通りの
幸せな家庭——
しかし
あの便秘は
相変わらず
さらにこの頃
正美さんを悩ませる
新たな症状が
あら
皮膚
カサカサ
じゃない
症状2 ［肌荒れ］
そして
暑いなぁ
クーラーつけてないのかよ正美。
暑くないのか？
それが私…
ちょっと寒くて
ええ
——っ!?
夏なのに冷房が我慢できないほど
寒くてしようがないのです
症状3 ［冷え性］

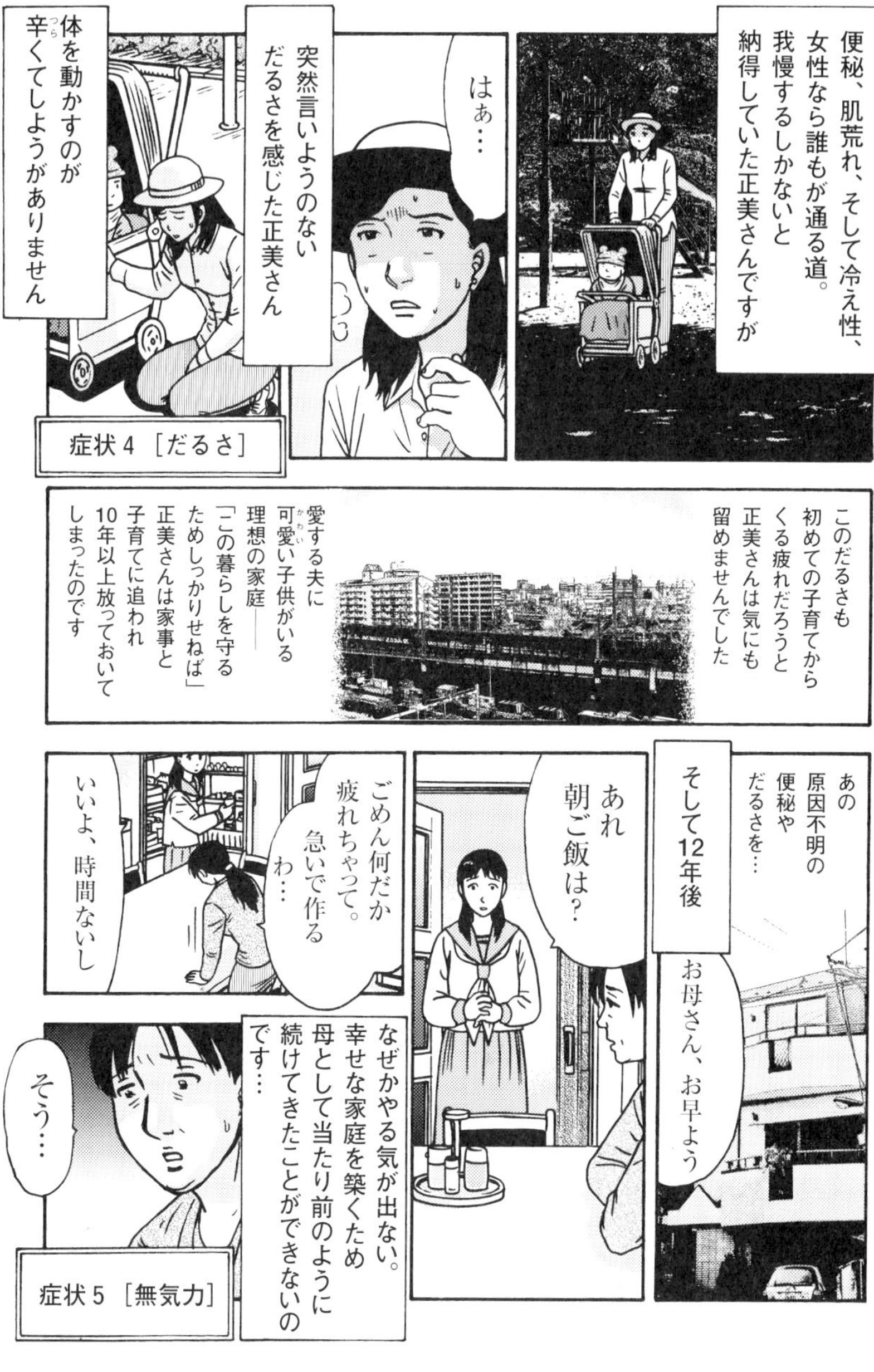

便秘、肌荒れ、そして冷え性、女性なら誰もが通る道。我慢するしかないと納得していた正美さんですが
はぁ…
突然言いようのないだるさを感じた正美さん
体を動かすのが辛《つら》くてしようがありません
症状4［だるさ］
このだるさも初めての子育てからくる疲れだろうと正美さんは気にも留めませんでした
愛する夫に可愛《かわい》い子供がいる理想の家庭――「この暮らしを守るためしっかりせねば」正美さんは家事と子育てに追われ10年以上放っておいてしまったのです
あの原因不明の便秘やだるさを…
そして12年後
お母さん、お早よう
あれ朝ご飯は？
ごめん何だか疲れちゃって。急いで作るわ…
いいよ、時間ないし
なぜかやる気が出ない。幸せな家庭を築くため母として当たり前のように続けてきたことができないのです…
そう…
症状5［無気力］

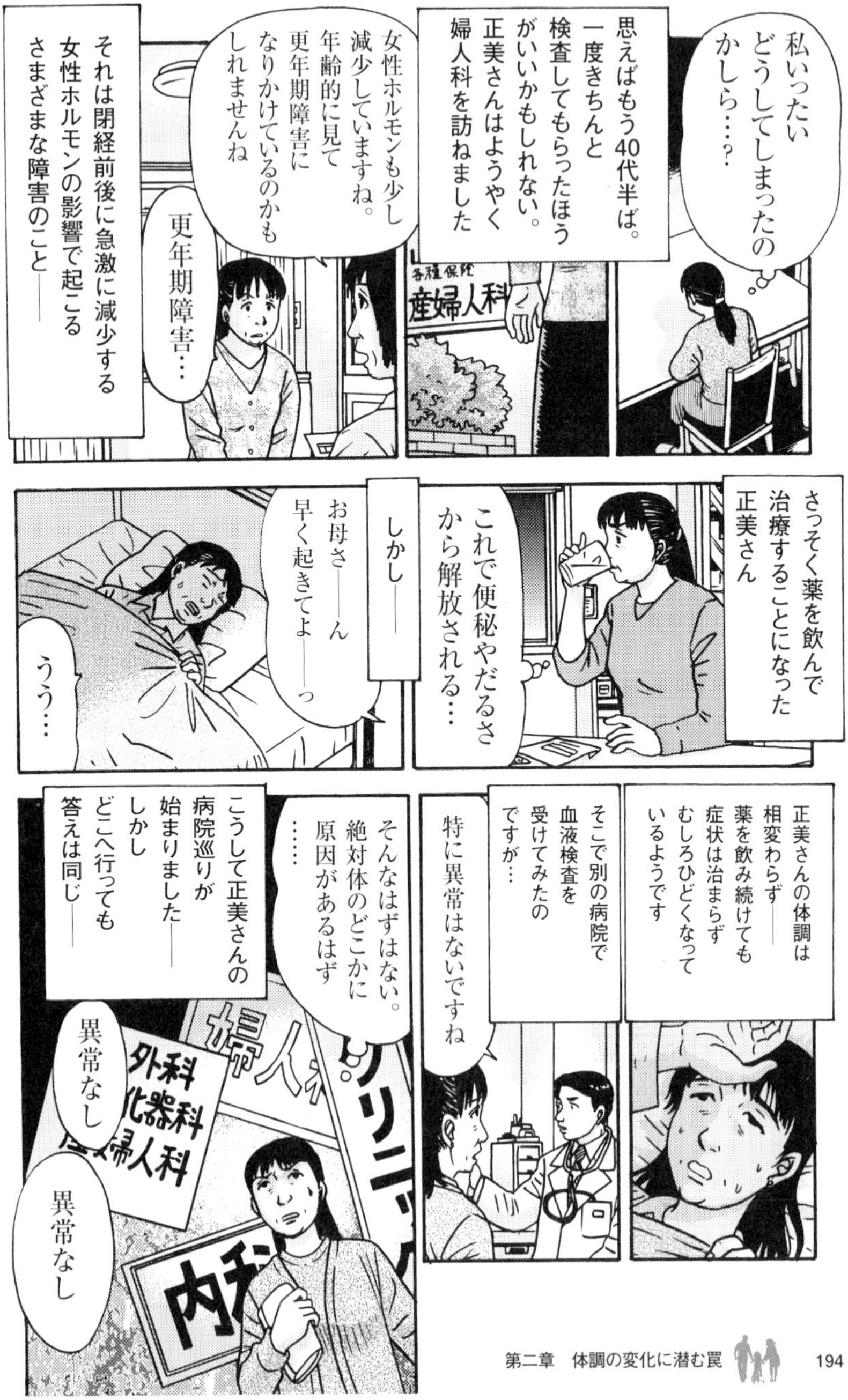
私いったい どうしてしまったの かしら…？
思えばもう40代半ば。一度きちんと検査してもらったほうがいいかもしれない。正美さんはようやく婦人科を訪ねました
各種保険
産婦人科
女性ホルモンも少し減少していますね。年齢的に見て更年期障害になりかけているのかもしれませんね
更年期障害…
それは閉経前後に急激に減少する女性ホルモンの影響で起こるさまざまな障害のこと――
さっそく薬を飲んで治療することになった正美さん
これで便秘やだるさから解放される…
しかし――
お母さ――ん 早く起きてよ――っ
うう…
正美さんの体調は相変わらず―― 薬を飲み続けても症状は治まらずむしろひどくなっているようです
そこで別の病院で血液検査を受けてみたのですが…
特に異常はないですね
そんなはずはない。絶対体のどこかに原因があるはず……
こうして正美さんの病院巡りが始まりました―― しかし どこへ行っても答えは同じ――
外科
異常なし
異常なし

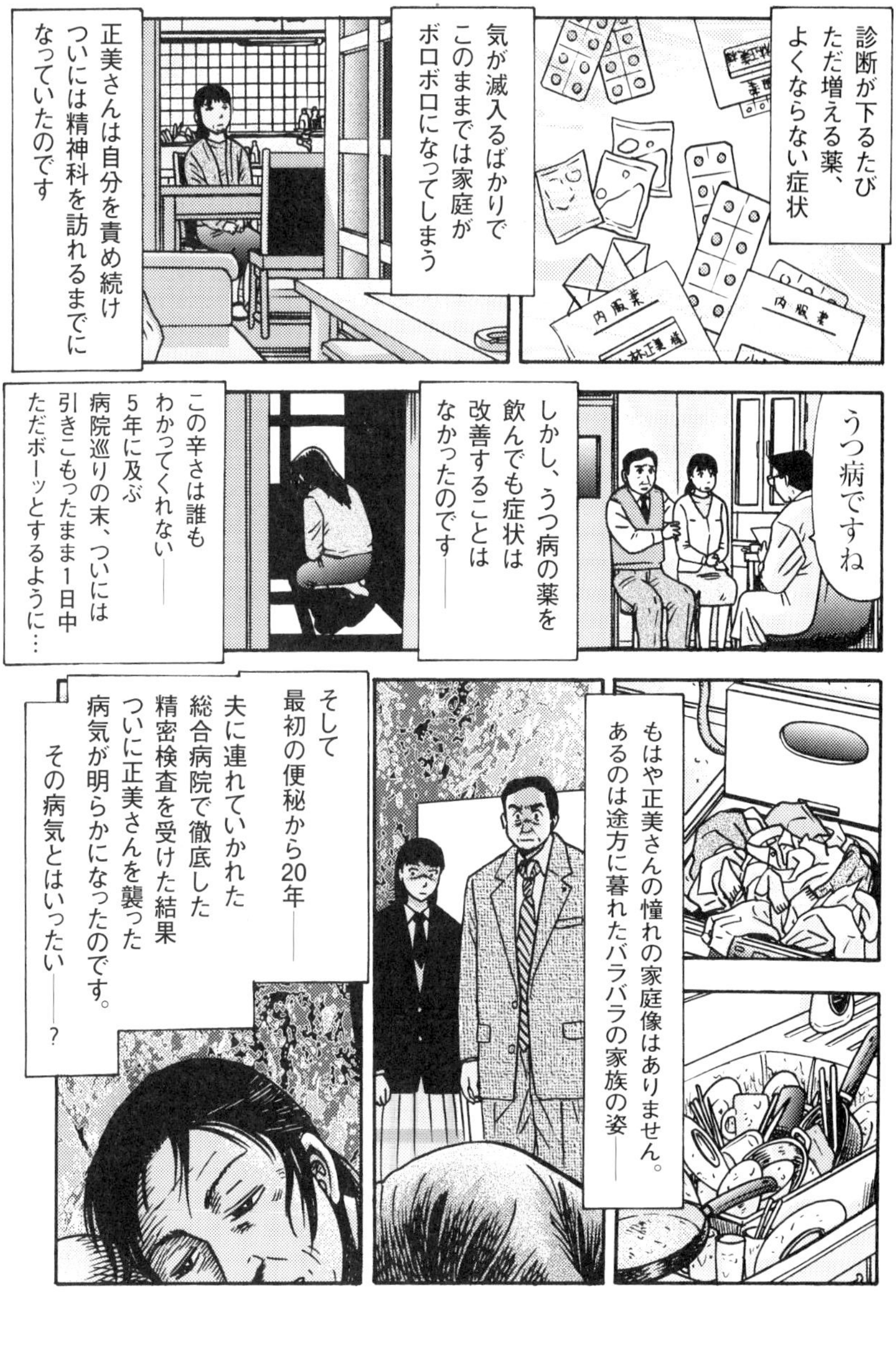
診断が下るたび
ただ増える薬、
よくならない症状
内服薬
内服薬
気が滅入るばかりで
このままでは家庭が
ボロボロになってしまう
正美さんは自分を責め続け
ついには精神科を訪れるまでに
なっていたのです
うつ病ですね
しかし、うつ病の薬を
飲んでも症状は
改善することは
なかったのです――
この辛さは誰も
わかってくれない――
5年に及ぶ
病院巡りの末、ついには
引きこもったまま1日中
ただボーッとするように…
もはや正美さんの憧れの家庭像はありません。
あるのは途方に暮れたバラバラの家族の姿――
そして
最初の便秘から20年――
夫に連れていかれた
総合病院で徹底した
精密検査を受けた結果
ついに正美さんを襲った
病気が明らかになったのです。
その病気とはいったい――？

症例⑯

橋本病（はしもとびょう）

◀◀◀ 便秘

【担当医】
山田恵美子（やまだ・えみこ）
甲状腺病研究所所長
金地病院院長

「橋本病」とは、1912年に日本人医師橋本策《はかる》博士が発見した病気です。聞き慣れない名前ですが、実は日本人の30人に1人がかかっていると言います。しかも、その9割以上が女性なのです。では、橋本病とはどんな病気なのでしょうか？

私たちの体には、喉《のど》のつけ根の部分に「甲状腺《こうじょうせん》」という蝶の形をした臓器があります。ここで作られた甲状腺ホルモンが、全身の細胞や臓器の新陳代謝を促しています。つまり、甲状腺は人間の元気の源とも言える甲状腺ホルモンを作る重要な臓器なのです。

ところが、橋本病になると、原因はよくわかっていないのですが、何らかの理由で免疫機能が異常をきたして、甲状腺が炎症を起こし、破壊されてしまうのです。

その結果、甲状腺の機能が低下、ホルモンの量が減少し、全身にさまざまな症状をもたらします。便秘、肌荒れ、冷え性、だるさや無気力感など、正美さんを襲った数々の症状は、すべてこの甲状腺ホルモンの減少によって引き起こされたものでした。

ではいったいなぜ、正美さんの橋本病は、何度も病院で診察を受けていたにもかかわらず、発見されなかったのでしょうか？

実は、それこそがこの病の最も恐ろしいところなのです。

橋本病などの甲状腺異常の病気は、甲状腺の検査をしなければ判りにくいと言われています。

さらにその症状も、便秘や肌荒れなど、女性に出やすい症状なので、事の重大さに気づきません。そのため、ほとんどの人が体の不調を訴えて、婦人科、皮膚科、精神科などの病院を転々とする、出口のない迷路に入り込んでしまうのです。これこそが、彼女が陥ってしまった

①便秘に悩まされたが、便秘薬で対処していた。

⇩

②2年後、便秘は変わらず、皮膚は肌荒れ症状。

⇩

③夏でも冷房が耐えられぬほどの冷え性に悩む。

⇩

④体を動かすのが辛いほどのだるさに襲われる。

⇩

⑤便秘とだるさを10年以上放置。無気力感が襲う。

⇩

⑥産婦人科で更年期障害と診断、ホルモンの減少。

⇩

⑦投薬治療を受けるが、改善せず、むしろ悪化。

⇩

⑧血液検査で異常なし。ドクターショッピング開始。

⇩

⑨薬漬けで精神科を受診。うつ病と診断。

⇩

⑩抗うつ剤で変化なく、総合病院で橋本病と判明。

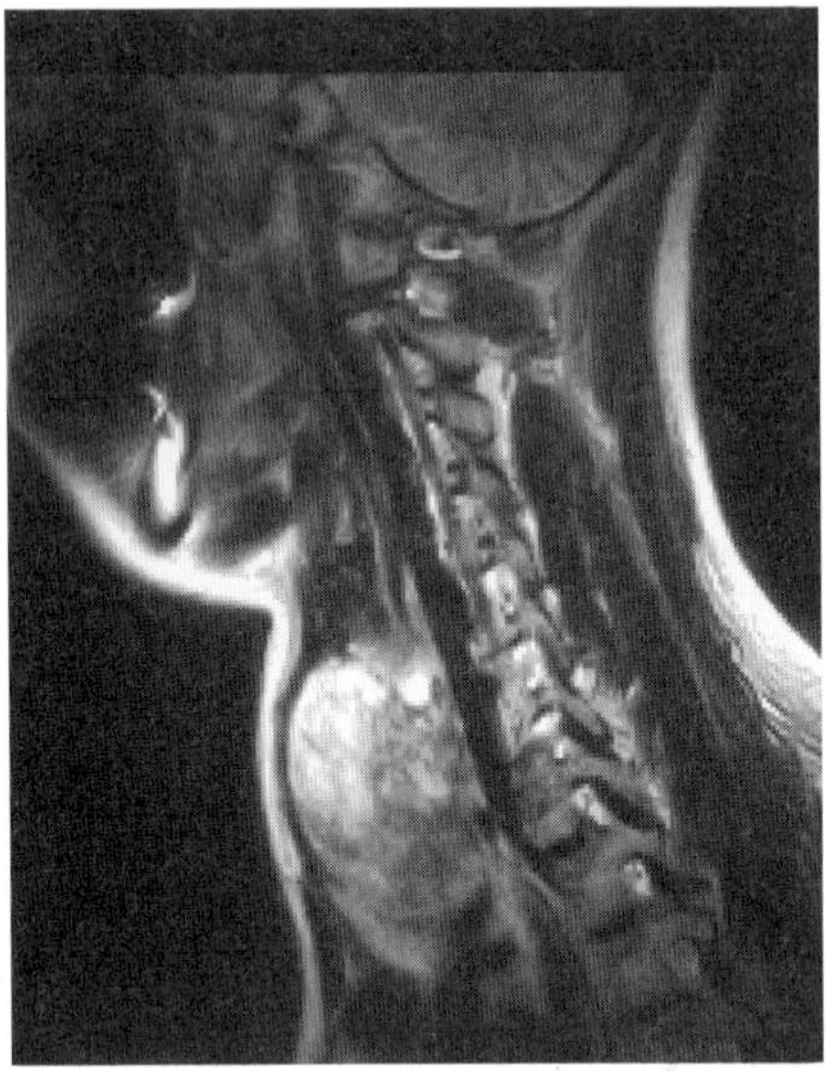

橋本病患者の甲状腺

「ドクターショッピング」と言われる悪循環だったのです。

しかし、正美さんのように、全身に症状が出るのは、患者全体の3〜4割です。そして、全身にいろいろな症状が現れるため、どこが悪いか診断がつかず、甲状腺疾患は見逃されやすいのです。体の調子が悪い人は、甲状腺疾患も疑って、検査することをおすすめします。

正美さんは、現在も投薬治療を続けています。きちんと薬を飲めば、症状は改善に向かうはずです。最初に気づいていれば、20年間も苦しむことはなかったはずでした。

甲状腺ホルモンについて

私たちの体は、どんな環境の変化があっても、それに応じて一定の状態（例えば体温、心拍、血圧など）に保つような仕組みを、体自身が持っています。

その仕組みには、神経系と内分泌系（ホルモン）という2つのシステムがあります。体内が通常の状態から変化すると、内分泌系からホルモンが分泌され、神経系と協力して、体を元の状態に戻そうとするのです。

汗や唾液《だえき》や胃液などのように、体の組織や器官から導管を通して分泌される場合を外分泌といいます。また、導管を通さず直接に血液中などに分泌するものを内分泌といい、ホルモンを分泌する組織や器官を内分泌腺といいます。代表的な内分泌腺は、視床下部、下垂体、甲状腺、副甲状腺、副腎、膵臓《すいぞう》、卵巣、睾丸《こうがん》などです。

そして、ホルモンは40種類以上もあって、それぞれが別々の役割を果たしているから、私たちの体は異常なく生きていけるのですが、もしこのホルモンの分泌に異常が生じたときには、当然、体の調子が狂います。

橋本病は、主要なホルモンの一つである甲状腺ホルモンの異常が原因です。甲状腺ホルモンの異常を原因とする病気も、実は各種多様に数多くあります。

甲状腺は、喉のすぐ下の気管についています。このホルモンの役割は非常に重要で、人間の体温の調節に関係しています。他にも、糖質、タンパク質の代謝にも関係します。

甲状腺機能が活発すぎても低下しすぎても体に異常が生じます。前者の場合の代表が、バセドウ病です。後者の一つに、この橋本病があります。

橋本病の症状を201ページにまとめました。治療は、主に甲状腺ホルモン剤の薬物療法で、病院で経過を定期的に観察されていれば、通常、生活に問題はありません。

あなたの 危険度 と 予防法

兆候・症状

①性別と年齢は？

②首や喉が硬く腫《は》れていたり、違和感を感じたりしませんか？

③しつこい便秘に悩まされていませんか？

④甲状腺機能低下に関係する次ページの症状が現れていませんか？

　橋本病は、別名（慢性甲状腺炎）とも言われ、とりわけ日本人に多い病気です。しかも、40～50歳の女性の罹患率が高いのが特徴です。女性の20～30人に１人の割合で見られるほど多い病気です。そして、橋本病のうち、30～40人が甲状腺機能低下になってきます。

　症状は個人差がありますが、炎症を起こした甲状腺が腫れます。

　甲状腺ホルモンが不足すると、全身の新陳代謝が低下し、老け込んだようになります。物忘れがひどくなったり、無気力でボーッとしたり、皮膚も乾燥します。また、むくみや便秘などの症状も起きます。

橋本病（甲状腺機能低下）で現れる症状例

❶寒がりになる
❷動作が鈍くなる
❸疲れを感じやすい
❹食べないわりに体重が増える
❺声がかすれる、低音になる
❻顔や手足がむくむ
❼喉が腫れぼったく、違和感を覚える
❽気力が低下する
❾ボーッとすることが多い
❿しじゅう眠い
⓫物忘れがひどくなる
⓬脈がゆっくりで、息切れする
⓭食欲の低下
⓮便秘に悩まされる
⓯汗が出ず、皮膚が乾燥する
⓰脱毛や、毛髪が薄くなる
⓱眉毛が薄くなる
⓲皮膚が蒼白《そうはく》になる
⓳肩こりや、筋肉の疲れがひどい
⓴貧血症状
㉑月経不順、月経過多
㉒肝臓障害やコレステロール値が上昇する
㉓ろれつが回りにくくなる

兆候・診断

⑤婦人科、皮膚科、精神科などを次々と受診しているのに、症状の改善が見られないような、いわゆる「ドクターショッピング」を繰り返していませんか？

⑥甲状腺異常の疑いを持って、下記の検査を受けた結果に異常がありましたか？

甲状腺ホルモンは、食物をエネルギーに変え、体中の臓器、細胞の新陳代謝を活発にするほか、精神神経や体の活動を調節する働きがあります。つまり、体を元気にさせ、若返らせるホルモンです。橋本病になり、そのうち３～４割の人が甲状腺機能が低下し、甲状腺ホルモンが足りなくなります。そうすると元気がなくなり、全身に多様な症状が現れます。どこが悪いか分からず、「いつも調子が悪い状態」なので、気のせいであるとか、ただの怠け者だとか、誤解されている人も多いようです。

また、40～50代に発病することが多いため、「更年期障害」や「自律神経失調症」、だるさや無気力から「うつ病」、物忘れしやすいので「認知症」、脱毛や皮膚の乾燥から「腎臓病」などの病気と誤診されやすいのです。

検査は、内科や内分泌科で、甲状腺ホルモンの量と、甲状腺自己抗体を精密測定法で調べてもらいます（血液検査で、甲状腺ホルモン、甲状腺刺激ホルモン、抗サイログロブリン抗体、抗甲状腺ペルオキシダーゼを測定）。

橋本病の治療は、甲状腺ホルモン剤の投薬治療を受けます。これは副作用もなく、日常生活も普通に営めます。きちんと治療を続ければ、必要以上に恐れる必要はありません。ただし、甲状腺機能を低下させる作用があるヨードを多く含む昆布は、摂りすぎないようにしましょう。

本当は怖い

足の痺れ

症例⑰

最近よく足が痺《しび》れませんか?
足先が妙に冷たくなりませんか?
歩くとすぐに足が重くなりませんか?

そのまま放っておくと大変なことになりますよ。

接待サラリーマンに潜んだ罠

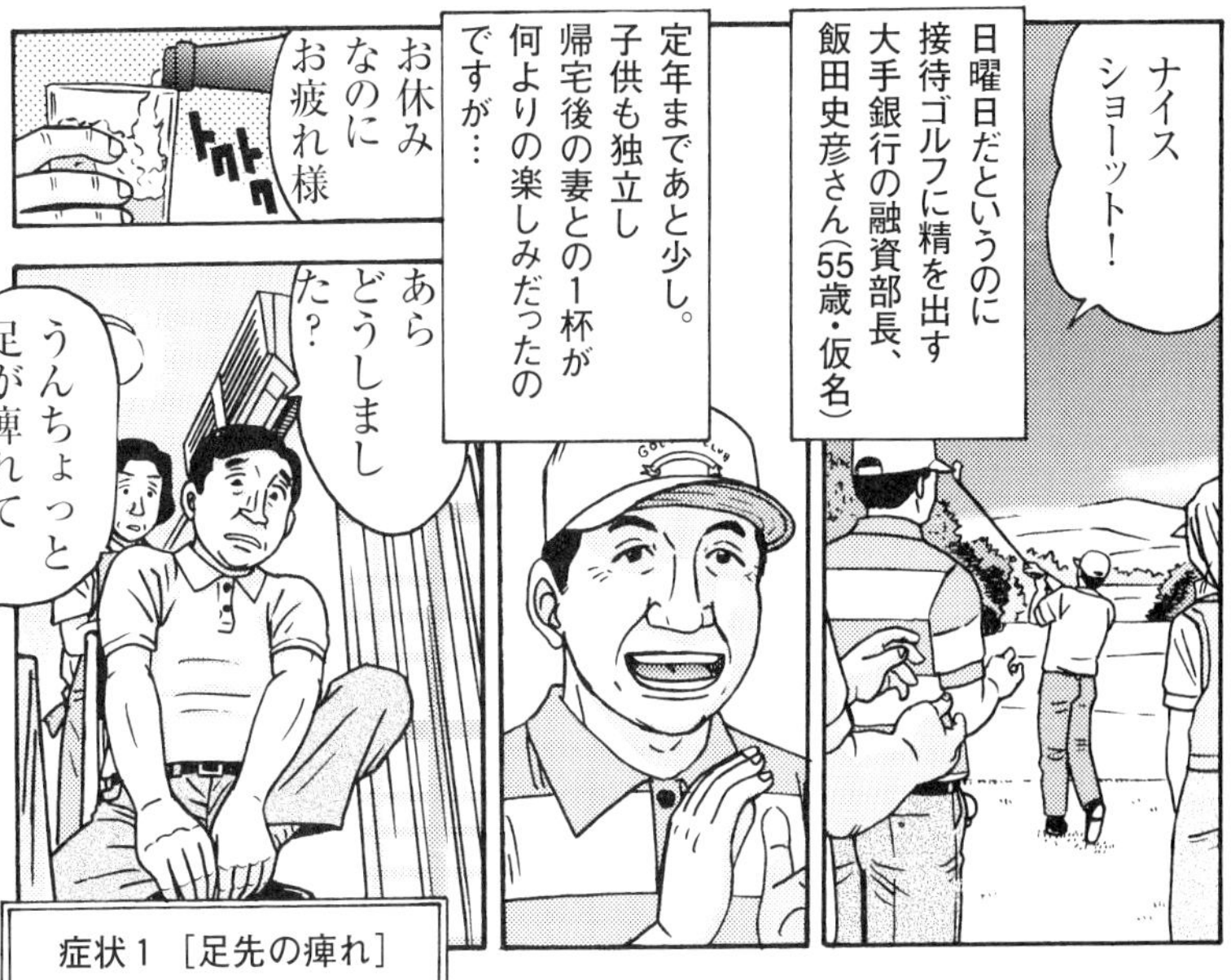
ナイスショーット!
日曜日だというのに接待ゴルフに精を出す大手銀行の融資部長、飯田史彦さん(55歳・仮名)
定年まであと少し。子供も独立し帰宅後の妻との1杯が何よりの楽しみだったのですが…
お休みなのにお疲れ様
トクトク
あらどうしました?
うんちょっと足が痺れて
症状1 [足先の痺れ]

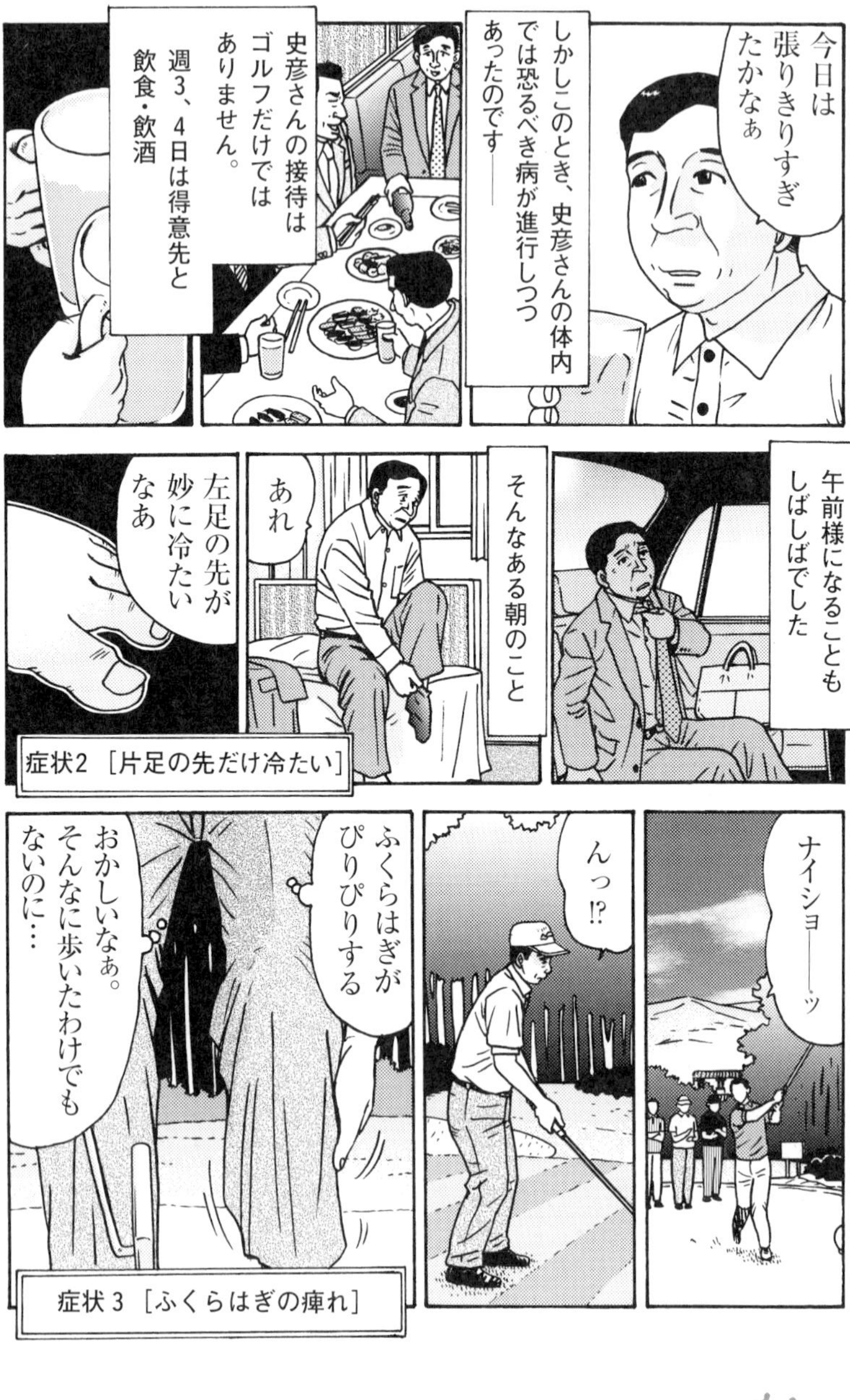

今日は張りきりすぎたかなぁ
しかしこのとき、史彦さんの体内では恐るべき病が進行しつつあったのです――
史彦さんの接待はゴルフだけではありません。
週3、4日は得意先と飲食・飲酒
午前様になることもしばしばでした
そんなある朝のこと
あれ
左足の先が妙に冷たいなあ
症状2［片足の先だけ冷たい］
ナイショーーッ
んっ!?
ふくらはぎがぴりぴりする
おかしいなぁ。そんなに歩いたわけでもないのに…
症状3［ふくらはぎの痺れ］

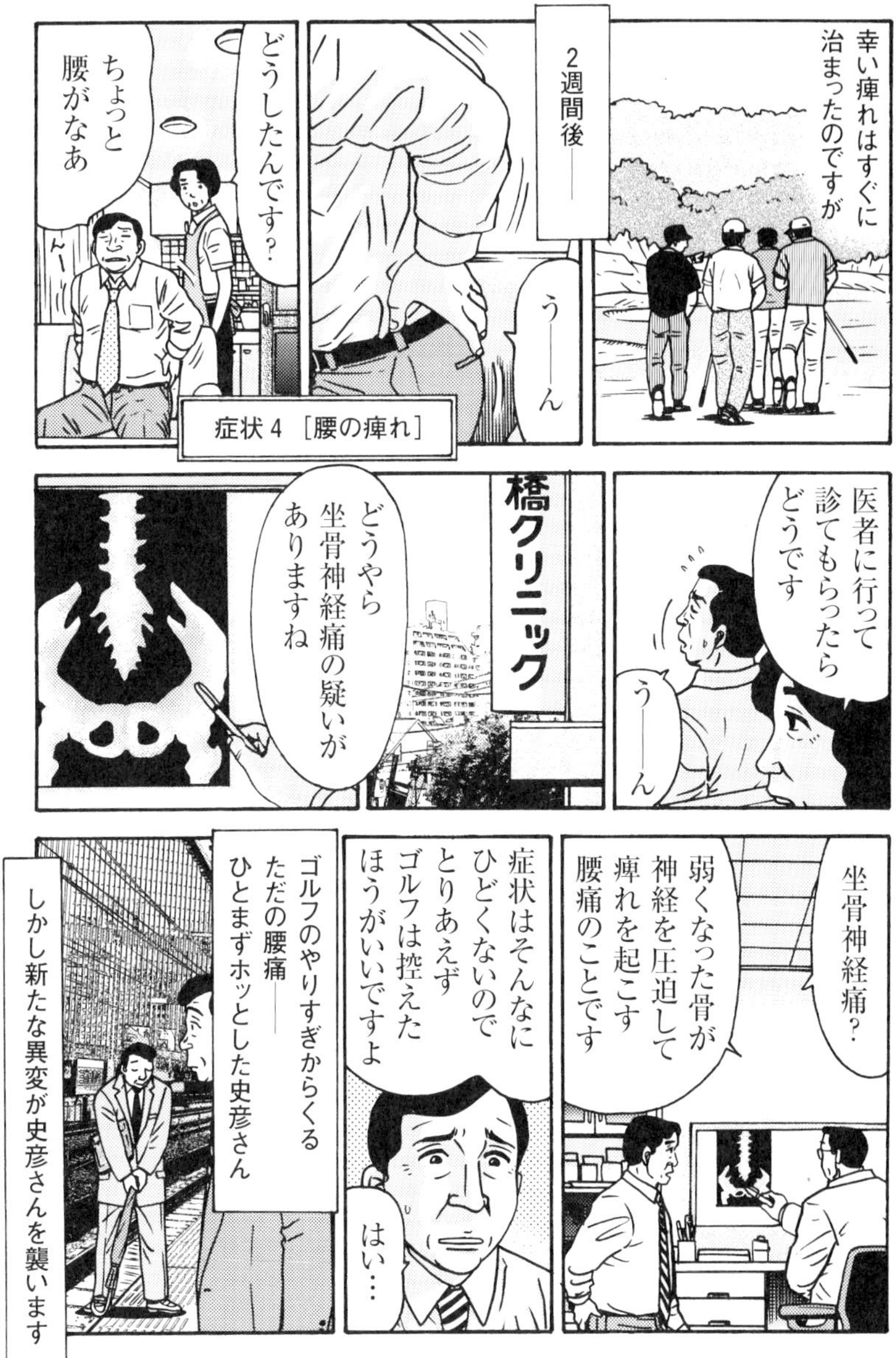
幸い痺れはすぐに治まったのですが
2週間後――
うーーん
どうしたんです？
ちょっと腰がなあ
んー
症状4［腰の痺れ］
医者に行って診てもらったらどうです
うーーん
橋クリニック
どうやら坐骨神経痛の疑いがありますね
坐骨神経痛？
弱くなった骨が神経を圧迫して痺れを起こす腰痛のことです
症状はそんなにひどくないのでとりあえずゴルフは控えたほうがいいですよ
はい…
ゴルフのやりすぎからくるただの腰痛――ひとまずホッとした史彦さん
しかし新たな異変が史彦さんを襲います

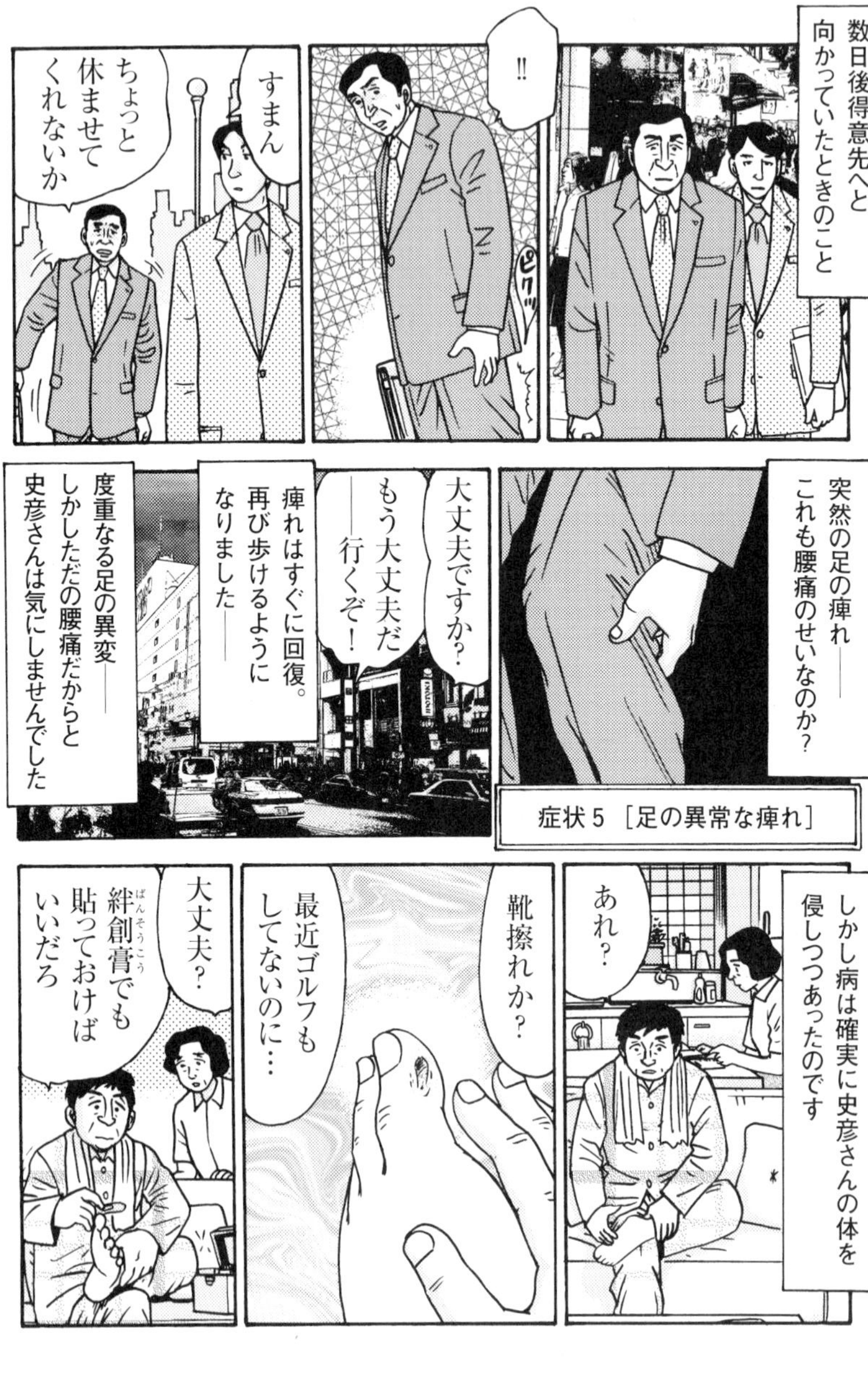

数日後得意先へと向かっていたときのこと
!!
ピクッ
すまん
ちょっと休ませてくれないか
突然の足の痺れ——これも腰痛のせいなのか？
症状5［足の異常な痺れ］
大丈夫ですか？
もう大丈夫だ——行くぞ！
痺れはすぐに回復。再び歩けるようになりました——
度重なる足の異変——しかしただの腰痛だからと史彦さんは気にしませんでした
しかし病は確実に史彦さんの体を侵しつつあったのです
あれ？
靴擦れか？
最近ゴルフもしてないのに…
大丈夫？
絆創膏《ばんそうこう》でも貼っておけばいいだろ

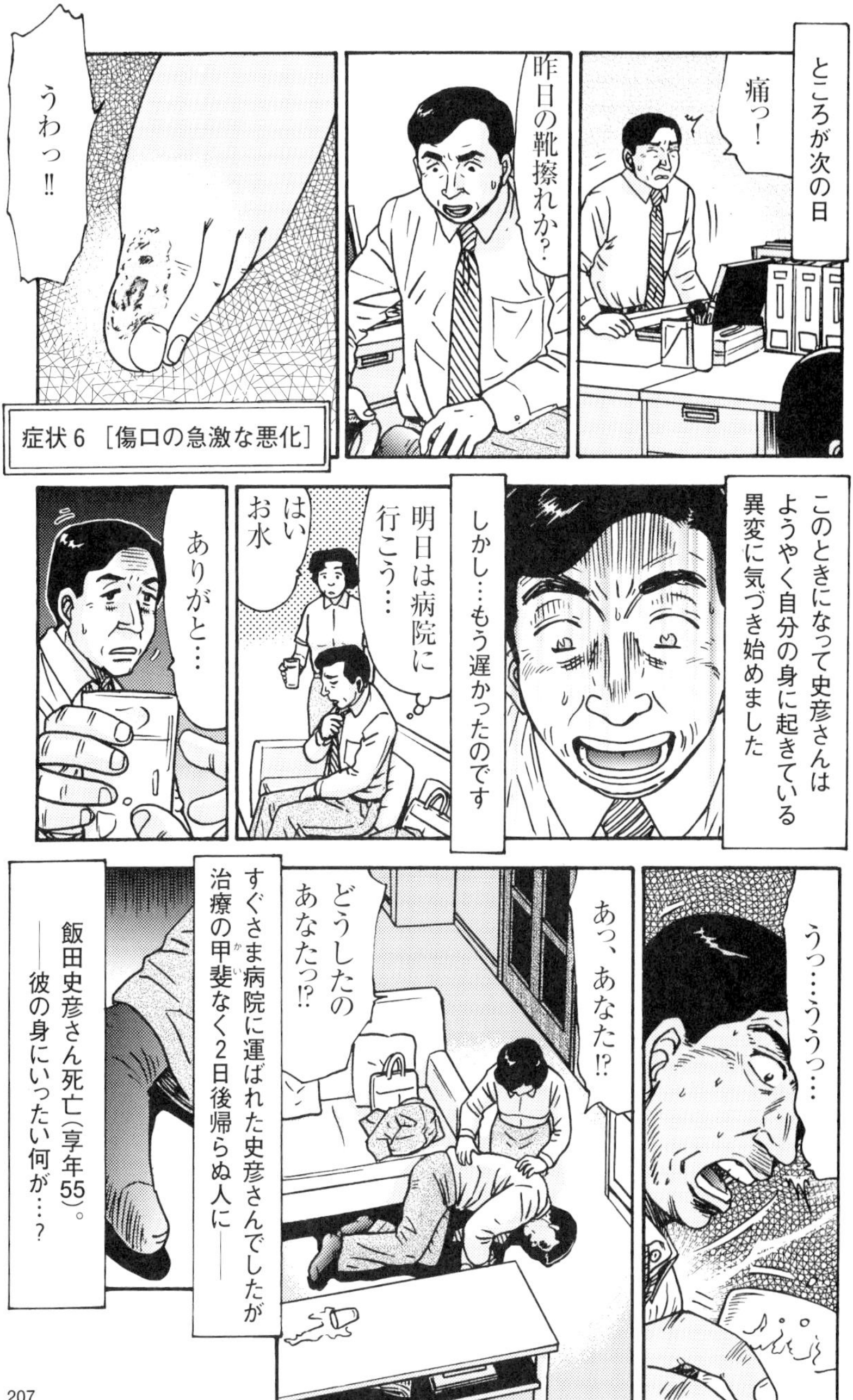
ところが次の日
痛っ!
昨日の靴擦れか?
うわっ!!
症状6［傷口の急激な悪化］
このときになって史彦さんはようやく自分の身に起きている異変に気づき始めました
しかし…もう遅かったのです
明日は病院に行こう…
はいお水
ありがと…
うっ…ううっ…
あっ、あなた!?
どうしたのあなたっ!?
すぐさま病院に運ばれた史彦さんでしたが治療の甲斐《かい》なく2日後帰らぬ人に——
飯田史彦さん死亡（享年55）。——彼の身にいったい何が…?

症例⑰ 足の痺れ

閉塞性動脈硬化症（へいそくせいどうみゃくこうかしょう）

【担当医】
新見正則（にいみ・まさのり）
帝京大学医学部外科
助教授

史彦さんの死因は、「脳梗塞《のうこうそく》」でした。

脳梗塞とは、血管に血の固まりである血栓が詰まり、脳に血液が行き渡らなくなることで、細胞が壊死《えし》を起こす病気です。

しかし、史彦さんの症状はすべて腰から下に現れていました。特に、足先ばかりに起こっていました。それなのになぜ、脳梗塞を起こしてしまったのでしょうか？　実はそこに、驚くべき病気が隠れていたのです。

その病気というのは、「閉塞性動脈硬化症」というものでした。

閉塞性動脈硬化症とは、腹部や足の血管が動脈硬化を起こし、血液が流れにくくなる病気です。

史彦さんは、実は腹部から下肢にかけての血管で動脈硬化を起こしていました。その原因は、脂物中心の食生活、大量の飲酒、喫煙など、長年にわたる不摂生でした。史彦さんの場合、最初の症状は足先の痺《しび》れや冷えとなって現れました。

閉塞性動脈硬化症は、動脈硬化を起こしている部分から先に血液が行かなくなってしまうため、最も遠い足先にまず症状が出ます。動脈硬化の進行につれ、症状はやがてふくらはぎや太《ふと》股《もも》へと上がっていきます。通常ならばすぐに治る靴擦れが悪化したのも、患部が壊死《えし》を起こしたためでした。

しかし、本当の恐怖はここからでした。

この病気の最も恐ろしいところは、腹部や足の動脈硬化と並行して、全身でも動脈硬化が進

①ゴルフの後、足先に痺れを感じるようになった。

↓

②週3、4日は、飲食・飲酒、午前様の接待の日々。

↓

③片方の足先だけが冷たい感じがしたが、放置。

↓

④ゴルフ中、ふくらはぎがピリピリと痺れた。

↓

⑤痺れはすぐに治るが、今度は腰にも痺れを感じた。

↓

⑥整形外科を受診。座骨神経痛の疑い。一安心。

↓

⑦突然の足の痺れで動けなくなるが、すぐ回復。

↓

⑧靴擦れで足先が痛んだ。絆創膏で処置。

↓

⑨靴擦れがさらに悪化し、激しい痛みとなる。

↓

⑩突然、意識を失って倒れ、入院。2日後に死亡。

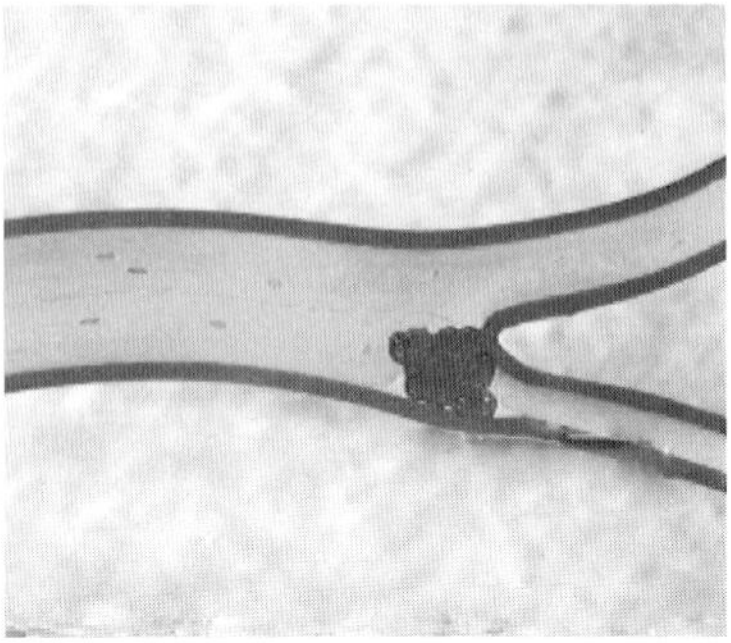

血管に血栓が詰まる

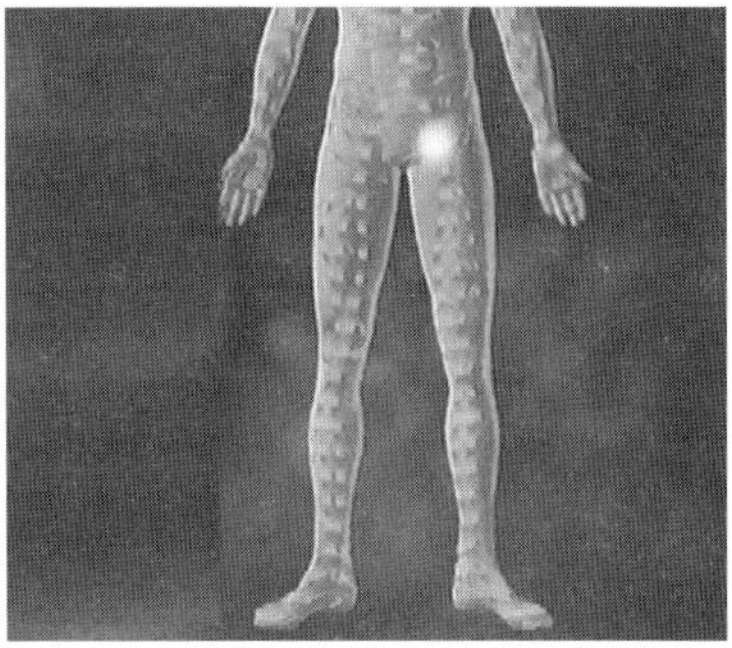

腹部の動脈硬化で下肢へ血流が流れにくくなる

んでいることです。史彦さんも全身に動脈硬化を起こしていたのです。場所によっては死に至る、まさに危険な状態でした。

　ところが、症状が現れているのは腰から下ばかりだったため、史彦さんは腰痛が原因と思い込み、整形外科を訪ねてしまいました。それこそが、閉塞性動脈硬化症の恐るべき罠なのです。

　そして、最後の瞬間がやってきます。このとき、史彦さんの動脈硬化は頸動脈《けいどうみゃく》にまで進行していました。頸動脈に血栓が詰まり、ついに脳に血液が行き渡らなくなってしまったのです。

　もし、足の異変が出始めたその時点でちゃんと対処していれば、脳梗塞による死を免れることは十分できたことなのです。

動脈硬化と閉塞性動脈硬化症

血管には、動脈、静脈があり、心臓からの動脈血によって体の隅々にまで酸素や栄養分などを運び、静脈血によって炭酸ガスや老廃物を運びます。

動脈の血管は、心臓から送り出される血流に耐えられるように、図のように外膜、中膜、内膜の3つの層があり、中膜に平滑筋という丈夫な筋肉細胞もあって、弾力性に富み、高血圧にも簡単には破れたりしないようにできています。

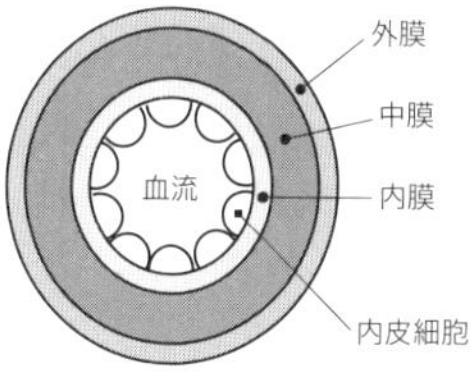

しかし、老化や他の原因などにより血管内腔が狭くなったり、詰まったりすることが起きます。その状態を動脈硬化といいます。

動脈硬化の原因となる危険因子は、本書の各所に記されていますが、高血圧、高脂血症、喫煙、肥満、糖尿病、高尿酸血症、運動不足などです。

動脈硬化は、長年の生活習慣の蓄積によって現れることが多いのです。

動脈硬化は、一般的には「粥状《じゅくじょう》動脈硬化」を指します。他に、細動脈硬化や中膜硬化もあります。「粥状」というのは、字の通り、粥《かゆ》のような腫《は》れが血管内膜にできるのです。

血管内膜の表面には内皮細胞があって、ここを通ってコレステロールが内膜に溜まり、脂肪が蓄積され、血管内腔を狭くします。すると、それまではスムーズだった血流が内皮細胞にストレスを与え、ついには壊れて血栓（血のかたまり）ができてしまいます。

閉塞性動脈硬化症というのは、この詰まり（閉塞）が下肢へ行く動脈の血管に生じて、足先への血行が悪くなることにより起こるものです。

あなたの危険度と予防法

生活習慣・状態

①年齢と性別は？
②脂っこい食べ物が好きですか？
③酒量は多いですか？
④喫煙習慣はありますか？
⑤運動不足ではありませんか？
⑥肥満気味ですか？
⑦ストレスの多い毎日ですか？
⑧コレステロール値、血圧値が高いほうですか？
⑨高血圧、糖尿病、高脂血症、高尿酸血症などの診断を受けていますか？

この患者の大半は、60歳以上の男性で、女性では１割程度です。

動脈硬化の予防は、上記の②〜⑦の逆を考えればいいのですが、運動では「歩く」ことが特に効果的です。特別な用具や場所の必要がなく、急激な運動による危険もありません。

⑨は動脈硬化の予備軍です。血圧値は80／130〜140㎜Hg以下、コレステロール値は210㎎／㎗以下、中性脂肪値は120〜130㎎／㎗以下が目安です。

症　状

⑩足先が痺れたり、左右どちらかの足が冷たく感じますか？

⑪歩くと足に痛みを感じて休むことがありますか？　休むと回復しますか？

⑫足の皮膚の色が白っぽかったり、紫色になったりしていませんか？

⑬足が重くジンジンチクチクしたり、歩いていないときも足が痛みますか？

⑭足先に靴擦れのような症状ができて、それが治りにくいようなことがありますか？

閉塞性動脈硬化症の予防は、前ページの動脈硬化の予防の他に、以下の点も注意してください。

足の保温や保護、清潔に保つことを心がけてください。入浴は効果的です。また、水分が少ないと血液が濃くなります。特に高齢になると、脱水症状になりやすく、血液も濃くなりますので、水分補給を心がけてください。

間歇性跛行

座っているときは無症状、歩き出すと悪いほうの足が痛くなり、歩行困難になる。しかし休息すると、痛みは速やかに鎮静し、回復する。神経痛や腰部脊柱管狭窄症（症例⑱参照）でも同じ症状が出る。その違いは、神経性の場合は、歩行の距離や休止に関係なく、再現性がない場合が多いが、閉塞性動脈硬化症では、いつもある一定の距離を歩くと同じ症状が出る。脊柱管狭窄症は整形外科の診断で、閉塞性動脈硬化症は主に内科の診断である。

検査と診断

●動脈硬化一般

手足の脈拍値、血圧値、肥満度（BMI）、中性脂肪値、コレステロール値、血糖値、尿酸値、血色素などを調べ、現在健康な人も動脈硬化の危険度を調べる。

心電図、眼底検査も行う。

●閉塞性動脈硬化症

足の温度、足の色などを観ても診断できる。

足の動脈拍動触診でほぼ診断できる。上腕動脈と足関節上部の血圧比、脈拍差、左右差を調べる。

ドップラー聴診器で四肢の血流音を調べる。

血管の詰まり具合（下肢血管内造影検査）を調べる。

狭心症を合併する場合が多いので、冠状動脈造影検査も行う。


症状がよく似ている病気には、特発性脱疽（バージャー病）、大動脈炎症候群がある。

●治　療

運動療法：歩行、水中歩行、エアロバイク。
薬物療法：血管拡張剤、循環促進剤、抗血小板剤、ビタミン剤。
血管内手術：血管内に風船を入れ、血管を拡張させる。
手術療法：血行再建術。重症の場合、足を切断する場合もある。

症例⑱

本当は怖い

頻尿

あなたは、頻尿に悩まされてはいませんか？
足、特にふくらはぎの痺《しび》れはありませんか？
何より、急にスポーツを始めていませんか？

そのまま放っておくと大変なことになりますよ。

悪魔のサービスエース

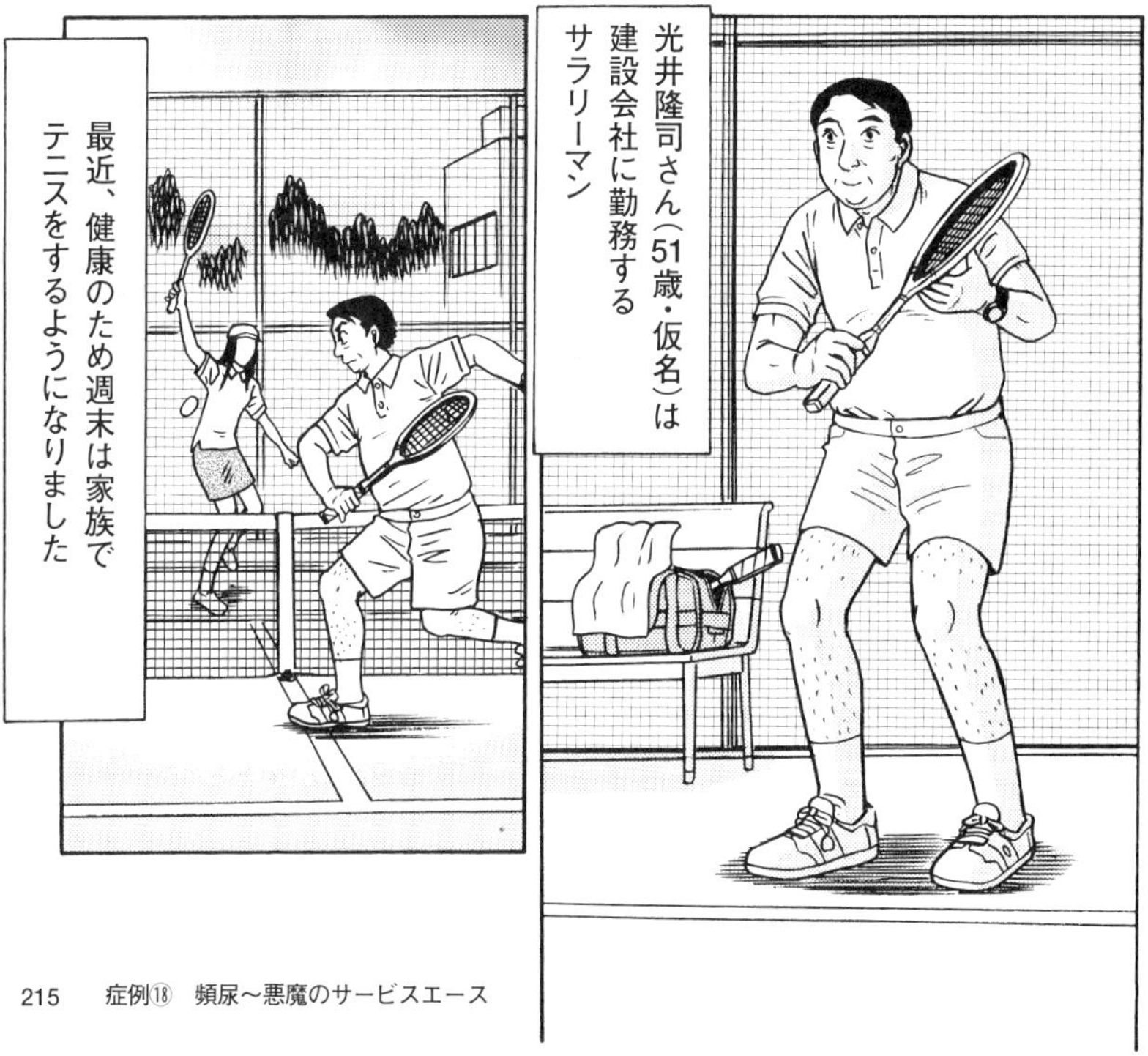
光井隆司さん（51歳・仮名）は建設会社に勤務するサラリーマン
最近、健康のため週末は家族でテニスをするようになりました

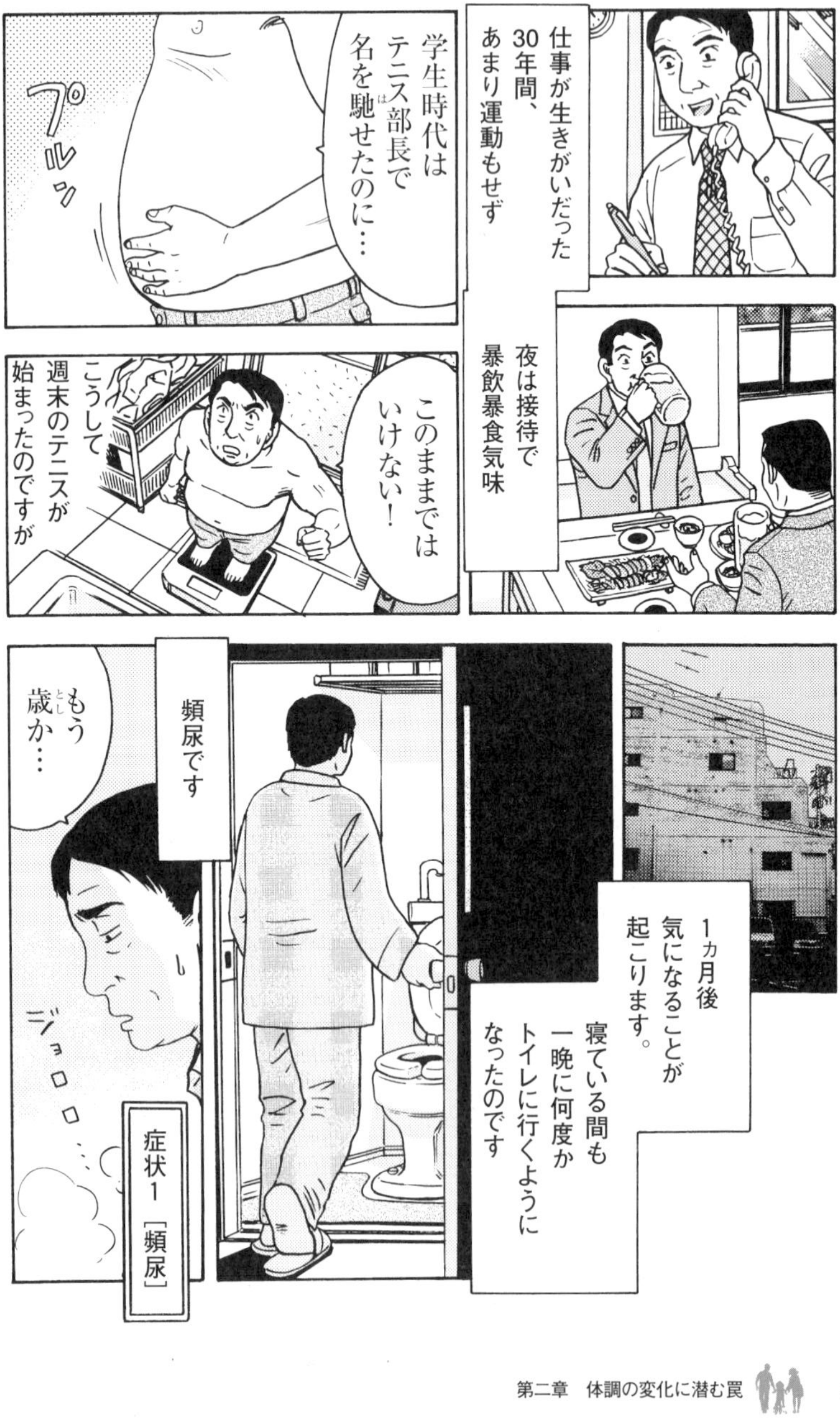
仕事が生きがいだった30年間、あまり運動もせず
学生時代はテニス部長で名を馳《は》せたのに…
プルッ
夜は接待で暴飲暴食気味
このままではいけない！
こうして週末のテニスが始まったのですが
1ヵ月後気になることが起こります。
寝ている間も一晩に何度かトイレに行くようになったのです
頻尿です
もう歳《とし》か…
ジョロロロ
症状1［頻尿］

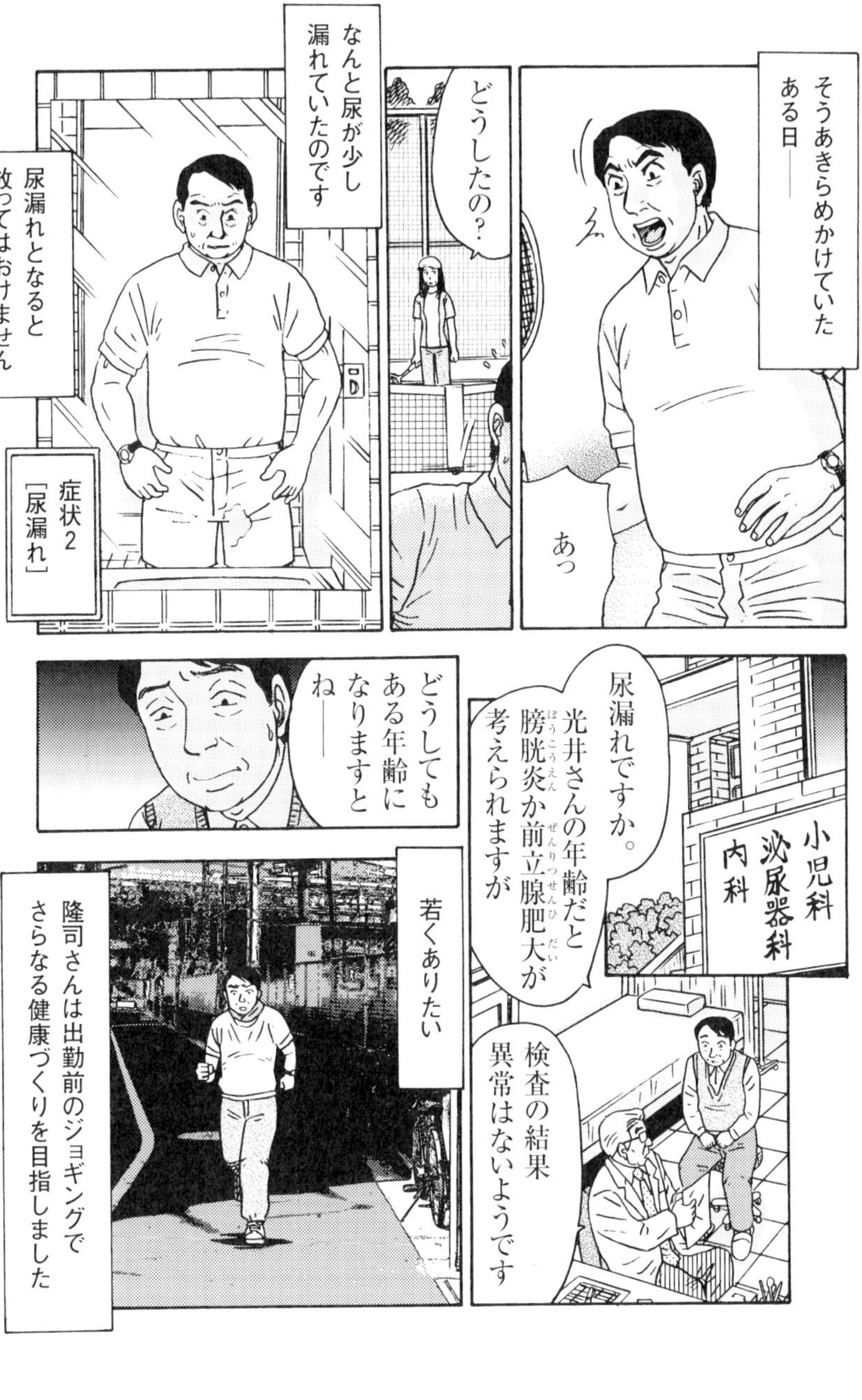
そうあきらめかけていた
ある日——
あっ
どうしたの？
なんと尿が少し漏れていたのです
尿漏れとなると放ってはおけません
症状2
［尿漏れ］
小児科
泌尿器科
内科
尿漏れですか。光井さんの年齢だと膀胱炎《ぼうこうえん》か前立腺《ぜんりつせん》肥大《ひだい》が考えられますが
検査の結果異常はないようです
どうしてもある年齢になりますとね——
若くありたい
隆司さんは出勤前のジョギングでさらなる健康づくりを目指しました

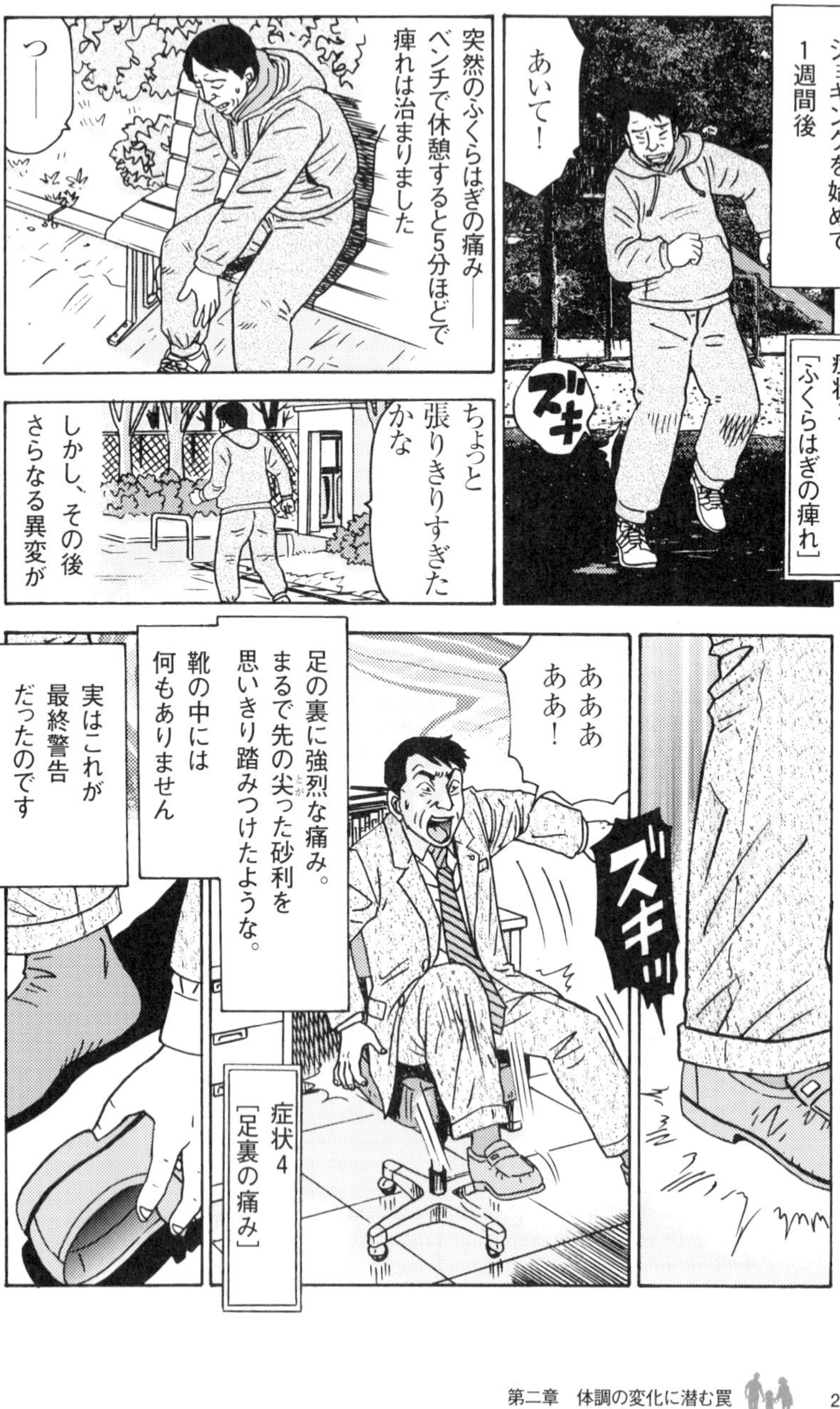
ジョギングを始めて1週間後
あいて!
ズキ
症状3［ふくらはぎの痺れ］
突然のふくらはぎの痛み――ベンチで休憩すると5分ほどで痺れは治まりました
つ――
ちょっと張りきりすぎたかな
しかし、その後さらなる異変が
あああああ!
ズキッ
足の裏に強烈な痛み。まるで先の尖《とが》った砂利を思いきり踏みつけたような。靴の中には何もありません
症状4［足裏の痛み］
実はこれが最終警告だったのです

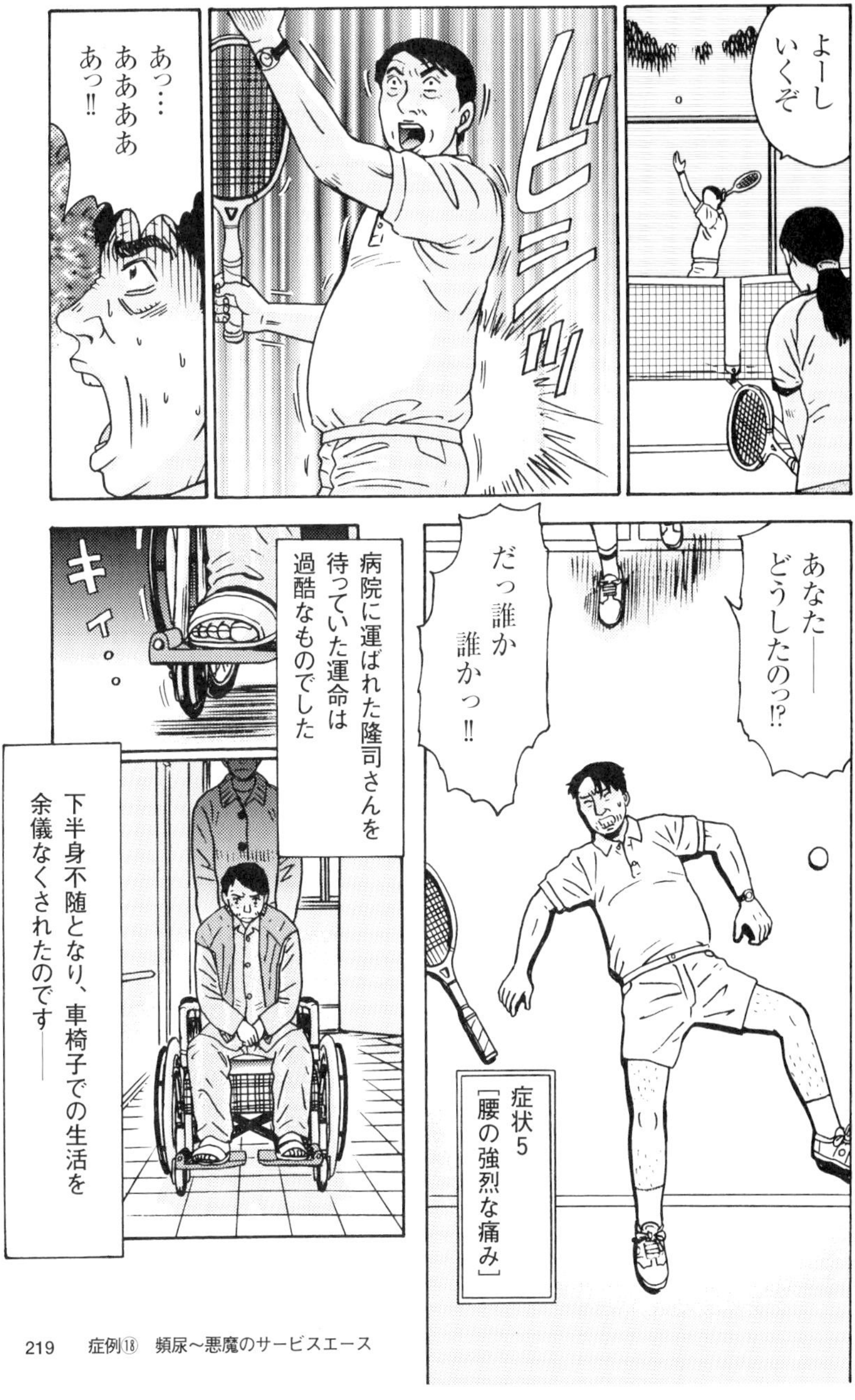
よーし
いくぞ
ビジミッ
あっ…
あああああ
あっ!!
あなた——
どうしたのっ!?
だっ誰か
誰か
誰かっ!!
症状5
［腰の強烈な痛み］
病院に運ばれた隆司さんを
待っていた運命は
過酷なものでした
キィ。。
下半身不随となり、車椅子での生活を
余儀なくされたのです——

症例⑱ 頻尿◀◀◀

脊柱管狭窄症

（せきちゅうかんきょうさくしょう）

【担当医】
高相晶士
（たかそう・まさし）
独立行政法人国立病院機構・
千葉東病院整形外科医長

「脊柱管狭窄症」という、この聞き慣れない病気は、いったいどんなものなのでしょうか。

脊柱とは、いわゆる背骨の集まりのことで、人間の体を支える最も大切な骨です。脊柱には、体を支える役割に加え、脊髄や神経の束（これを馬尾神経という）の通り道という役割があります。

脊柱管とは、背骨の中のことです。この空間部に脊髄や神経の束が通っています。

そして、この空間（脊柱管）が、何らかの原因で狭くなることによって、さまざまな症状を引き起こすのが、脊柱管狭窄症という病気です。

では、隆司さんの場合は、どんな原因で脊柱管が狭くなったのでしょうか。

なんと原因は、健康のためだと思って始めた、あのテニスにもあったかもしれないのです。

隆司さんのように50歳を過ぎると、骨と骨との間にある椎間板《ついかんばん》が、体の重さで押し出されて、脊柱管に少し飛び出してしまうことがあります。そんな状態になっているにもかかわらず、隆司さんは腰を回転させるスポーツを急に始めてしまいました。

その激しい動きに耐えるため、背骨の形にも変化が起こってきました。また、骨と骨とをつなぎ止める役割をしている靭帯《じんたい》も厚くなってきたのです。そのため、もともと十分な空間があった脊柱管が狭くなり、神経を刺激し始めました。

223頁の右側の写真が脊柱管狭窄症の人のもので、左が正常な人のものです。右側では、椎間板が飛び出し、変形した骨や厚くなった靭帯により、神経が圧迫されているのがわかります。

その結果、まず最初に、隆司さんには頻尿という症状が起こりました。普通は膀胱《ぼうこう》が収縮す

①運動不足、暴飲暴食で中年太りだった。

⇩

②急に、週末にテニスをするようになった。

⇩

③1カ月後、夜中に何度かトイレに行く。頻尿。

⇩

④トイレに駆け込むと尿漏れしていた。

⇩

⑤泌尿器科を受診し、異常なし。歳のせいと思う。

⇩

⑥若返りを目指して、ジョギングを開始した。

⇩

⑦足に痛みや痺れを感じたが、休むと回復。

⇩

⑧足の裏に砂利を踏んだような痛みが走る。

⇩

⑨テニスのサーブで腰に激痛を感じた。

⇩

⑩その痛みで転倒し、腰を強く打ち半身不随に。

ることによって尿は排出されるのですが、膀胱の機能をつかさどる神経が圧迫されていると、その命令がうまく伝わらず、尿を出しきることができないのです。そのため、膀胱が尿でいっぱいになるまでの間隔が短くなり、たびたび尿意を感じるようになりました。

そして、隆司さんの場合は、この症状がさらに進み、尿漏れまで起こしてしまったのでした。この病気のやっかいなところは、腰そのものには痛みを感じない場合があることです。そのため、隆司さんは腰に原因があるとは考えず、病気を発見できなかったのです。

頻尿や尿漏れが歳のせいだと考えた隆司さんは、若さを保つために、さらに激しいジョギングまで始めてしまいました。これでますます腰に負担がかかり、神経の圧迫が進みました。そのことも重なって、今度はふくらはぎに痺《しび》れや痛みが現れました。

しかし、その痺れや痛みは、少し前屈みになって5分ほど休むと治まりました。これは、「間歇性跛行《かんけつせいはこう》」と呼ばれる、この病気に多い症状です。休むと楽になるので、つい放っておいてしまうこともあるのです。

こうして、さらに病気は悪化していきました。

今度は、何も踏んでいないのに、足の裏に痛みを感じました。この痛みも、神経への圧迫が原因です。足の裏の知覚異常が起きたのです。

❶椎間板❷神経の束（馬尾神経）

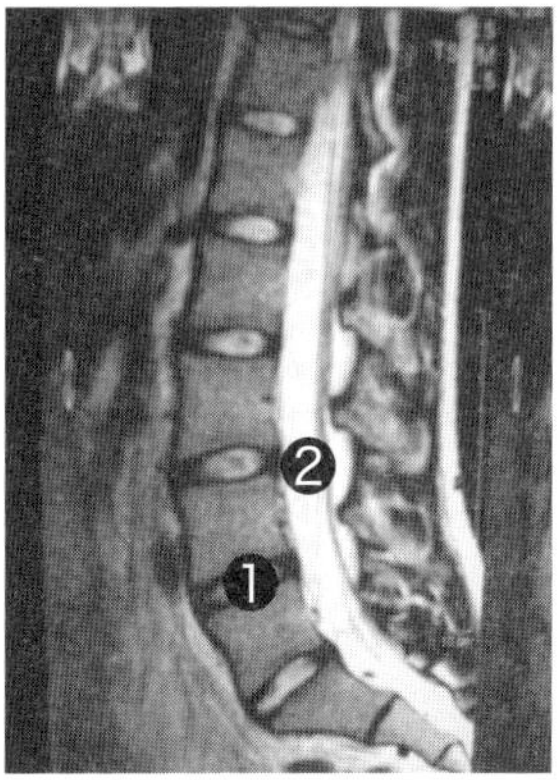

正常な腰椎のMRI

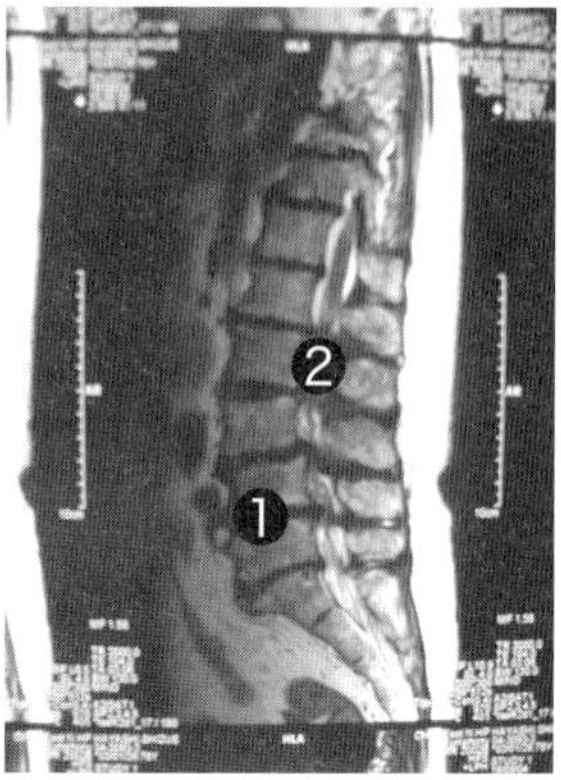

脊柱管狭窄症のMRI

そして、テニスでのサーブの瞬間、悪化していた腰を思いっきり反らしたことで、強烈な痛みを感じました。その激痛で、隆司さんは転倒しました。そのときに腰を強く打ちつけたことが、とどめとなりました。隆司さんの脊柱管狭窄症は広範囲であったのに加え、重度であったため、腰を打った瞬間、脊柱管を通る神経が破損してしまったのです。

実は、50歳以上の男性の80%、女性の60%の人に、何らかの腰の骨の異常が見つかっています。腰に異常を抱える人が、それまでは何もしなかったのに、急に、しかも激しいスポーツを始めると、こんな恐ろしい結末が待っているかもしれないのです。

脊柱と脊柱管

脊柱（背骨）は、26個の椎骨《ついこつ》（頸椎《けいつい》、胸椎、腰椎、仙骨と尾骨）からなっています。このうち、腰部には5個の腰椎があります。

各椎骨の間には軟骨性の椎間板がはさまっています。そしてこの椎間板が、脊柱に加わる衝撃を緩和するクッションの役割を果たしているのです。

脊柱に異常な荷重が加わるなどして、この椎間板が割れ、中から軟らかい芯《しん》（髄核）が押し出されて、神経が刺激されると、足に激しい痛みが生じます。これが、「椎間板ヘルニア」です。

連なる椎骨の前後には靭帯《じんたい》が走っていて、脊柱は、前後左右への曲げ伸ばしも、回旋も、可能な仕組みになっています。私たちがスポーツで、複雑な腰の回転ができるのは、この仕組みのおかげなのです。

椎骨は穴があいていて、その穴が連なって脊柱管が作られます。その管の中を脊髄と神経の束（馬尾神経）が通っています。

そして、各椎骨の間（椎間孔《ついかんこう》）からは、脊髄から枝分かれした脊髄神経が末梢へと出ていきます。

脊柱に加わる負担で椎間板が脊柱管へ押し出され、それが神経を圧迫する原因になります。また、背骨そのものも変形を起こしたり、背骨をつなぐ靭帯が厚くなったりすることによっても、神経への圧迫が生じます。

何らかの原因で、神経が圧迫されると、その神経が支配している体の部位に痛みを感じるのです。

腰椎から出た神経は、直腸、肛門、膀胱《ぼうこう》にも至っていますので、排便や排尿の障害、尿漏れが起こることがあります。

このような脊椎症のうち、歩行することにより痺れや痛みが出現し休むと症状が消える「間歇性跛《かんけつせいは》行《こう》」という現象を特徴とするものを「脊柱管狭窄症」と呼んでいます。

脊椎症があっても、痛みがない場合もあり、それがこの例のような、本当の病気に思い至らなかった原因になりました。

あなたの 危険度 と 予防法

生活習慣

①年齢と性別は？
②腰痛持ちですか？
③普段は、運動不足気味ですか？

この病気は、中年以降の男性に多く発症します。しかし、女性にも起こります。

老化などによる腰椎の変形が原因ですので、歳をとっても、骨の老化を少しでも防ぐことがこの病気の予防になります。

普段から腰に痛みのある人は、X線撮影などで、自分の腰の状態を調べておきましょう。

脊柱に変形が生じていても、痛みがない場合もあるので、要注意です。

普段から腹筋や背筋を鍛えたり、ストレッチを行ったり、また、適度な運動をするようにして、体重を増やさないように心がけましょう。水泳、水中歩行などを行って、腹筋、背筋を鍛えるのもいいでしょう。

気軽に日常的にできることでは、姿勢をよくすることです。ヒップアップするような感じで、お尻で何かを締めるような気持ちで背筋を伸ばします。このようにして、お腹やお尻に力を入れた姿勢を保つなど、ちょっとした日常の努力でも効果があります。

状態・症状

④中高年になってから、急に激しい運動を始めていませんか？

⑤トイレに行く回数が増えていませんか？

⑥頻尿だけでなく、尿漏れの経験もありますか？

⑦下肢に痛みや痺れを感じますか？
その痛みは歩くと強くなり、休むと治まりますか？

⑧足の裏や腰に痛みを感じることがありませんか？

それまで運動をしていなかった人が、中年になって急に激しい運動を始めるのはやめましょう。特に、激しい腰の回転を伴う運動を急に始めると、その運動に耐えるために骨の変形が助長されることがあります。

頻尿になったら、「歳のせい」と自己診断せず、受診しましょう。泌尿器科だけでなく、必要なら整形外科で脊柱の検査をしてもらいましょう。ＣＴスキャン、ＭＲＩ（磁気共鳴画像法）を受けると、精密に脊柱の状態がわかります。

⑦、⑧は、すでに危険です。病院できちんと診察を受けましょう。

特に、やや前屈みになって休憩すると痛みが消える間歇性跛行は、この病気の代表的な症状です。

症例⑲

本当は怖い
ダイエット

あなたはダイエットをしたことがありますか?
むくみやすい体質ではありませんか?
ひょっとして下剤や利尿剤に頼っていませんか?

そのまま放っておくと大変なことになりますよ。

誰もが陥るかもしれない罠

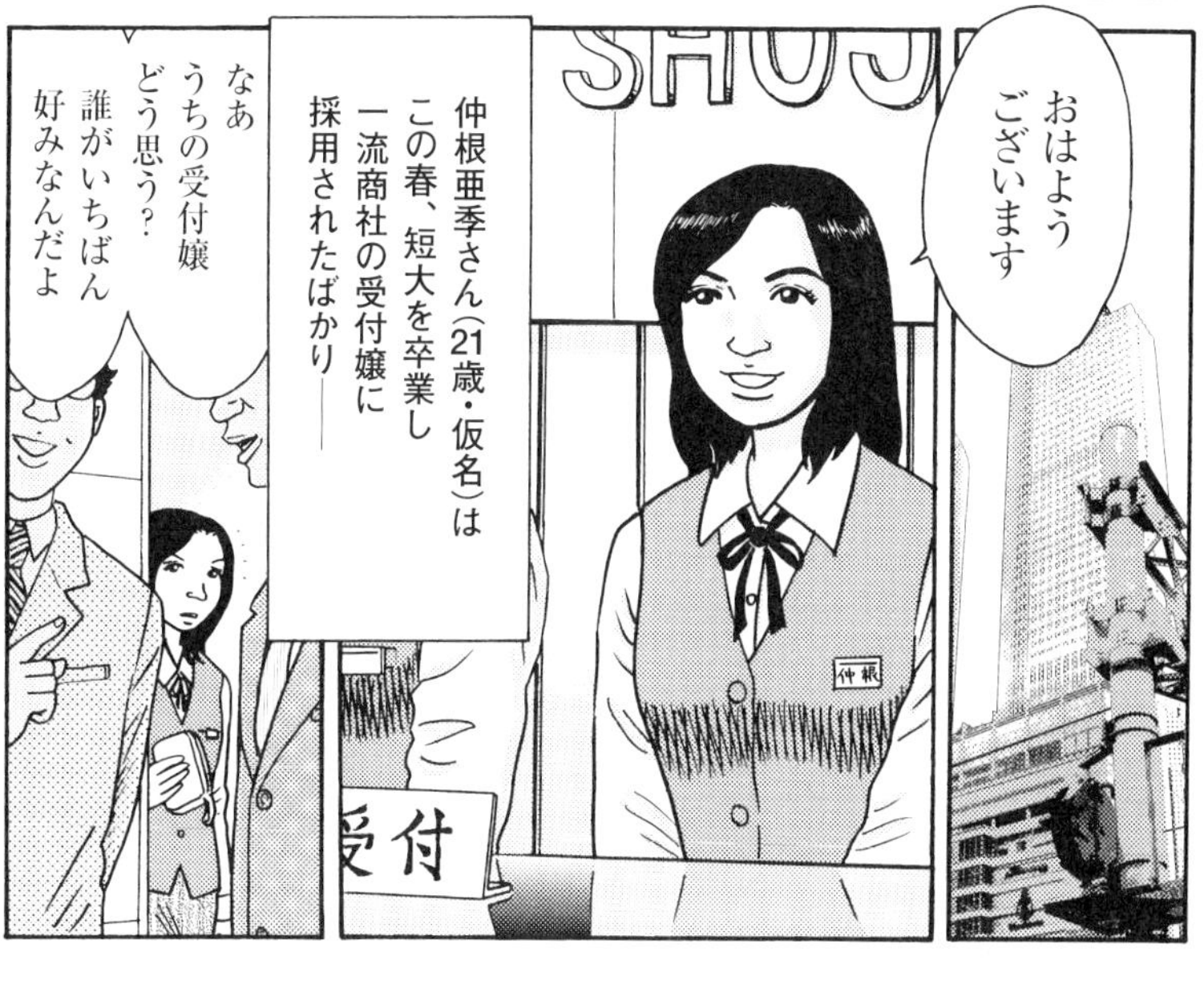

SHOJ
おはようございます
仲根亜季さん(21歳・仮名)はこの春、短大を卒業し一流商社の受付嬢に採用されたばかり——
受付
なあ うちの受付嬢どう思う?
誰がいちばん好みなんだよ

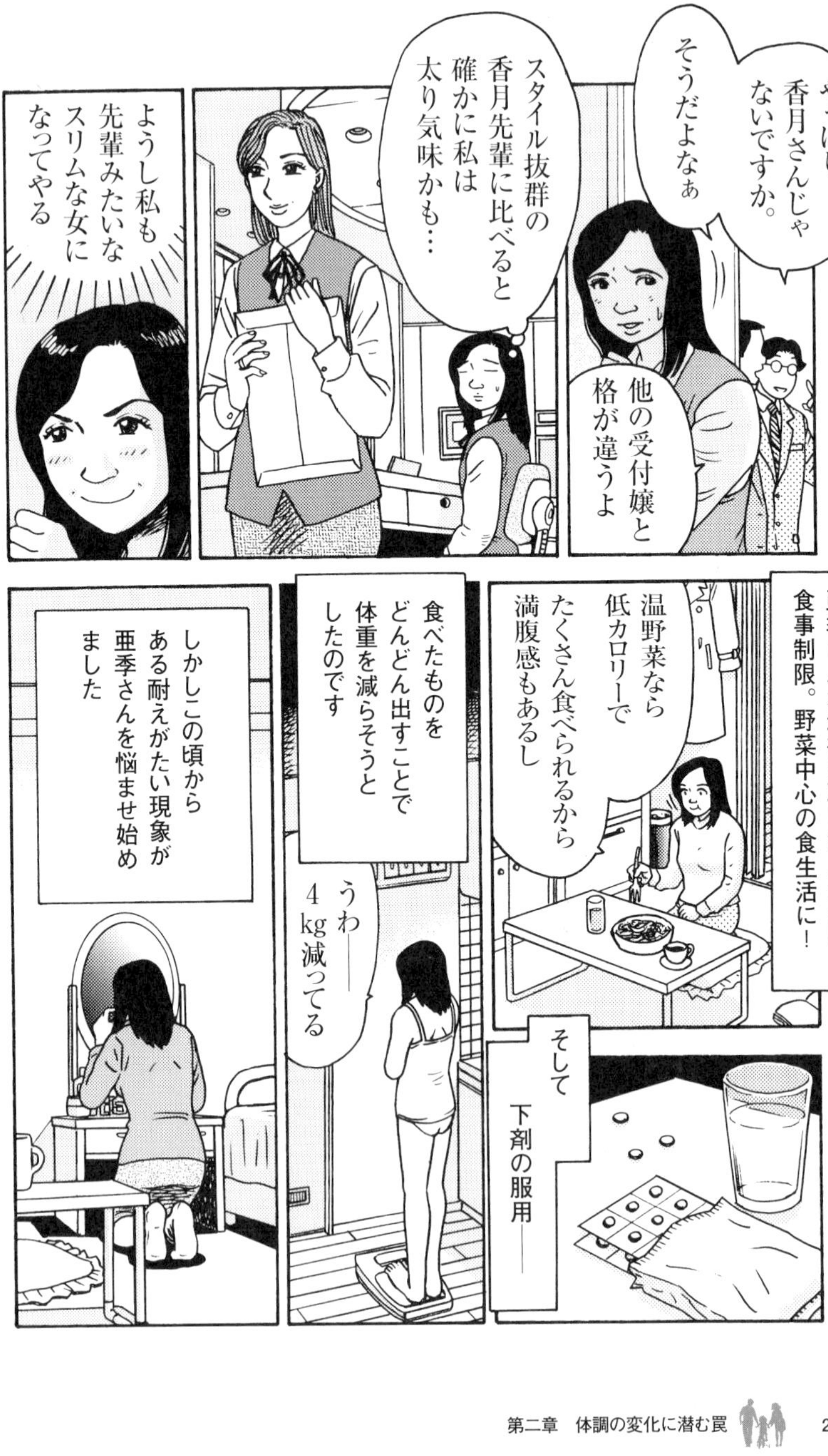
やっぱり香月さんじゃないですか。
そうだよなぁ
他の受付嬢と格が違うよ
スタイル抜群の香月先輩に比べると確かに私は太り気味かも…
ようし私も先輩みたいなスリムな女になってやる
亜季さんが最初に取り組んだのは食事制限。野菜中心の食生活に！
温野菜なら低カロリーでたくさん食べられるから満腹感もあるし
そして
下剤の服用——
食べたものをどんどん出すことで体重を減らそうとしたのです
うわ——4kg減ってる
しかしこの頃からある耐えがたい現象が亜季さんを悩ませ始めました

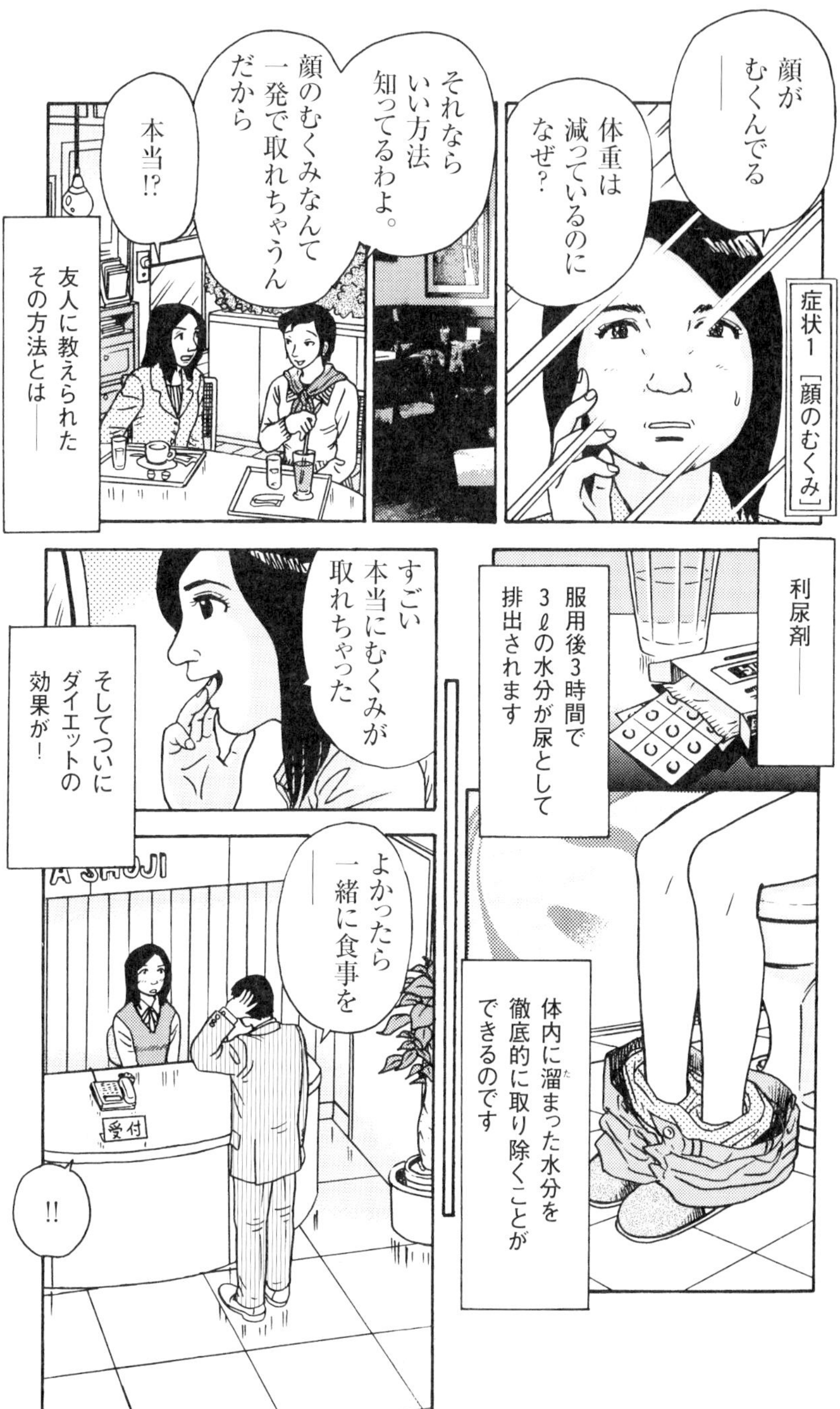
顔がむくんでる——
体重は減っているのになぜ?
症状1［顔のむくみ］
それならいい方法知ってるわよ。
顔のむくみなんて一発で取れちゃうんだから
本当!?
友人に教えられたその方法とは——
利尿剤——
服用後3時間で3ℓの水分が尿として排出されます
体内に溜《た》まった水分を徹底的に取り除くことができるのです
すごい本当にむくみが取れちゃった
そしてついにダイエットの効果が!
A SHOJI
よかったら——一緒に食事を
受付
!!

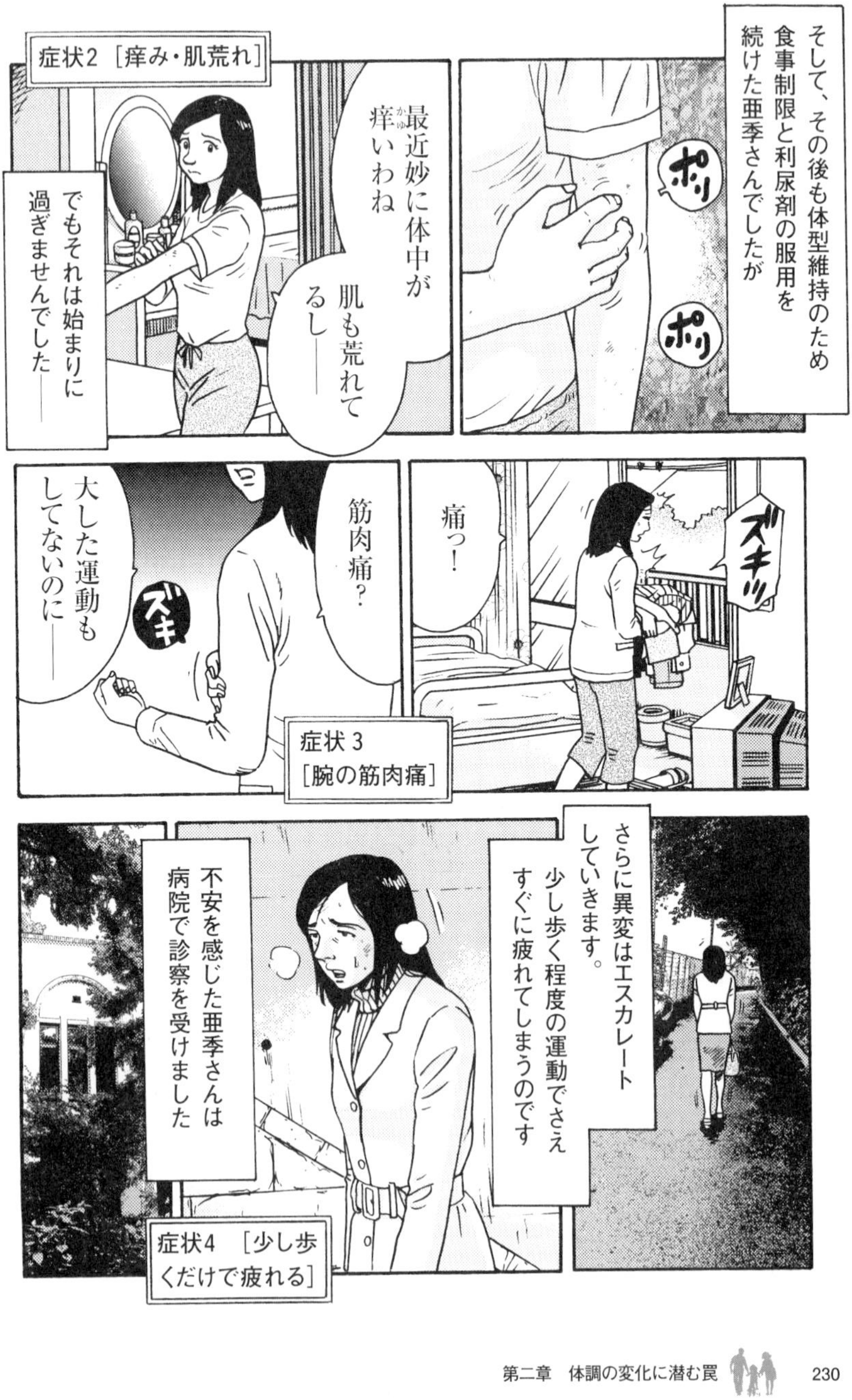
そして、その後も体型維持のため食事制限と利尿剤の服用を続けた亜季さんでしたが
ポリ
ポリ
症状2［痒み・肌荒れ］
最近妙に体中が痒《かゆ》いわね
肌も荒れてるし――
でもそれは始まりに過ぎませんでした――
ズキッ
痛っ!
筋肉痛?
ズキ
大した運動もしてないのに――
症状3［腕の筋肉痛］
さらに異変はエスカレートしていきます。
少し歩く程度の運動でさえすぐに疲れてしまうのです
不安を感じた亜季さんは病院で診察を受けました
症状4［少し歩くだけで疲れる］

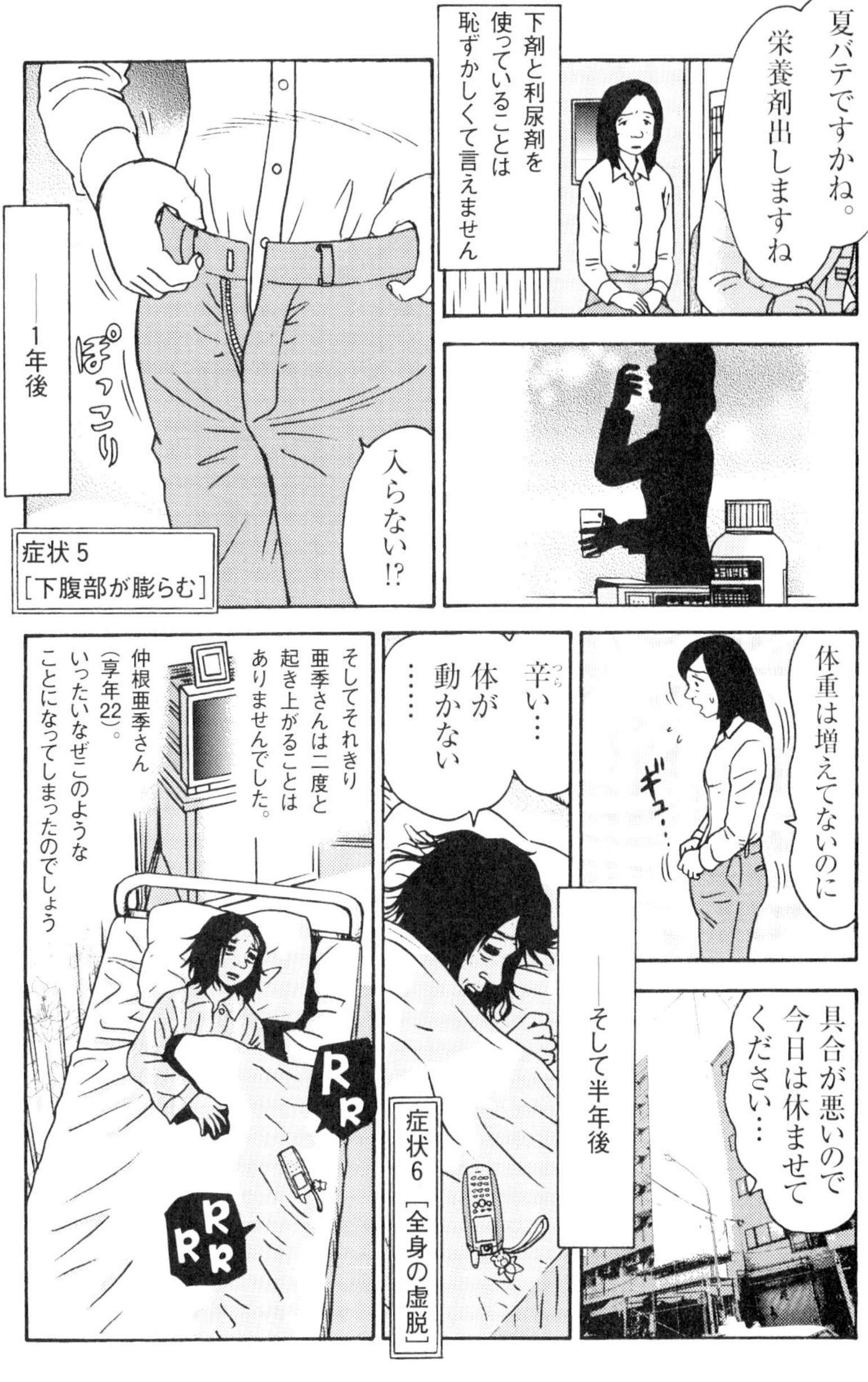
夏バテですかね。栄養剤出しますね
下剤と利尿剤を使っていることは恥ずかしくて言えません
――1年後
ぽっこり
入らない!?
症状5 ［下腹部が膨らむ］
体重は増えてないのに
ギュ…
――そして半年後
具合が悪いので今日は休ませてください…
辛《つら》い…体が動かない……
症状6 ［全身の虚脱］
RR
RRR
そしてそれきり亜季さんは二度と起き上がることはありませんでした。
仲根亜季さん（享年22）。
いったいなぜこのようなことになってしまったのでしょう

症例⑲ ダイエット

偽バーター症候群

（にせばーたーしょうこうぐん）

【担当医】
塚本雄介
（つかもと・ゆうすけ）
医療法人秀和会
秀和綜合病院副院長

亜季さんは、「偽バーター症候群」という、聞き慣れない病気に蝕《むしば》まれていました。

偽バーター症候群とは、生きていくために必要不可欠な栄養素であるカリウムが、体から失われていって、最後には死に至るという恐ろしい病気です。

ではいったいなぜ、彼女は体からカリウムを奪われ、命を失ったのでしょうか。

私たちの体は、カリウムとナトリウムという物質のバランスによって水分量が一定に保たれています。しかし亜季さんは、知らず知らずのうちにこのバランスを崩していました。

例えば、ダイエットのためにと考えた「湯通しした温野菜」に問題がありました。野菜に含まれているカリウムは、湯通しすると水に溶け出してしまう性質があるのです。

亜季さんの食事がこの温野菜に偏ったために、体内ではしだいにカリウムが不足し、相対的にナトリウムが増えていきました。

こうなると、体はナトリウムの濃度を一定に保つため、細胞と細胞の間に水を溜《た》め込むようになるのです。これが、むくみの原因だったのです。

さらに、スリムな体型を維持するために服用していた下剤と利尿剤が、亜季さんの体内に深刻なダメージを与えました。

利尿剤の服用によって、確かにむくみは解消できました。しかし、その代わりに体内から大量の水分が失われてしまったのです。そのため肌はカサカサに乾き、さらに痒《かゆ》みや肌荒れが亜季さんを襲いました。

しかし亜季さんは、そのことよりもむくみが解消される利尿剤の劇的な効果に魅せられてい

①ダイエットを決意。温野菜中心の食事に変更。

⇩

②同時にダイエットの手段として、下剤を服用。

⇩

③1カ月後、減量に成功したが、顔だけがむくむ。

⇩

④そのむくみを解消するため、利尿剤の服用を開始。

⇩

⑤むくみは取れたが、肌の痒みや肌荒れが出る。

⇩

⑥腕に鈍い痛み。これまでにない筋肉痛を覚える。

⇩

⑦疲労感が激しく、歩行困難。病院でも原因不明。

⇩

⑧ダイエット継続。減量したが、下腹部は膨張。

⇩

⑨体を動かすのが辛いほどの虚脱感が全身を襲う。

⇩

⑩出勤前、激しい痛みに襲われて倒れ、突然死。

ました。このとき、亜季さんは利尿剤を手放すことができなくなっていました。それどころか、さらに悪いことにますます飲む量が増えていったのです。

利尿剤を飲むことで体内で不足していたカリウムが、さらに加速度的に失われ始めました。

そして、そのことが恐ろしい事態を引き起こしてしまいました。それは、筋肉の運動の停止でした。カリウムには、神経と連携して筋肉を運動させる働きがあります。つまり、カリウムがないと筋肉は動かないのです。

体内のカリウムが減少するにつれ、亜季さんの筋肉は日に日に弱っていきました。ちょっとした動作で痛みを覚えるようになり、やがて歩くだけでも疲れを感じるようになりました。

さらに症状が進むと、筋肉の衰えは体の奥深くへと及んでいきます。内臓を支えていた筋肉が衰え、腸が垂れ下がってきます。ポッコリと膨らんだ下腹部は、この垂れ下がった腸の仕業でした。

極度のカリウム不足は、亜季さんの全身の筋肉からあらゆる力を奪い、最後には、心臓の筋肉までもが動きを止めてしまったのです。

偽バーター症候群。それは、過激なダイエットによって人間がつくり出した恐ろしい病気なのです。

カリウムについて

ビタミンやミネラルは病気を治す直接的な薬ではありませんが、人間の体が健康に維持されるためには不可欠な栄養素です。

ビタミンやミネラルの過不足によって、さまざまな病気が起こります。ビタミンの欠乏による症状は比較的よく知られているのに対して、ミネラルについての知識は一般的にあまりありません。

カリウムも、そのミネラルの一種です。カリウムバランスのとれた食事を摂っている人には、低カリウム症、高カリウム症が起こることは稀です。

1日の所要量は3・5gです。カリウムの豊富な食品は、バナナやプルーンなどの野菜や果物で、特にほとんどの豆類に含まれています。他にも、トマト、オレンジ、メロン、ジャガイモ、サツマイモ、ホウレン草、カブ、キャベツなどがあります。

カリウムは、ナトリウムとバランス関係があります。組織内のナトリウム（塩分）と水分を排出する作用があります。ですから、血圧調整に関係します。また、神経、筋肉の機能にも必要です。ダイエットだけでなく、食生活での塩分（ナトリウム）の摂りすぎに注意しましょう。

特にカリウム不足になる原因は、利尿剤の服用や下痢《げり》、嘔吐《おうと》の繰り返しです。

カリウムの不足気味程度ではあまり症状は出ませんが、足に力が入らなくなったり、痺《しび》れや痛みが出ます。胸のむかつきやイライラの原因にもなります。高血圧症になることもあります。極端な低下では、筋力低下や痙攣《けいれん》、麻痺《まひ》が生じ、心疾患がある場合は不整脈が出ます。

この例では、ダイエット中にむくみが生じていますが、これはカリウム不足によって、ナトリウムが過剰な状態になったためです。ダイエット中のストレスもさらにカリウム不足を促しています。

あなたの危険度と予防法

生活状態

①今、ダイエットをしていますか？
②果物や生野菜をちゃんと食べていますか？

ダイエットの経験がある人は多いと思います。中でも水太りやむくみを気にする人は多いでしょう。人間の体内の水分バランスを司っているのはナトリウムとカリウムですが、塩分を摂りすぎる傾向にある現代人は、カリウムに対してナトリウムが多くなりすぎるため、余分な水分を体に溜め込んでいるのです。

カリウムには、体の細胞内のナトリウムを排出したり、利尿作用、便秘を改善したりする効果があります。果物や生野菜などカリウムを多く含む食事を摂れば、健康になれ、むくみも取れ、一石二鳥です。ただ、カリウムは多くの食品に含まれていますが、調理の過程で失われやすい成分です。

ミネラル

ミネラルは、脂質、タンパク質、炭水化物、ビタミンと並び、五大栄養素の一つ。ミネラルは人間の体内で合成できないので、食べ物から摂取する必要がある。必要量は他の栄養素に比べて微量だが、筋肉や神経の調節、水分代謝、酸、アルカリ度の調整など、生命維持に不可欠な栄養素である。

ミネラルには、カルシウム、リン、カリウム、イオウ、ナトリウム、塩素、マグネシウム、鉄、亜鉛、銅、セレン、ヨウ素、マンガン、モリブデン、クロム、コバルト、バナジウムなどがある。

兆　候

③利尿剤、下剤などを使っていませんか？
④嘔吐を繰り返すようなことはありませんか？

カリウム不足になる原因はいくつかありますが、その一つに腎臓に働きかけて過度のナトリウム、水、カリウムを排出させてしまう利尿剤や下剤の服用があります。

また、嘔吐や下痢、多量に汗をかいてもカリウムは失われます。

吐くという行為は体にとって極めて悪です。吐いたときには、水分と一緒に胃液などに含まれるカリウムや酸も大量に体外に出してしまいます。

食べたものを自分で吐いてしまう、また、利尿剤などを乱用するなどの摂食障害がある場合は、早めに医師に相談しましょう。

利尿剤

腎臓病などで体に余分な水分と塩分（ナトリウム）が溜まったときに、水分を尿として排出するために用いる。排出される水分には、ナトリウムやカリウムが含まれるので、利尿剤の服用は慎重に、血液検査を伴って行うことが望ましい。

便秘薬（下剤）

下剤は、腸管内に水を溜めて腸内容物に水分を含ませて柔らかくするタイプと、腸の神経を直接刺激するタイプがある。発疹、直腸炎、高マグネシウム血症、心不全などのさまざまな副作用を伴う危険があるので、服用の原則は、作用の少ないものから、そして少量から始める。

症　状

⑤全身が痒くありませんか？　肌が荒れていませんか？

⑥少し動いただけで疲れませんか？

⑦体重は増えていないのに下腹部が出ていませんか？

⑤は、利尿剤や下剤の乱用によって体内から大量の水分が出て肌の乾燥を起こしている可能性があります。

カリウムは、心臓の収縮や刺激伝導を正しく行わせたり、全身の神経に電気信号を素早く伝える働きをします。カリウムが欠乏すると心拍が乱れたり、脚に力が入らない、痺れ、悪心、錯乱、イライラの原因にもなります。反対に、カリウムを摂りすぎても体内のミネラルバランスが崩れ、心臓や腎臓に悪影響を及ぼします。

これらの症状がある人で、もし利尿剤や下剤を服用していたら、すぐに服用をやめて医師に相談してください。

病院での検査のときは、下剤や利尿剤を服用していれば、恥ずかしがらずに医師に申告してください。むくみに対しては、過剰に反応する必要はありません。朝と昼の体重差が1.0kg以内なら大丈夫でしょう。

バーター症候群

「バーター症候群」は遺伝性の病気で、その特徴は腎臓から尿中にカリウムが過度に失われ、血液がアルカリになりすぎることである。「偽」というのは、遺伝性ではなく、利尿剤や下痢によって「バーター症候群」と同じ症状になることから名付けられた。

本当は怖い

咳

症例⑳

最近、咳《せき》が気になりませんか?
過去に、咳が長引いたことがありませんか?
家族に、肺炎を患った人がいませんか?

そのまま放っておくと大変なことになりますよ。

10年後の病魔

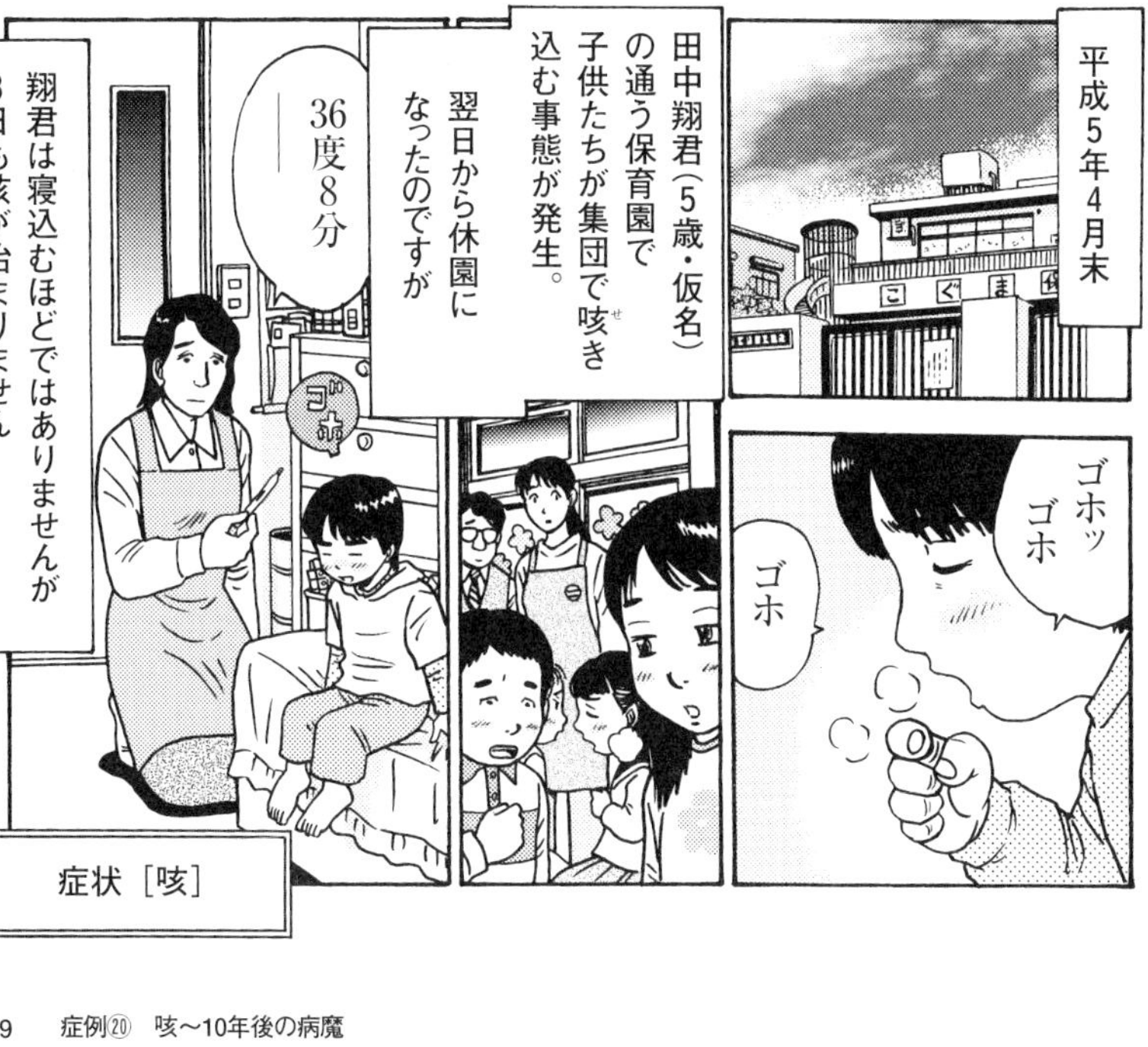

平成5年4月末
田中翔君(5歳・仮名)の通う保育園で子供たちが集団で咳《せ》き込む事態が発生。
ゴホッ ゴホ
ゴホ
翌日から休園になったのですが
36度8分
ゴホ
翔君は寝込むほどではありませんが3日も咳が治まりません

症状［咳］

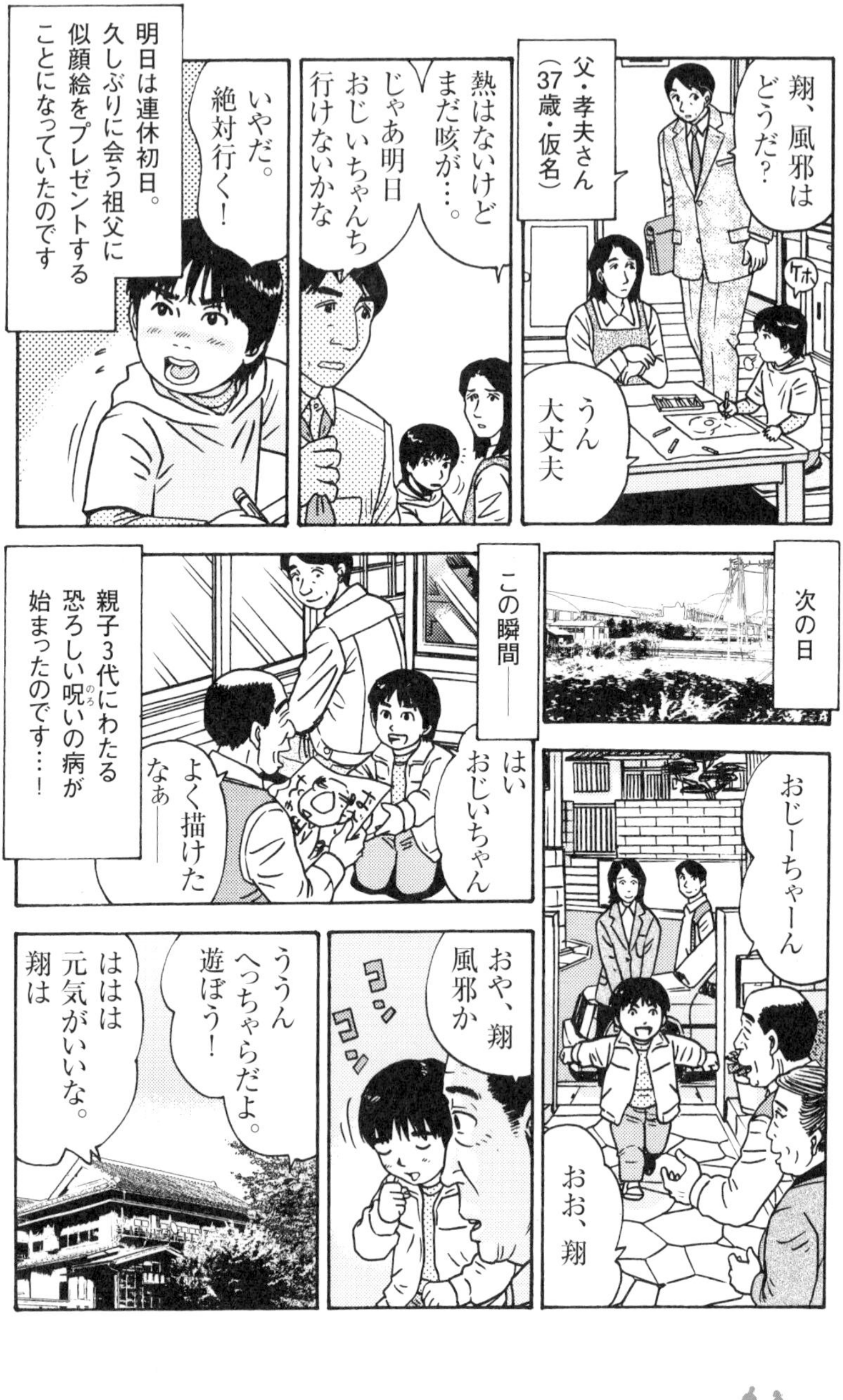

翔、風邪はどうだ？
ケホ
父・孝夫さん（37歳・仮名）
うん大丈夫
熱はないけどまだ咳が…。
じゃあ明日おじいちゃんち行けないかな
いやだ。絶対行く！
明日は連休初日。久しぶりに会う祖父に似顔絵をプレゼントすることになっていたのです
次の日
おじーちゃーん
おお、翔
おや、翔風邪か
コンコン
ううんへっちゃらだよ。遊ぼう！
ははは元気がいいな。翔は
この瞬間――
はいおじいちゃん
よく描けたなぁ――
親子3代にわたる恐ろしい呪《のろ》いの病が始まったのです…！

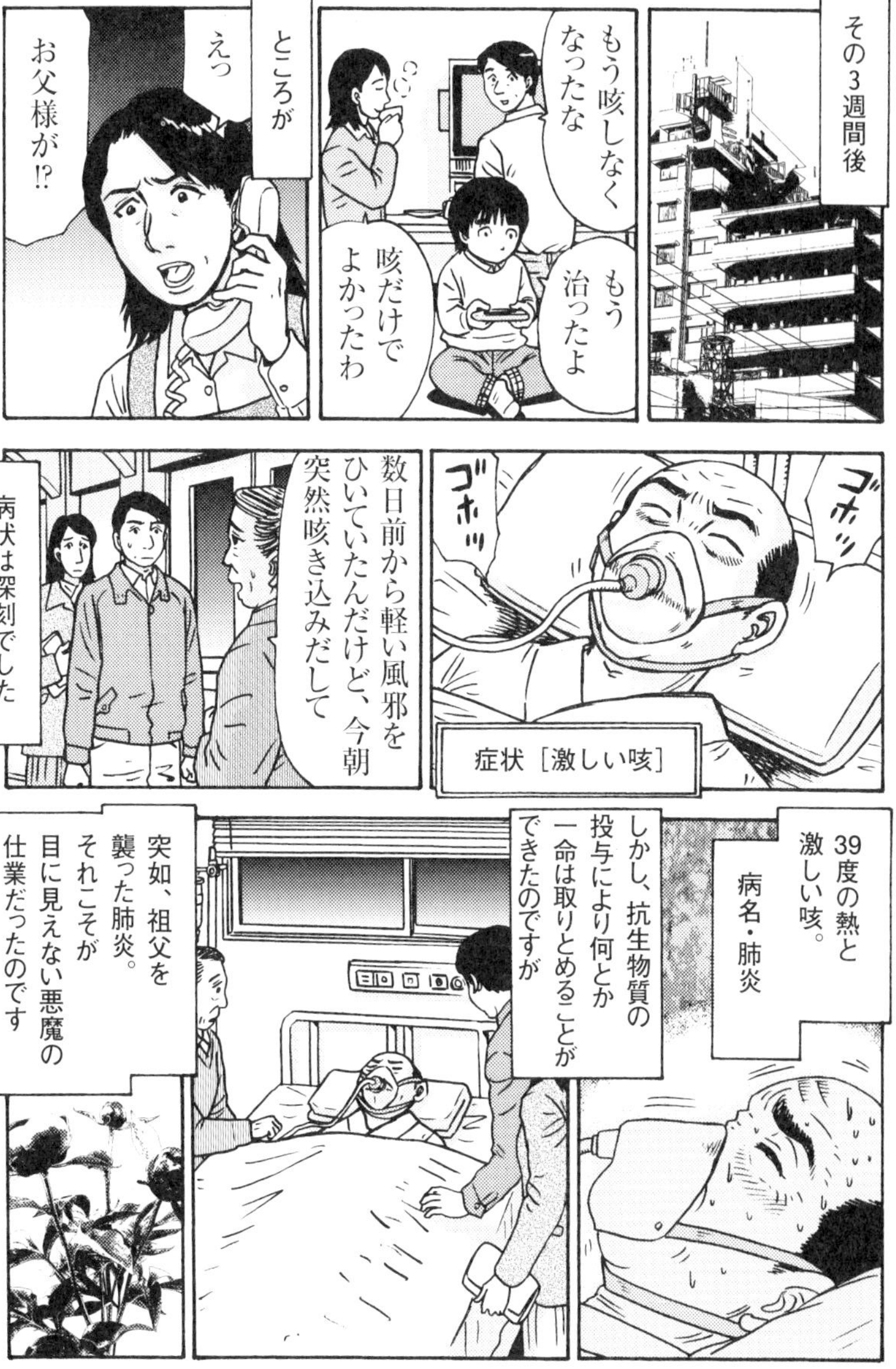
その3週間後
もう咳しなくなったな
もう治ったよ
咳だけでよかったわ
ところが
えっ
お父様が⁉
ゴホッ
ゴホッ
症状［激しい咳］
数日前から軽い風邪をひいていたんだけど、今朝突然咳き込みだして
病状は深刻でした
39度の熱と激しい咳。
病名・肺炎
しかし、抗生物質の投与により何とか一命は取りとめることができたのですが
突如、祖父を襲った肺炎。それこそが目に見えない悪魔の仕業だったのです

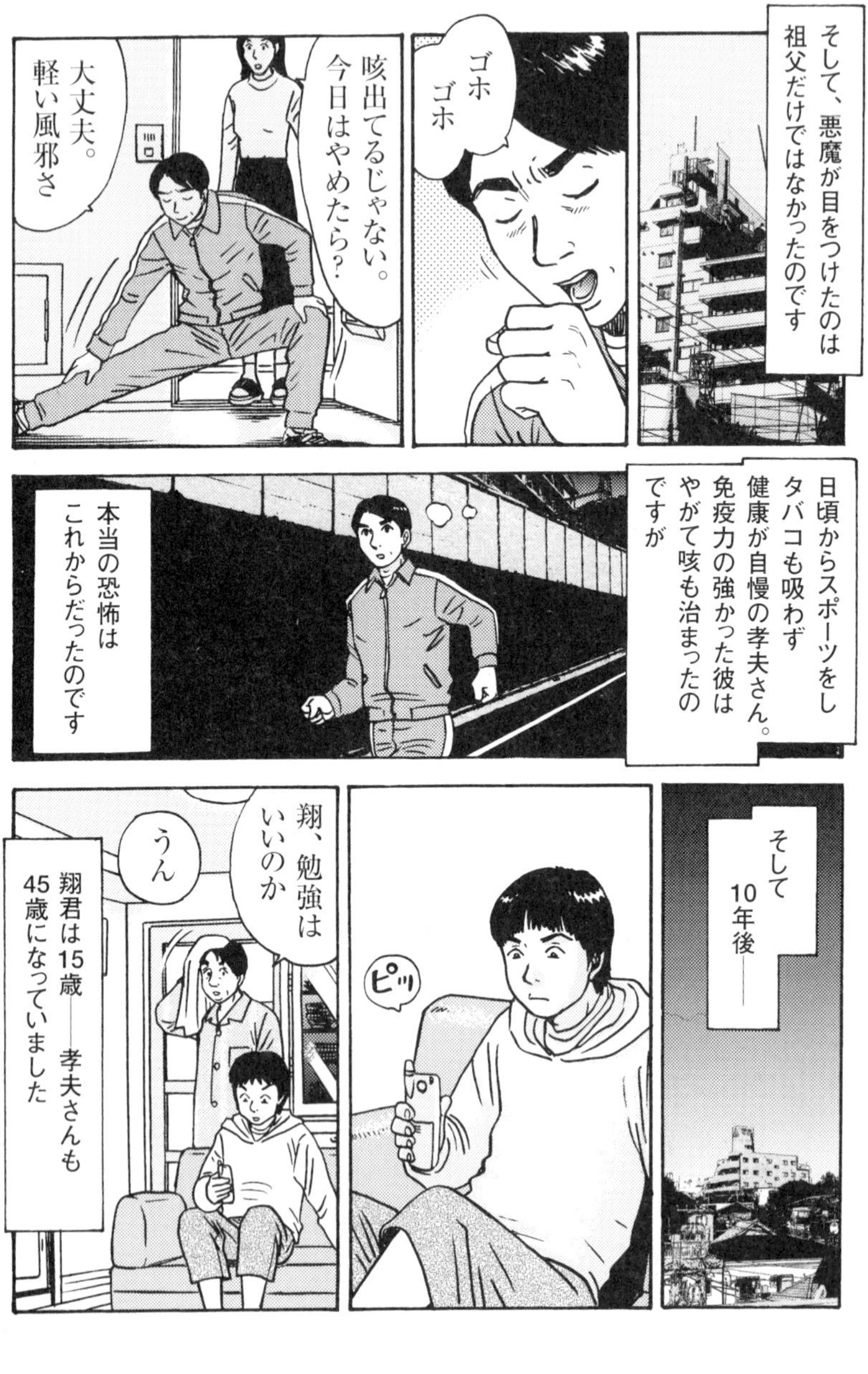
そして、悪魔が目をつけたのは
祖父だけではなかったのです
ゴホ
ゴホ
咳出てるじゃない。
今日はやめたら?
大丈夫。
軽い風邪さ
日頃からスポーツをし
タバコも吸わず
健康が自慢の孝夫さん。
免疫力の強かった彼は
やがて咳も治まったの
ですが
本当の恐怖は
これからだったのです
そして
10年後——
ピッ
翔、勉強は
いいのか
うん
翔君は15歳——
孝夫さんも
45歳になっていました

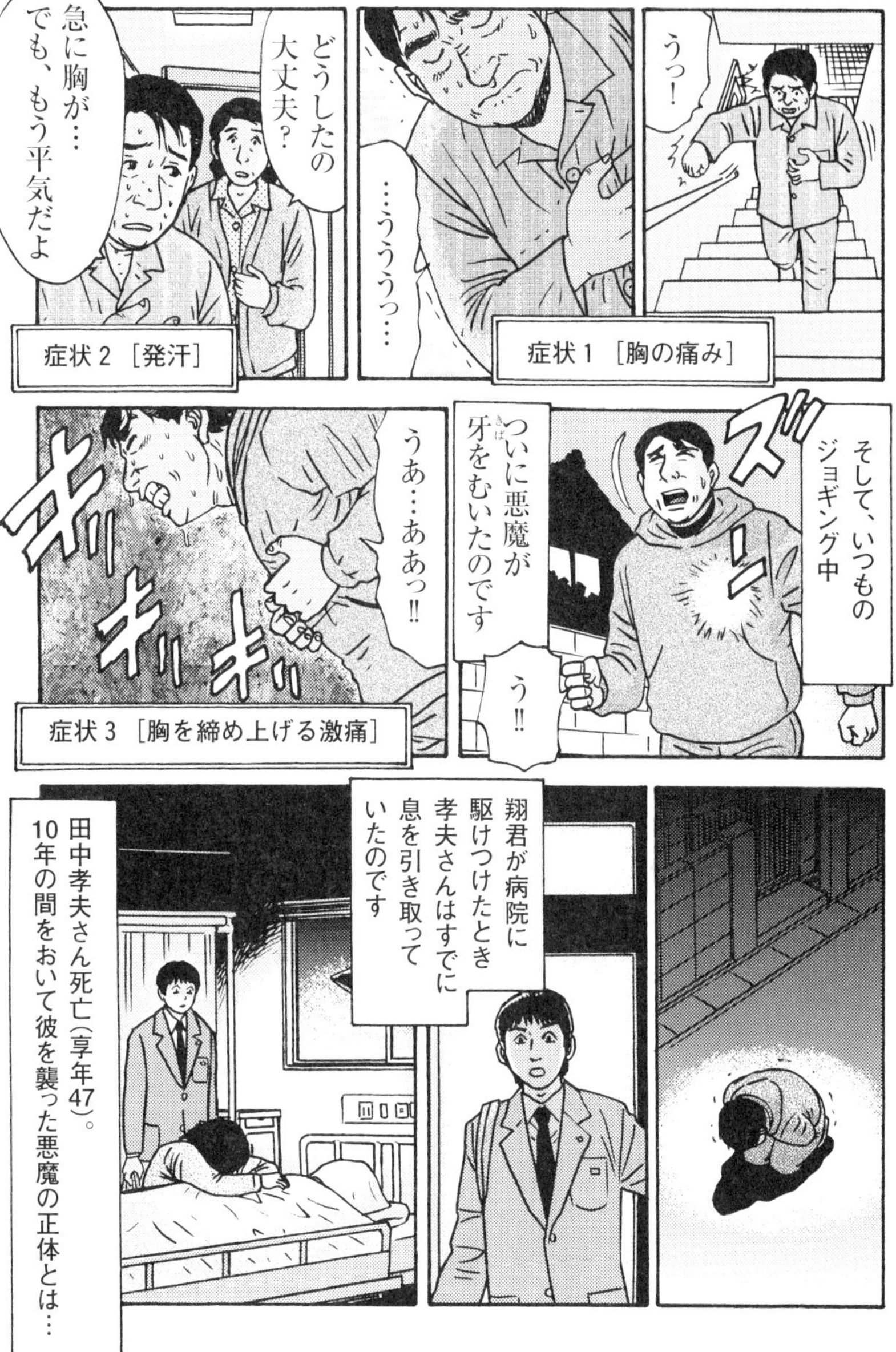
うっ！
症状1［胸の痛み］
…うううっ…
どうしたの
大丈夫？
急に胸が…
でも、もう平気だよ
症状2［発汗］
そして、いつものジョギング中
ズ
う!!
ついに悪魔が牙《きば》をむいたのです
うあ…ああっ!!
ギリギリギリ
症状3［胸を締め上げる激痛］
翔君が病院に駆けつけたとき孝夫さんはすでに息を引き取っていたのです
田中孝夫さん死亡（享年47）。
10年の間をおいて彼を襲った悪魔の正体とは…

症例⑳ 咳◀◀◀

心筋梗塞（しんきんこうそく）

【担当医】
岸本寿男（きしもと・としお）
国立感染症研究所

「心筋梗塞」は、心臓の冠状動脈の一部が詰まり、その先に血液が流れず、心臓の筋肉が壊死を起こす病気です。最悪の場合、突然死を招きます。

孝夫さんが死亡する1週間前に起きた胸の痛みは、心筋梗塞の最悪のケースの前触れでした。しかし、もともと孝夫さんは日頃から運動をし、タバコも吸わず、健康が自慢でした。心筋梗塞を招く生活習慣などなかった彼が、いったいなぜ、こうなったのでしょうか？

医師は、その真相を確かめるべく、孝夫さんの体内をくまなく検査しました。そして、ついに心筋梗塞の原因を突き止めたのです。

それは、「肺炎クラミジア」でした。肺炎クラミジアは、性感染症の「クラミジア」とはまったく異なり、喉《のど》や肺に感染し、さまざまな呼吸器系の病気を引き起こす細菌です。

すべての発端は園児たちのあの咳《せき》でした。実はあれは、肺炎クラミジアによるものだったのです。誰が最初だったかはわかりません。しかし、それは唾液《だえき》の飛沫《ひまつ》などを介して次々と感染しました。

そして翔君にもうつってしまったのです。しかし、幼児の場合、症状がひどくなることはめったにありません。不幸だったのは、そんな翔君があのときに祖父の家を訪ねたことでした。抵抗力の弱っていた祖父の体内は、肺炎クラミジアにとって天国のようなものでした。気道に取りついた細菌は爆発的に増殖しました。そしてついに、肺炎を引き起こしたのです。こうした肺炎クラミジアによる感染によって肺炎に陥るケースは、決して珍しくありません。

しかし、なんと10年前に消え去ったはずのこの細菌が、孝夫さんの体内で身を潜めていたの

①保育園で園児が集団で咳き込む事態が起こる。

⇩

②5歳の翔君は、咳の後に微熱が出ただけ。

⇩

③咳が出たまま、家族一緒に祖父の家へ行った。

⇩

④その咳で軽い風邪をひいていた祖父に感染。

⇩

⑤突然激しく咳き込み、緊急入院した。

⇩

⑥抗生物質で命が救われる。原因は肺炎クラミジア。

⇩

⑦肺炎クラミジアに、翔君の父親も感染していた。

⇩

⑧しかし父親の症状は、軽い咳だけで終わった。

⇩

⑨それから10年後、父は突然、胸に激痛を感じる。

⇩

⑩再び胸の激痛で倒れ、病院に運ばれて死亡。

うか？

です。しかも、なぜ肺炎を起こすはずの肺炎クラミジアが、心筋梗塞の原因となったのでしょうか？

そもそも、肺炎クラミジアが孝夫さんの体内に侵入したのは10年前、翔君の咳からでした。翔君からうつった肺炎クラミジアは、喉の気道に取りつき、炎症を起こします。すると、抵抗力の強かった孝夫さんの体内では、肺炎クラミジアと闘うために免疫細胞のマクロファージが出動しました。それで多くの肺炎クラミジアは退治され、炎症も治まったのです。

しかし、肺炎クラミジアの怖いところは、生命力が強いことです。体内でひっそりと生き続けることがあるのです。それは、たとえマクロファージに食べられても、ときとしてそのマクロファージの中で生き続けてしまうのです。

孝夫さんの心臓をとりまく冠状動脈では、こんなことが起こっていました。

あるとき、冠状動脈の血管壁に小さな傷ができました。これは40歳を越えた人には普通にあることです。

すると、その傷口から血液中のコレステロールが入り込んできます。このコレステロールを取り除こうとやってくるのがマクロファージです。

しかもそれは、内部に肺炎クラミジアという爆弾を抱えていました。この悪魔に変貌したマクロファージは、正常なものに比べ、血管の壁に入り込みやすく、コレステロールをより多く食べるという性質を持っています。すると、ついにはコレステロールを食べすぎて肥大化していくのです。

こうして、血管に脂肪のこぶを作り、血液の通り道を狭めてしまうのです。こうなると血管はいつ詰まってもおかしくありません。

そして、ついに最後の日が来ます。引き金は、孝夫さんが健康のために行っていたジョギングでした。運動によって血圧が上昇し、脂肪のこぶは、その強い血流に耐えきれなくなって破裂しました。傷口を塞《ふさ》ごうと血小板が一気に集まることで、血管は詰まってしまったのです。

体内でしぶとく生き残り、心筋梗塞を引き起こす、これこそが肺炎クラミジアのもう一つの恐ろしい顔でした。

調査によると、日本人のなんと60％の人が肺炎クラミジアに感染していると言われています。そして今なお、感染が広がり続けている恐怖の細菌なのです。

5歳のとき、肺炎クラミジアに感染した翔君。彼がお父さんと同じ運命を辿《たど》らないという保証はありません。いやすでに、悪魔はその牙を研ぎ始めているかもしれないのです。

肺炎について

肺炎とは、肺の組織に炎症が起こる病気の総称です。感染性の肺炎の他に、薬剤性、アレルギー性などの非感染性肺炎もあります。

肺炎の一般的症状は、喉の痛みに始まり、鼻水、鼻づまり、咳、頭痛など、風邪の症状と変わりありません。しかし、高熱や呼吸困難、咳や痰《たん》もひどく、顔面紅潮、チアノーゼ（唇やツメが青黒くなる）が現れます。

感染性の肺炎は、病原体が肺に入って炎症を起こします。普通、空気中の病原体は、喉や気管支で防御され、痰と一緒に排出されますが、体の免疫力が低下していると、病原体が肺胞にまで達してしまうのです。

特に、風邪をひいて体力が落ちている人、高齢者などは、免疫力が低下しているのでかかりやすく、注意が必要です。糖尿病、心臓病、腎臓・肝臓の病気、脳血管障害などの慢性疾患のある人が肺炎にかかりやすいのは、やはり免疫力が落ちているからです。

感染性肺炎は、肺胞に侵入する病原体によって、細菌性肺炎、ウイルス性肺炎、マイコプラズマ肺炎、クラミジア肺炎、カリニ肺炎に分類されます。

非感染性肺炎（真菌性肺炎）は、エアコンや加湿器の水に繁殖した真菌（カンジダ、クリプトコッカス）が肺胞の中に入って発病します。

検診では、聴診器で肺音の雑音を聞き分けて診断し、胸部X線で確定します。

本例のクラミジア肺炎は、血清の分析で診断できます。

クラミジア肺炎には、肺炎クラミジアのほかに、トラコーマ・クラミジア、オウム病クラミジアがあります。

本例では、中高年の成人病と思われている動脈硬化や心筋梗塞の原因が、高血圧や、喫煙習慣がなくても、風邪のように人から感染することによって発病したという、思いがけない原因で発病した例です。

あなたの 危険度 と 予防法

状態・経験

①年齢は？

②保育園・幼稚園、小・中学校などで、咳が続く風邪に集団で感染する事態がありましたか？　その関係者の家族でしたか？

③家族や近親者に肺炎で咳に悩まされた人がいますか？　あなた自身が肺炎になったことは？

肺炎クラミジアによる肺炎は、高齢者が危険です。抗体保有者も、何度でも感染します。また、6割の日本人が1度は感染しています。

集団感染が多く見られ、家族や身近な人が感染している場合は、感染する可能性もより高くなります。

予防には、普通の風邪や肺炎と同じく、日常的に、手洗いやうがいの励行を心がけ、いつも体力の維持に努めて、免疫力が低下しないようにすることが肝要です。また、バランスのよい食事を心がけてください。

兆候・発病

④最近、風邪をひいて、その風邪が長引いていませんか？　過去に、咳が長引いたことはありましたか？

⑤特に今、頑固な咳に悩まされていませんか？
熱はありませんか？

⑥血中コレステロール値が高くありませんか？

⑦疲れやストレスが溜まって、免疫力が低下していませんか？

⑧胸に激しい痛みを感じたことはありませんか？
そのとき、脂汗をかきましたか？

この病気は、しつこい咳に悩まされます。この肺炎は乾いた咳で、熱は38度以上の高熱になる例はあまりありません。咳が長引いて風邪が抜けきらないときは、肺炎クラミジアを疑って受診してください。

コレステロール値が低い健康な人であっても、この細菌に感染すると、動脈硬化になる可能性が高まります。コレステロール値が高い人は、当然、動脈硬化が起こる可能性が高くなり、心筋梗塞の危険度も増します。

この肺炎は、抗生物質で治りますが、免疫力が低下していると、この例のように、血管壁が腫《は》れ、心筋梗塞になる危険性があります。

⑧は、他の病気も含めて危険な状態なので、すぐに受診してください。

診療を終えて

どこからが病気で、どこまでが健康かという線引きは難しいモノです——というより、そんな線があるのかも微妙です。

病気ともケガとも虫歯とも縁のない人なんていないないし、健康を気遣うあまり、病的になる場合もあったり……。

「健康のため」なんて実践を、多分生まれてから一度もしたことのない、たけし院長も、最近、煙草が百害あって一利なしと認めざるを得ず、煙草を葉巻に変えるという姑息な一手に打って出たものの、葉巻も煙草同様、体に悪いと自分の番組で知り、ブルーになる日々のようです。

「やめるしかないよナ」と、気づくとVTR中呟いています。

病気と共生するにしろ、無縁を貫くにしろ、症例と対処を知ることで皆様の気持ちの上での健康と幸せに少しでも協力できますよう、スタッフ一同願っております。同時に、病気の少しでも早い発見を願って開院しております、火曜日夜八時からの一時間も、ご愛顧賜りますよう、よろしくお願い申し上げげつつ——。あとがきに代えて。

渡辺真理

症状索引

最終警告！ たけしの本当は怖い家庭の医学

TV STAFF

チーフプロデューサー	今村俊昭（朝日放送）
プロデューサー	岩田　潤（朝日放送）
	井口　毅（朝日放送）
	菊地俊一（テレコムスタッフ）
	竹下やすし（テレコムスタッフ）
	小林大剛（テレコムスタッフ）
	波多野修（TCJ）
構成	中野俊成
	木村　仁
	司　透
	武田　浩
	山名宏和
企画ブレーン	関　秀章
監修	塚本雄介（秀和綜合病院）
デスク	中村美恵（朝日放送）
	上野陽子（テレコムスタッフ）
ディレクター	鈴木コーイチ（テレコムスタッフ）
	山本芳宣（テレコムスタッフ）
	柴田昌彦（テレコムスタッフ）
	加藤秀章（テレコムスタッフ）
	坂本克仁（テレコムスタッフ）
	丸山淳也（テレコムスタッフ）
	上野潤也（テレコムスタッフ）
	石原圭祐（テレコムスタッフ）
	長谷川賢吾（テレコムスタッフ）
	奥田朋之（テレコムスタッフ）
	伊原　律（テレコムスタッフ）
	稲垣哲也（テレコムスタッフ）
	吉田有志（エフロ）
	なかざわ新（TCJ）
制作	朝日放送
	テレコムスタッフ

EDITORIAL STAFF

編集協力	株式会社風人社
特別協力	オフィス北野
漫画	筆吉純一郎
編集	舘野晴彦（幻冬舎）　菊地朱雅子（幻冬舎）　国東真之（幻冬舎）

GENTOSHA

最終警告! たけしの
本当は怖い家庭の医学
2005年4月25日　第1刷発行

著　者　番組制作スタッフ編
　　　　漫画 筆吉純一郎
発行者　見城 徹

発行所　株式会社 幻冬舎
　　　　〒151-0051 東京都渋谷区千駄ヶ谷4-9-7

電話:03(5411)6211(編集)
　　　03(5411)6222(営業)
振替:00120-8-767643
印刷・製本所:株式会社 光邦

検印廃止

Printed in Japan
ISBN 4-344-00771-9 C0095
幻冬舎ホームページアドレス　http://www.gentosha.co.jp/

この本に関するご意見・ご感想をメールでお寄せいただく場合は、
comment@gentosha.co.jpまで。